Das neue Aerobic-Training

Wo Sport Spaß macht

Gunda Slomka, Anke Haberlandt, Chris Harvey, Corinna Michels
Koordination: Gudrun Paul

Das neue
Aerobic-Training

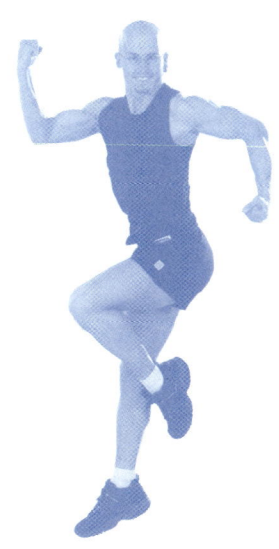

Meyer & Meyer Verlag

Die Deutsche Bibliothek – CIP Einheitsaufnahme

Gunda Slomka / Anke Haberlandt / Chris Harvey / Corinna Michels :
Das neue Aerobic-Training /
Gunda Slomka ; Anke Haberlandt ; Chris Harvey ; Corinna Michels
– Aachen : Meyer und Meyer, 2002
(Wo Sport Spaß macht)
ISBN 3-89124-839-3

© 2002 by Meyer & Meyer Verlag, Aachen
Adelaide, Auckland, Budapest, Graz, Johannesburg, Miami,
Olten (CH), Oxford, Singapore, Toronto
Member of the World
Sportpublishers' Association (WSPA)
Projektleiterin: Gudrun Paul
Druck: Vimperk AG
ISBN 3-89124-839-3
E-Mail: verlag@m-m-sports.com

Inhalt

Vorwort

Aerobic als modernes Fitness- und Ausdauertraining ist aus der Sportlandschaft nicht mehr wegzudenken. Wissenschaftliche Erkenntnisse und Untersuchungsergebnisse haben besonders in der letzten Zeit zu neuen Auffassungen in der Trainingsgestaltung in der Aerobic geführt und den gesundheitsförderlichen Wert dieses Sportangebots positiv beeinflusst. Ebenso haben vielfältige Trends die Aerobic verändert und weiterentwickelt. So war es möglich, dass Aerobic als Fitnessklassiker über Jahre hinweg seine Attraktivität erhalten hat.

Garant dafür waren und sind gut ausgebildete Aerobic-Trainer, die über umfangreiches Wissen verfügen und damit ein solides und attraktives Training gestalten können.

Nach nunmehr fünf Jahren war es deshalb an der Zeit, das vorliegende Buch *Aerobic-Training* auf den Prüfstand zu stellen und durch ein neues Nachschlagewerk zu ersetzen und damit dem Wunsch zahlreicher Aerobic-Trainer und Aerobic-Begeisterter zu entsprechen.

Das neue Buch wurde von einem erfahrenen Ausbilderteam des Deutschen Turner-Bundes verfasst und basiert auf aktuellen sportmedizinischen Erkenntnissen und einer umfangreichen und engagierten Lehrpraxis des Autorenteams. Es stellt die Handlungskompetenz des Aerobic-Trainers in den Mittelpunkt, seine Befähigung, als Motivator und Animator, Menschen für diese attraktive Sportart zu begeistern und vermittelt vielfältige Innovationen für die praktische Umsetzung im Verein oder im Studio.

Die Theorie wird verständlich und anhand zahlreicher Praxisbeispiele greifbar beschrieben, die einzigartige Übersicht der Schrittfamilien sowie ein ausführlicher Einblick in die Welt der Choreografiemethoden wird die Vorbereitung der eigenen Kurse in der Praxis erleichtern.

Somit wird *Das neue Aerobic-Training* zu einem wertvollen Ratgeber für alle bereits tätigen Aerobic-Trainer, für Aerobic-Ausbilder und Multiplikatoren, aber auch für alle diejenigen, die Interesse an der Sportart und dem Tätigkeitsbereich eines Aerobic-Trainers haben.

Ich wünsche Ihnen viel Spaß und viele neue Erkenntnisse für das persönliche Training.

Pia Pauly
Abteilungsleiterin Sport beim Deutschen Turner-Bund

1 Einführung

1.1 Zum Buch

Bewegung! Musik! Spaß! Körpergefühl! Ausdruck! Freude! Das und mehr macht die Faszination von Aerobic aus und begeistert bundesweit Tausende von Menschen in Vereinen und Studios. Unter Teilnehmern, Übungsleitern und Trainern entstand der Wunsch nach einem Buch, das die Sportart Aerobic auf dem neuesten Stand beschreibt, durchleuchtet und lehrt.

Das neue Aerobic-Training **richtet sich an:**

- Bereits tätige Aerobic-Trainer, die ihre Unterrichtsqualität erhöhen möchten.
- Trainer in der Ausbildung, die ein begleitendes Lehrbuch benötigen.
- Aerobic-Begeisterte, die einen Einblick in den Arbeitsbereich des Aerobic-Trainers suchen.

Nah an der Praxis gehalten, befasst sich das Buch mit den Aerobicgrundsätzen und beschreibt den Aufbau einer Trainingsstunde, die Grundbewegungen und die Musik, die alles zum Leben erweckt.

Auf einem soliden Fundament von aktuellen sportmedizinischen Untersuchungen sowie langjähriger Ausbildungspraxis werden theoretische Hintergründe verständlich vermittelt. Die Informationen zur Steuerung im Herz-Kreislauf-, Beweglichkeits- und Krafttraining bringen Sicherheit und Effektivität. Da eine umfassende Darstellung der Anatomie und Physiologie alleine mehrere Bände füllen würde, wird Ihnen die Lektüre eines Grundlagenwerks zu diesen Themen ans Herz gelegt.

Der Instruktor selbst steht im Vordergrund. Ein umfassendes Profil des Trainers sowie wichtige Hinweise zur Kommunikation erhöhen die Unterrichtsqualität. Der sichere Umgang mit den Choreografiemethoden und den Schrittfamilien sorgt für einen gelungenen Unterricht.

Dieses Lehrbuch ist ein Begleiter für den Trainer. Es ist so aufgebaut, dass Sie den Prozess des Lernens sowohl effektiv als auch mit Freude erleben. Zur besseren Übersicht sind Randbemerkungen zu den einzelnen Inhalten integriert, sodass Sie das Buch immer wieder gerne in die Hand nehmen. Fragen zum Ende eines Kapitels ermöglichen eine Selbstkontrolle des Lernfortschritts.

Im Buch wird aus Gründen der einfacheren Lesbarkeit die männliche Anrede verwendet. Bei direkten Ansprachen bitten wir Sie, an dieser Stelle das „Sie" durch ein persönliches „Du" ersetzen zu dürfen. Zum einen entspricht das in der Regel unserem sportlichen Alltag, sodass die Übungsanweisungen im Buch direkt eingesetzt werden können. Zum anderen spricht unser Unterbewusstsein besser auf das persönliche „Du" an. Dieses möchten wir uns gerne zu Nutze machen, um deinen Lernerfolg mit allen Mitteln zu unterstützen.

Lass' uns beginnen!   *Dr. Gudrun Paul*
                                                              Projektleiterin

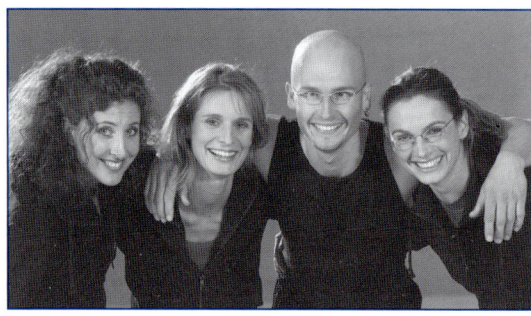

Die Autoren (von links nach rechts): Corinna Michels, Gunda Slomka, Chris Harvey, Anke Haberlandt leiten den Aerobic-Ausbildungsbereich im Deutschen Turnerbund.

Ein besonderer Dank gilt unseren Sponsoren, die uns bei der Entstehung dieses Buches unterstützt haben:
   TOGU, Airex, Polar Electro GmbH, Aschenbach, Warmsports für die Ausstattung de Autorenteams.

1.2   Aerobic – der Fitnessklassiker!

Denkt man mehr als drei Jahrzehnte zu den Anfängen von Aerobic zurück, so wird eines klar: Wir sind weit gekommen! Aerobic ist gereift und präsentiert stolz ihr eigenes Gesicht im breiten Angebot der Sportarten.

1.2.1   Aerobic heute

Neueste Untersuchungen fließen in die Trainingspraxis ein und erhöhen die Effektivität und die Sicherheit des Trainings. Es ist die Umsetzung dieser neuen Untersuchungsergebnisse in der Trainingspraxis, die für Aktualität sorgt. Stundeninhalte sind präzise definiert, besondere Zielgruppen werden berücksichtigt und ein noch nie da gewesenes Angebot an differenzierten Angeboten füllt die Kursstundenpläne der Vereine und Studios. Dort ist das klassische High-Low-Aerobic neben vielen, neuen Stundeninhalten zu finden: Bauch-Beine-Po und Body-Workout erfüllen den Wunsch nach Kraftausdauertraining zur Figurformung, Dance- und Salsa-Aerobic faszinieren mit einem neuen Bewegungsgefühl und Step-Aerobic hat sich nach mehr als einem Jahrzehnt genauso fest als Klassiker etabliert wie Aerobic.

Gemeinsam profitieren alle erwähnten Formen von zwei Faktoren, die prägend für Aerobic sind:

- Das Training in der Gruppe findet immer mehr Anhänger und motiviert zahlreiche Menschen, den ersten Schritt in Richtung verbesserte Fitness und Wohlbefinden zu machen.
- Das Training zu Musik motiviert zu ungeahnten Leistungen.

1.2.2 Die Wirkungen des Aerobic-Trainings

Die positiven Effekte lassen sich gliedern in:

- Physische Wirkungen
- Psychosoziale Wirkungen

Physische Wirkungen

Aerobic-Training dient zur Steigerung der Leistung der folgenden motorischen Grundkomponenten:

- Ausdauer
- Kraft
- Koordination
- Beweglichkeit.

Zum einen machen sich diese Verbesserungen im Alltag bemerkbar durch:

- Mehr Durchhaltevermögen bei Alltagsbelastungen.
- Erhöhte Kraft zur Bewältigung alltäglicher Lasten.
- Haltungsverbesserungen.

Zum anderen wirkt das Training präventiv auf die Gesundheit durch:

- Senkung des Blutdrucks.
- Erhöhung der Knochendichte als Vorbeugung gegen Osteoporose.

Wichtig ist auch der Energieumsatz im Training, der zur Vermeidung oder Reduktion von Übergewicht beiträgt und bei regelmäßigem Training den Fettstoffwechsel begünstigt und zur Vorbeugung von Stoffwechselerkrankungen führt.

Den natürlichen Alterungsprozessen lässt sich durch Aerobic-Training nicht nur entgegenwirken, sondern es kann auch eine Verbesserung über das vorherige Niveau hinaus erzielt werden. Damit geht eine Optimierung der Lebensqualität einher.

Psychosoziale Wirkungen

- Verbesserung des allgemeinen Wohlbefindens.
- Steigerung des Selbstwertgefühls.
- Stressabbau.
- Kommunikation in der Gruppe.
- Spaß und Freude.

Es gibt zahlreiche, gute Gründe, ein Aerobic-Training zu betreiben und vielleicht auch eine Gruppe leiten zu wollen. Aerobic leistet mit seinen Stundeninhalten einen entscheidenden Beitrag zur Verbesserung der persönlichen Fitness und des Wohlbefindens.

1.3. Die Aufgaben des Aerobic-Trainers

In unserem Privat- und Berufsleben haben wir nach Lothar J. SEIWERT verschiedene *Hüte* auf und füllen verschiedene Rollen aus, in denen wir Verantwortung tragen.

So übernimmt z. B. ein *Lebenshut* die Rolle der Mutter, ein anderer die Rolle des Geschäftspartners, des Ehepartners, des Spartenleiters im Verein, des Trainers und einiges mehr.
    Deinen *Lebenshut* als Aerobic-Trainer wollen wir ein wenig näher beleuchten. Einhergehend mit den gesteigerten Ansprüchen an eine Aerobic-Stunde und der Freizeitgestaltung allgemein, ist auch das Aufgabengebiet des Aerobic-Trainers vielschichtiger geworden.

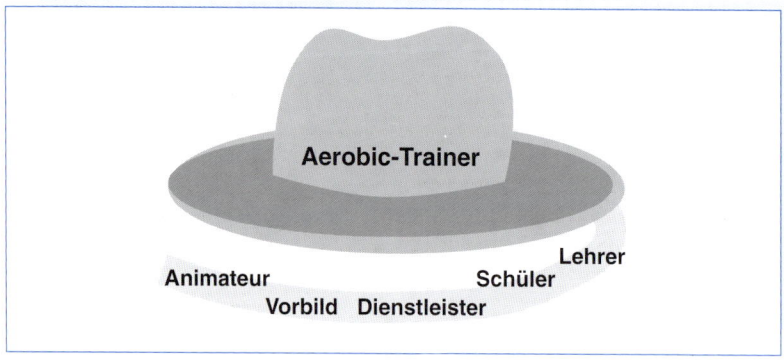

Abb. 1: Der Lebenshut des Aerobic-Trainers

Der Aerobic-Trainer als *Lehrer*

- Vermittle fachliche Informationen (welche Muskulatur gerade trainiert wird, was das Training bewirkt, wie die Intensität gesteuert wird usw.).
- Stehe für persönliche fachliche Beratung vor und nach der Stunde zur Verfügung.
- Nutze für jede Stunde eine Vorbereitungszeit für die Auswahl der Musik, die Planung der Choreografie, der Stundeninhalte und der Organisationsformen.

„Wer lehrt, hört selbst nie auf zu lernen."

Der Aerobic-Trainer als *Schüler*

- Halte dein Wissen auf aktuellem Niveau. Das ist ein wichtiges Professionalitätskriterium.

Der Aerobic-Trainer als *Dienstleister*

- Stehe für die Teilnehmer vor, während und nach der Stunde mit voller Aufmerksamkeit zur Verfügung.
- Zeige jedem Teilnehmer, dass du dich über seine Anwesenheit freust, nehme jeden Einzelnen persönlich an und lerne seinen Namen.
- Baue ein Wir-Gefühl auf und integriere neue Teilnehmer.
- Biete von Zeit zu Zeit einen besonderen Service (Intensitätssteuerungstabellen zum persönlichen Verbleib, Getränkeflaschen, besonderes Stundenspecial usw.).
- Erscheine pünktlich zu deinem Unterricht, sei gut vorbereitet und nehme dir vor der Stunde die Zeit, als Ansprechpartner deiner Gruppe zur Verfügung zu stehen. Ein abgehetzter Aerobic-Trainer überträgt das Gefühl der Zeitknappheit sofort auf seine Gruppe.
- Sorge für gute technische und räumliche Gegebenheiten:
  Eine Musikanlage mit genügend Kapazität für die Raumgröße und entsprechende Boxen, die optimalerweise den Raum von allen Seiten beschallen.
  - Unbedingt empfehlenswert sind CD-Player und Kassettenrekorder mit Geschwindigkeitsregler (Pitch-Control).
  - Klare verbale Anweisungen werden durch ein Kopfmikrofon (Headset) übertragen (s. Kap. 4.1.1 „Cueing").
  - Nicht nur ein entsprechendes Schuhwerk sorgt durch Dämpfung für den Schutz der Gelenke und der Wirbelsäule, sondern auch ein punkt- oder flächenelastischer Boden (Schwingboden). Jeder Turnhallenboden hat diese Eigenschaften. Geeignet ist auch ein spezieller

Parkettbelag mit entsprechendem Unterbau. Wird in Ausnahmefällen auf nichtschwingbaren Böden gearbeitet, muss auf High-Impact-Bewegungen verzichtet werden!
- Sorge für gute klimatische Verhältnisse, Lüftung oder Klimaanlage.

Der Aerobic-Trainer als *Vorbild*

- Lebe und verkörpere das, was du lehrst.
- Sorge für deine eigene, umfassende körperliche Fitness.
- Zeige durch dein äußeres Erscheinungsbild deine Professionalität:
  - Kleidung: Sie sollte vor allem funktionell und atmungsaktiv sein. Bewegungen, Gelenk- und Wirbelsäulenpositionen müssen für den Teilnehmer leicht erkennbar sein.
  - Schuhe: Die Schuhe sind mit das „wichtigste Handwerkszeug" eines Aerobic-Trainers. Sie dämpfen, stabilisieren und tragen damit zum Erhalt der Gesundheit erheblich bei. Demonstriere durch eigenes Tragen die Wichtigkeit eines guten Aerobic-Schuhs. Der Schuh sollte folgende Eigenschaften besitzen:
    - Hohe Dämpfungseigenschaften im Ballen- und Fersenbereich.
    - Stabilisierend im Vorfußbereich und der Innenkante durch Verstärkungen des Materials.
    - Verfügt über gute Abrolleigenschaften durch eine flexible Sohle.
    - Hat eine gute Passform.
  Sollte bei einem Training von 2-3 x in der Woche jährlich gewechselt werden.

Der Aerobic-Trainer als *Animateur*

- Denke stets daran, dass du die Freizeit deiner Teilnehmer mit gestaltest.
- Vermittle Spaß und gute Laune.
- Lasse deine eigenen Sorgen und Probleme des Alltags zu Haus und kümmere dich um die Belange deiner Teilnehmer.
- Sei kritikfähig. Nehme ein Feedback deiner Teilnehmer positiv an, nehme es ernst und reagiere darauf.
- Sei *Feedback-Geber* – stelle positive Dinge voran und gebe ehrliche Rückmeldungen zu den persönlichen Verbesserungsmöglichkeiten. Stelle Erfolge heraus, sobald auch ein Teilschritt erreicht ist.
- Kümmere dich um die Gewinnung von Neuteilnehmern und sichere den Teilnehmer-/Mitgliedererhalt.
- Reagiere flexibel und professionell auf äußere Umstände und formuliere sie positiv um:

=> **Situation:** Halle/Raum ist zu kalt.
Trainerreaktion:
- Verbal: „O.K., zieht euch warm an. Heute machen wir eine heiße Stunde."
- Inhaltlich: längeres Warm-up gestalten und die Bodenphase reduzieren.

=> **Situation:** Es stehen zu wenig Handgeräte zur Verfügung.
Trainerreaktion:
- Verbal: „Klasse, dass ihr alle da seid. Ich habe heute etwas Besonderes für euch. Wir arbeiten in der Workout-Phase an verschiedenen Stationen; zu zweit auf dem Step; machen Partnerarbeit usw."
- Inhaltlich: sei auf solche Ausnahmesituationen immer vorbereitet und habe Stundenmodelle dazu parat.

Trage Sorge für das Aufheben der Missstände an der Stelle, wo die Verantwortung dafür getragen wird (Hausmeister, Vorstand, Teamleiter usw.).

Sei ständig um die persönliche Verbesserung der vielfältigen Aufgaben des Aerobic-Trainers bemüht!

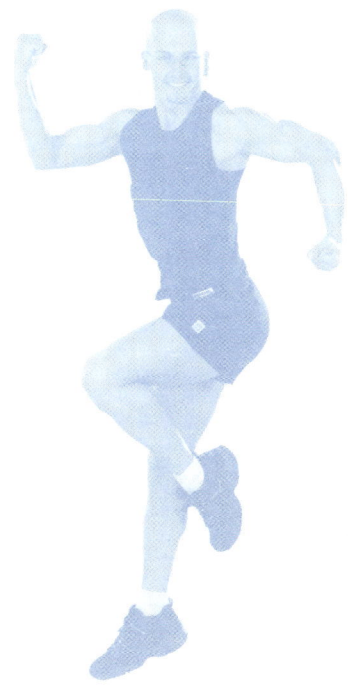

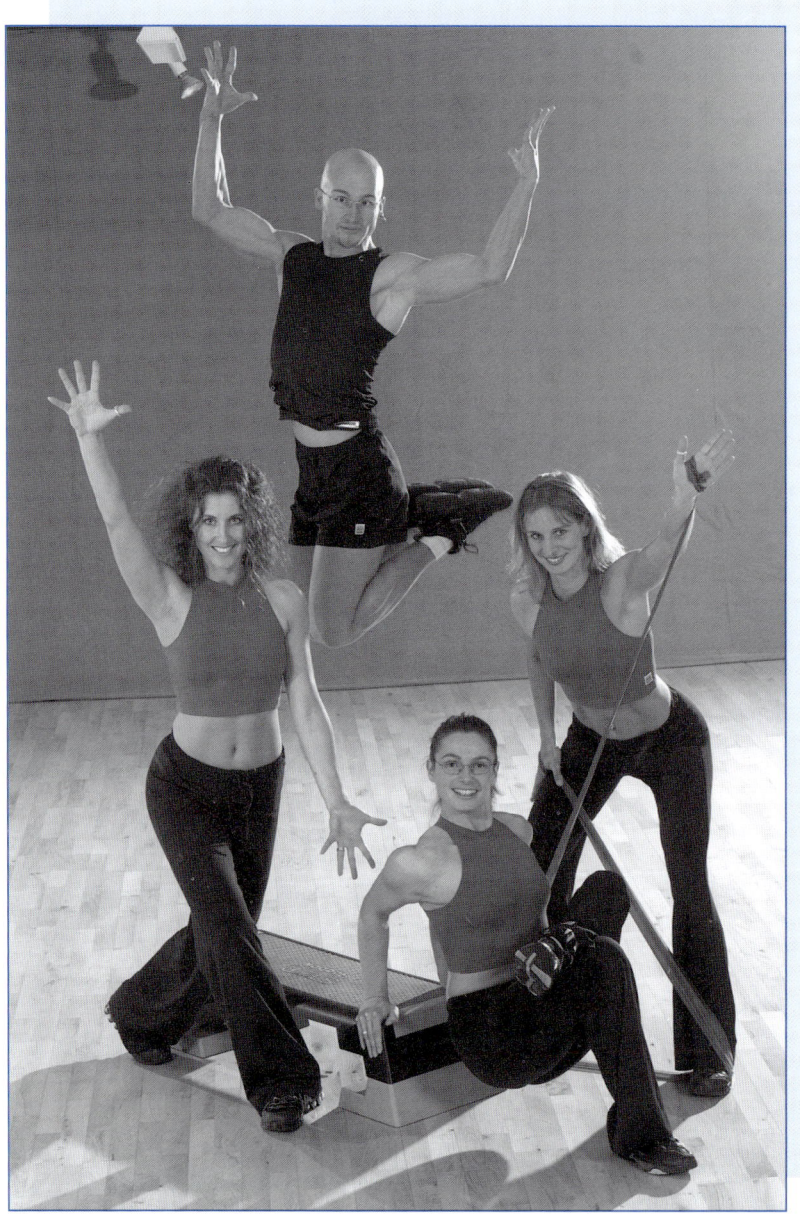

2 Grundsätzliches

2.1 Stundenprofile/Stundenaufbau

Jeder Aerobic-Trainer muss sich zur effektiven Planung und Durchführung einer Aerobic-Stunde mit deren Zielen, Aufbau und den entsprechenden Inhalten beschäftigen. So kann er die Trainingsstunden sicher und zielgerichtet für seine Teilnehmer gestalten.

2.1.1 Die Struktur einer Aerobic-Stunde

Jede Aerobic-Stunde hat eine spezifische Gliederung, je nach Trainingsschwerpunkt. Hauptsächlich werden in einer Aerobic-Stunde folgende motorische Grundkomponenten trainiert:

- Ausdauer
- Kraft
- Beweglichkeit
- Koordination.

Flexible und konstante Phasen

Wir unterscheiden nach Sechs-Phasen-Stunden und Vier-Phasen-Stunden.
   In der Aerobic-Stunde gibt es konstante und flexible Phasen. Das Warm-up, Cool down und Post-Stretch bleiben vom zeitlichen Umfang konstant (konstante Phase). Die Hauptphasen, das Cardiotraining und das Workout, können, je nach zeitlichem Umfang und Trainingsschwerpunkt, variieren (flexible Phase).

Sechs-Phasen-Stunde			
	Gleich gewichtete Stunde	**Schwerpunkt Cardiophase**	**Schwerpunkt Workout**
Warm-up	7-10 Minuten	7-10 Minuten	7-10 Minuten
Cardiophase	Ca.15-20 Minuten	25 Minuten	10 Minuten
Cool down I	3-5 Minuten	3-5 Minuten	3-5 Minuten
Workout	Ca.15-20 Minuten	10 Minuten	25 Minuten
Cool down II	2-3 Minuten	2-3 Minuten	2-3 Minuten
Post-Stretch	7-10 Minuten	7-10 Minuten	7-10 Minuten

Tab. 1: Sechs-Phasen-Stunden ☐ = Konstante Phase ☐ = flexible Phase

Bei den Vier-Phasen-Stunden unterscheiden wir reine Cardiostunden von Stunden mit dem Hauptziel Muskelkräftigung. Alle Phasen bleiben konstant. Ausschließlich die Länge des Hauptteils kann in Abhängigkeit von der Stundenlänge variieren.

Vier-Phasen-Stunde		
	Cardiostunde	Workout-Stunde
Warm-up	7-10 Minuten	7-10 Minuten
Cardiophase	30-45 Minuten	—
Cool down I	3-5 Minuten	—
Workout	—	30-45 Minuten
Cool down II	—	2-3 Minuten
Post-Stretch	7-10 Minuten	7-10 Minuten

Tab. 2: Vier-Phasen-Stunden

2.1.2 Ziele und Inhalte der Stundenphasen

2.1.2.1 Warm-up

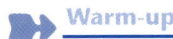
Warm-up

Eine Aerobic-Stunde beginnt mit der Aufwärmphase, dem Warm-up. Das Ziel des Warm-ups besteht darin, den Körper langsam auf die sich anschließende Belastung im Hauptteil der Stunde vorzubereiten. Für die Dauer und Dosierung der Intensität des Warm-up spielen folgende Faktoren eine beachtliche Rolle:

- Fitnesslevel der Teilnehmer ➡ Bei fortgeschrittenen Teilnehmern bewegt sich das Warm-up an der oberen Zeitgrenze. Die ökonomische Arbeit von Herz-Kreislauf-System und Muskulatur auf Grund des guten Trainingszustands, führt zu einer langsam ansteigenden Anpassung an die Belastung. Auch die größere Muskelmasse, die in der Regel bei gut Trainierten vorzufinden ist, verlangt nach einer längeren Erwärmung. Die Intensität der Bewegungen kann im Verlauf des Warm-up allerdings schneller gesteigert werden.
- Alter der Teilnehmer ➡ Für ältere Menschen empfiehlt es sich, das Warm-up auszudehnen und mit geringer Intensität und einfachen Bewegungen zu arbeiten.
- Tageszeit ➡ Es empfiehlt sich, am Morgen langsamer und länger aufzuwärmen.
- Umgebungstemperatur ➡ Bei niedriger Raumtemperatur bewegt sich das Warm-up an der oberen Zeitgrenze. Die Intensität in den ersten Minuten wird niedrig gehalten.

Das Warm-up hat verschiedene Wirkungen auf Muskulatur, Gelenke, Herz-Kreislauf-System, Nervensystem und dient damit der psychischen und physischen Einstimmung der Teilnehmer auf das Training.

Erhöhung der Körpertemperatur

Durch die Bewegung von möglichst vielen Muskeln entsteht Wärme, was zur Erhöhung der Muskeltemperatur führt. Diese Wärme wird über das Blut abgeleitet, hierbei steigt die Körpertemperatur um 1-2° C an. Bei den erhöhten Temperaturen laufen viele Stoffwechselvorgänge im Muskel besser ab. Durch die Weitstellung der Kapillargefäße sowie die Öffnung bisher in Ruhe verschlossener Kapillare wird die Muskulatur mehr durchblutet. Sauerstoff und andere energieliefernden Stoffe werden besser antransportiert und Stoffwechselendprodukte besser abtransportiert. Die Restwärme wird über die Haut abgeleitet. Der Sportler beginnt zu schwitzen.

Erhöhung der Herzfrequenz

Um die Arbeitsmuskulatur ausreichend mit Blut zu versorgen, steigt die Herzfrequenz (Anzahl der Herzschläge pro Minute). Das Schlagvolumen des Herzens erhöht sich, d. h., durch eine kräftigere Kontraktion des Herzens wird pro Kontraktion mehr Blut in den Körperkreislauf ausgeworfen. Das bedeutet, das Herzminutenvolumen (HMV) steigt an.

> Herzminutenvolumen (HMV) = Schlagvolumen (SV) x Herzfrequenz (HF)

Auch das Atemminutenvolumen (AMV) nimmt zu, durch eine schnellere (Atemfrequenz) und eine tiefere Atmung (Atemzugvolumen) wird der Muskulatur durch das Blut mehr Sauerstoff zugeführt.

> Atemminutenvolumen (AMV) = Atemfrequenz (AF) x Atemzugvolumen (AZV)

Zusätzlich findet eine Umverteilung der zirkulierenden Blutmenge statt. Die Durchblutung von Organen wie zum Beispiel Nieren, Magen oder Darm usw. wird zu Gunsten der Arbeitsmuskulatur eingeschränkt.

Produktion von Synovialflüssigkeit

Bei der Be- und Entlastung durch große Bewegungen des Gelenks im unbelasteten Zustand wird mehr Gelenkflüssigkeit (Synovialflüssigkeit) von der Kapselinnenhaut produziert. Dadurch nimmt der Reibungswiderstand zwischen den Gelenkflächen ab. Zum Teil saugt sich der Gelenkknorpel wie ein in Wasser getauchter Schwamm mit Gelenkflüssigkeit voll und wird dadurch dicker, d. h., seine Pufferfunktion bei Druckbelastungen verbessert sich.

Auch die Elastizität der Bandstrukturen der Gelenke nimmt zu.

Wirkungen auf das Zentralnervensystem und die Psyche

Durch die erhöhte Muskeltemperatur erhöht sich die Erregbarkeit der Motoneurone in der Muskulatur und den Sehnen. Die Leitungsgeschwindigkeit der Nervenimpulse wird gesteigert. Dadurch verbessert sich wiederum die Kontraktionsgeschwindigkeit sowie die Reaktionsgeschwindigkeit der Muskulatur und somit die koordinative Leistungsfähigkeit.

Das Aufwärmen führt zu einer Aktivierung bestimmter Gehirnstrukturen. Es kommt zu einem erhöhten Wachzustand und einer verbesserten optischen Wahrnehmung. Die Teilnehmer lenken ihre Aufmerksamkeit weg von den Anforderungen des Alltags, hin zu der Bewegung und der sportliche Belastung. Durch eine gute Kommunikation (s. Kap. 4 „Kommunikation") fördert der Trainer Spaß und Vorfreude. Er baut das Vertrauen der Teilnehmer zu sich und deren Selbstvertrauen auf. Es entsteht eine motivierende Atmosphäre.

Herz-Kreis-lauf-System	Muskulatur	Gelenke	Zentralnervensystem	Psyche
• Erhöhung der Herzfrequenz • Erhöhung des Herzminutenvolumens • Erhöhung des Atemminutenvolumens • Blutumverteilung	• Erhöhung der Körpertemperatur durch Erhöhung der Muskeltemperatur • Verbesserte Stoffwechsellage • Verbesserte Elastizitätseigenschaften	• Vermehrung der Synovialflüssigkeit • Verbesserte Pufferfunktion der Knorpelstrukturen • Verbesserte Elastizität der Bandstrukturen	• Erhöhte Erregbarkeit des Nervensystems • Verbesserte Nervreizleitung • Verbesserte Koordination • Abspeichern von Bewegungsmustern	• Erhöhte Aufmerksamkeit • Verbesserung der optischen Wahrnehmung • Selbstvertrauen • Spaß und Vorfreude • Ablenkung von Alltagsanforderungen
Wodurch werden diese Wirkungen erreicht?				
• Ganzkörperbewegungen	• Ganzkörperbewegungen	• Gelenkmobilisationen	• Ganzkörperbewegungen • Einfache koordinative Bewegungen • Pre-Stretch	• Ganzkörperbewegungen

Tab. 3: Positive Wirkungen des Warm-ups

Ganzkörperbewegungen

Ganzkörperbewegungen sind Bewegungsmuster, bei denen mehr als ein Siebtel bis ein Sechstel der gesamten Skelettmuskelmasse bewegt wird. Der Einsatz der Bein- und Gesäßmuskulatur erfüllt bereits diese Vorgabe. Hierzu lautet die Empfehlung, zunächst mit kleineren, weniger intensiven Bewegungen zu beginnen und dann langsam die Belastungsintensität zu steigern.

Empfehlenswerte Schrittmuster	Empfehlenswerte Armbewegungen	Don'ts
March, Walk, Straddle, Side to Side, V-Step, Push Touch, Heel Touch, Leg Curl, Knee Lift, Step Touch, Double Step Touch, Mambo usw.	Biceps Curl, Front Raise, Side Raise, Upright Row, Chest Press, Butterfly usw.	Highimpact-Schrittmuster, Lunge, Drehungen (z. B. Pivot Turn, Drehungen auf einem belasteten Bein).

> **i** Kraftvolle Armbewegungen über Kopfhöhe (Overhead Press) sind erst im letzten Drittel des Warm-ups angebracht.

Gelenkmobilisation

In einer Aerobic-Stunde werden die großen Gelenke unseres Körpers umfangreich belastet. Um sie optimal vorzubereiten, müssen die Bewegungsmuster präzise und zielgerichtet ausgewählt werden.

Gelenke, die einer speziellen Vorbereitung bedürfen, sind:

- Sprunggelenk
- Kniegelenk
- Hüftgelenk
- Schultergelenk.

Wie zuvor besprochen, können wir durch Gelenkbewegungen Einfluss auf die Produktion von Gelenkflüssigkeit nehmen und damit die Puffereigenschaften im Gelenk verbessern. Das Durchbewegen eines Gelenks in seinem vollen Radius nennt man **Gelenkmobilisation**. Wichtig für die Gelenkmobilisation im Warm-up ist, dass sie im unbelasteten Gelenkzustand durchgeführt wird. Zum Beispiel: Das Kniegelenk wird optimal mit dem *Leg Curl* mobilisiert. Das Gelenk wird dabei durch Muskelführung aktiv ohne Druckbelastung gebeugt und gestreckt. Im Gegensatz dazu wird mit einem *Squat* das Kniegelenk unter erhöhter Druckbelastung bewegt.

Zur Gelenkmobilisation werden folgende Bewegungsmuster empfohlen:

- **Sprunggelenk**
  - *Side to Side.*
  - *Fußspitzen-Tap* bei aufgesetzter Ferse. (Vorsicht: Bei seiner Anwendung kommt es häufig zur Intensitätsminderung.)
- **Kniegelenk**
  - *Leg Curl.*
- **Hüftgelenk**
  - *Knee Lift.*
  - *Side Leg Lift.*
- **Schultergelenk**
  - Variantenreiche Armbewegungen, z. B.: *Biceps Raise, Front Raise, Raise Lateral, Upright Row, Schultergelenksrotation* usw.

 Pre-Stretch

Pre-Stretch

Im letzten Drittel des Warm-ups werden, je nach Inhalt der Cardiophase, gezielt Muskeln vorgedehnt (Pre-Stretch). Die entsprechend ausgewählten Pre-Stretches (s. Kap. 6.2 „Beweglichkeitstraining") werden dynamisch und maximal über eine Dauer von 10 Sekunden (16 Beats) durchgeführt. Um den Aufwärmcharakter aufrechtzuerhalten, werden maximal zwei Pre-Stretches hintereinander ausgeführt, danach folgen wieder Ganzkörperbewegungen, bevor eine weitere Pre-Stretch-Position eingenommen wird. Der Übergang von einer Ganzkörperbewegung zur Pre-Stretch-Position ist stets fließend zu gestalten.

Die Inhalte des Warm-up		
Ganzkörper-bewegungen	Gelenk-mobilisationen	Pre-Stretch

Abb. 2: Inhaltliche Schwerpunkte des Warm-ups

 Kardiophase

2.1.2.2 Cardiophase

Das wichtigste Ziel der Cardiophase ist die Verbesserung der Leistungsfähigkeit des Herz-Kreislauf-Systems (s. Kap. 5 „Herzkreislauftraining und Intensitätssteuerung). Darüber hinaus werden die koordinativen Fähigkeiten sowie die Körperkomposition verbessert.

> Durch regelmäßiges Ausdauertraining und gesunde Ernährung verändert sich die Körperzusammensetzung zu Gunsten der Magermasse (fettfreie Körpermasse) des Körpers. Der Körperfettanteil des Körpers wird reduziert. **ⓘ**

Pre-Aerobic-Phase/Steady State-Phase/Post-Aerobic-Phase

Die Cardiophase ist in drei Abschnitte unterteilt:

- Pre-Aerobic-Phase
  ➡ Langsame Steigerung der Intensität
- Steady State-Phase
  ➡ Halten einer gleich bleibenden Intensität
- Post-Aerobic-Phase
  ➡ Langsame Reduktion der Intensität.

Durch den Einsatz verschiedener Grundschritte und deren Variationen sowie deren räumliche Gestaltung wird die Cardiophase abwechslungsreich (s. Kap. 3 „Choreografie") gestaltet.

Cool down I

2.1.2.3 Cool down I

Das Hauptziel liegt in der Senkung der Herz-Kreislauf-Aktivität. Dabei arbeitet das Herz-Kreislauf-System in einer niedrig-intensiven, aeroben Stoffwechsellage weiter. Diese aktive Erholungsphase wird durch die Reduktion der Belastungsintensität bestimmt. Folglich wird die Herzfrequenz langsam gesenkt. Die Stoffwechselendprodukte werden durch die Blutzirkulation abtransportiert. Dies alles führt zu einer körperlichen Erholung. Gleichzeitig sollte auch der Anspruch an die Koordination reduziert werden. Dies gelingt meistens durch einfache Low-Impact-Kombinationen unter der Zielsetzung, dass Bewegungsradien und Hebel sich langsam verringern. Auch die Verwendung von anderen Stilrichtungen, wie zum Beispiel Bewegungen aus den Bereichen Salsa, Funk sowie tänzerisch-fließende Bewegungen zur Musik im Dreivierteltakt bilden für eine Bewegungsfolge im Cool down eine schöne Bereicherung.

Workout

2.1.2.4 Workout

Im Workout zielt das Training vorrangig auf eine Verbesserung der Kraftausdauer sowie auf eine Haltungsverbesserung. Zusätzlich dient diese Phase der Vorbeugung von Osteoporose, der Erhöhung des Kalorienverbrauchs durch Muskelaufbau, der Verletzungsprophylaxe, dem gezielten Problemzonentraining und dem Training der Beckenbodenmuskulatur. Dabei werden Übungen im Stand, sitzend oder in verschiedenen Lagepositionen am Boden durchgeführt. Der gezielte Einsatz von Zusatzgeräten kann die Trainingsqualität im Workout anheben. Es wird mit dem eigenen Körpergewicht, mit Zusatzlasten oder mit elastischen Widerständen gearbeitet.

Cool down II

2.1.2.5 Cool down II

Das Cool down II dient vorrangig der Regeneration der Muskulatur. Nach Kräftigungsübungen im Stand oder am Boden wird in der jeweiligen Position durch lockere Bewegungen der Abtransport und der Abbau von Stoffwechselendprodukten unterstützt. Eine schnellere Regeneration ist gewährleistet.

Post-Stretch

2.1.2.6 Post-Stretch

Zum Beweglichkeitserhalt werden am Ende einer Stunde die Muskelgruppen der Pflichtdehnbereiche (s. Kap. 6.2 „Beweglichkeitstraining") gedehnt. Zuzüglich werden die Muskeln, die konzentrisch während der Stunde beansprucht wurden, in das Nachdehnprogramm mit einbezogen. Auch auf eine psychische und physische Entspannung der Teilnehmer wird hingearbeitet. Eine besonders beruhigende Atmosphäre entsteht durch langsame, entspannende Musik, angenehmes Licht und die ruhige Stimme des Trainers. Angenehme Raumtemperatur und passende Bekleidung unterstützen das Erreichen der körperlichen Entspannung.

Nachgefragt

Nachgefragt

1. Welche konstanten Phasen hat eine Sechs-Phasen Stunde?
2. Welche flexiblen Phasen hat eine Sechs-Phasen-Stunde?
3. Aus welchen drei Inhalten setzt sich das Warm-up zusammen?
4. Welche vier Gelenkmobilisationen finden im Warm-up immer statt?
5. In welche drei Abschnitte ist die Cardiophase aufgeteilt?
6. Was ist das Ziel des Cool downs I?
7. Nenne zwei Ziele des Workouts!
8. Was sind die Inhalte des Cool downs II?
9. Welche Muskeln werden im Post-Stretch gedehnt?

2.2 Die optimale Körperhaltung für das Aerobic-Training

Im Aerobic-Training dreht sich vieles um die Bewegung. Doch bevor wir so weit sind, uns zu bewegen oder unsere Teilnehmer in Bewegung zu bringen, muss zuerst die Basis stimmen. Diese Basis bildet die **Körperhaltung**.

Die hier beschriebene Grundhaltung dient als Ausgangsposition für Bewegungen in allen Stundenphasen. Immer wieder finden wir viele Grundschritte, Kräftigungs- sowie Dehnungsübungen, die aus dieser Grundhaltung aufgebaut werden.

Sinn und Zweck dieser optimalen Grundhaltung besteht zum einen in der physiologisch korrekten Belastung der passiven Strukturen des Körpers (wie z. B. Bänder, Sehnen, Bandscheiben, Knorpel usw.), zum anderen in einer Muskelansteuerung, die für die Aufrichtung des Körpers und die Sicherung der Gelenke sorgt. Die physiologische Positionierung und die effektive Muskelansteuerung stellen die Voraussetzungen für ein sicheres und effektives Training dar.

2.2.1 Anweisungen zum Aufbau der optimalen Grundhaltung

Anweisungen zur optimalen Grundhaltung

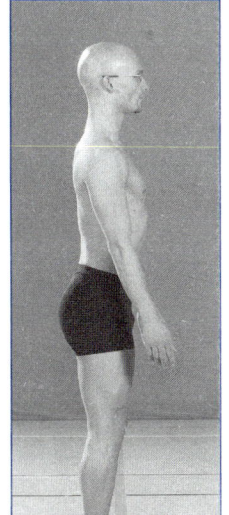

Füße: Stelle deine Füße hüftbreit auseinander. Deine Fußspitzen zeigen (in Abhängigkeit individueller Hüftwinkelstellung) nach vorne bzw. leicht nach außen. Dein Gewicht ruht mit Drei-Punkte-Belastung auf den Füßen. Dabei verteilt sich das Körpergewicht gleichmäßig auf Großzehballe, Kleinzehballe und Ferse.

> **i**
>
> Die gewählte Standweite beeinflusst direkt die Fußstellung. Bei einem schulterbreiten Stand zeigen die Füße dem stärker geöffneten Hüftwinkel entsprechend weiter nach außen (s. S.30, „Die Beinlinie").

Knie: Halte deine Knie leicht gebeugt, um eine muskuläre Stabilisation des Gelenks zu bewirken.

> **i**
>
> Bei einem gestreckten Knie wird das Gelenk hauptsächlich durch die straff gezogenen Seitenbänder stabilisiert. Die Bänder gehören zu den passiven Strukturen. Ziel des Trainings ist die Stabilisation durch den aktiven Bewegungsapparat (die Muskulatur). Erst bei gebeugtem Knie erfüllt die Muskulatur (besonders M. vastus medialis) ihre Funktion als Stabilisator.

Hüfte: Halte dein Hüftgelenk leicht gebeugt, um eine muskuläre Stabilisation des Gelenks zu bewirken und für die richtige Ansteuerung deiner Gesäßmuskulatur zu sorgen (s. S. 31, „Stand im Überhang").

Lendenwirbelsäule: Halte dein Becken in der natürlichen Kippung (ca. 12°). Dadurch hältst du deine physiologische Lendenlordose (Schwingung der Wirbelsäule nach vorne im Bereich der Lendenwirbelsäule) bei.

Brustwirbelsäule: Hebe dein Brustbein, um eine Aufrichtung einzuleiten.

 Die Brustbeinhebung ist eine Schlüsselanweisung. Sie prägt die Ganzkörperhaltung enorm (s. Kap. 2.2.4 „Die Haltungskorrektur", S. 32f.).

Schulter: Lasse deine Schulterblätter flach am Rumpf und nach unten fixiert. Deine Arme hältst du locker neben dem Oberkörper.

Kopf: Baue eine Längsspannung in deiner Halswirbelsäule auf. Deine Schädelbasis wird dabei gehoben. Deine Ohren sind weit entfernt von der Schulter.

2.2.2 Hintergründe

Durch ein solides Verständnis für den Gelenkaufbau werden die Anweisungen zur Körperhaltung nachvollziehbar. Die Kompetenz in der Auswahl und Ausführung von Bewegungen erhöht sich, wenn die Zusammenhänge von Anatomie, Funktion und Gelenkführung erkannt sind.

 Wirbelsäulenform

2.2.2.1 Die Wirbelsäulenform

Die Wirbelsäule bildet eine Doppel-S-Form, die unter anderem zur Pufferung von Stößen dient. Durch diese Form besitzt die Wirbelsäule eine 10 x höhere Pufferung als eine gerade Säule. Sie besitzt zwei Lordosen (nach vorne gerichtete Schwingungen) in der Lenden- und Halswirbelsäule und zwei Kyphosen (nach hinten gerichtete Schwingungen) in der Brustwirbelsäule sowie am Steißbein. In einer neutralen Wirbelsäulenposition, das heißt, wenn die Schwingung jeweils beibehalten wird, ist die Belastung der Bandscheiben durch gleichmäßige Druckverteilung optimal. Die Erhaltung der individuell unterschiedlich ausgeprägten Lordose (das natürliche Hohlkreuz) während des Trainings ist von großer Wichtigkeit.

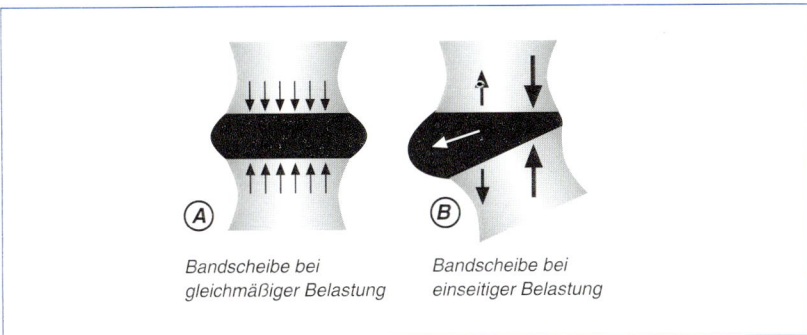

Abb. 3: Die Druckverteilung auf der Bandscheibe

Zu **A**: Eine gleichmäßige Belastung heißt optimale Druckverteilung auf die Bandscheibe.
Zu **B**: Durch den einseitigen Druck wird die Bandscheibe in die Gegenrichtung gepresst.

Druckverteilung auf die Bandscheiben

> **i**
> Ein aufgerichtetes Becken stellt zum Beispiel die Lendenwirbelsäule steil. Durch die einseitige Bandscheibenbelastung wird die Bandscheibe nach hinten gedrückt, was zu erhöhter Belastung führt. Eine Hyperlordose (ein übermäßiges Hohlkreuz) erhöht ebenfalls die Bandscheibenbelastung. In diesem Fall wird durch das stark gekippte Becken die Lordose verstärkt und die Bandscheibe wandert in Richtung Körpermitte.

Eine natürlich geschwungene Wirbelsäulenform optimiert die Pufferungswirkung, z. B. bei Stoßbewegungen, wie sie vermehrt bei High-Impact-Bewegungen auftreten. In der natürlichen Doppel-S-Form ist die Muskulatur, die zur Stabilisation der Wirbelsäule dient (nah am Gelenk liegende Stabilisatoren, wie z. B. M. multifidus, M. transversus abdominis, M. obliquus internus, s. Kap. 6 „Krafttraining"), in ihrer Wirkung begünstigt. Durch die optimale Nähe von Ansatz und Ursprung erfolgt biomechanisch eine bessere Kraftentwicklung der Stabilisatoren und damit eine Entlastung der passiven Strukturen.

Neutrale Beckenstellung

Die Beckenposition und die Lendenwirbelsäulenstellung
Durch eine enge knöcherne Verbindung von Becken und Kreuzbein wird direkt Einfluss auf die Stellung der Lendenwirbelsäule genommen.

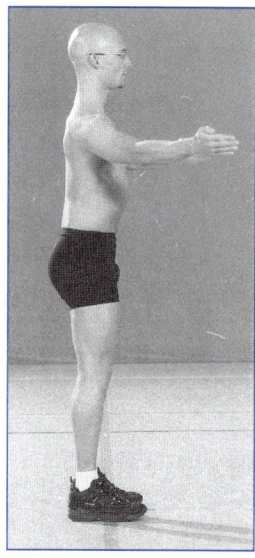 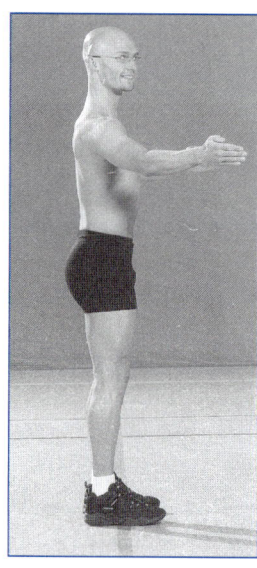 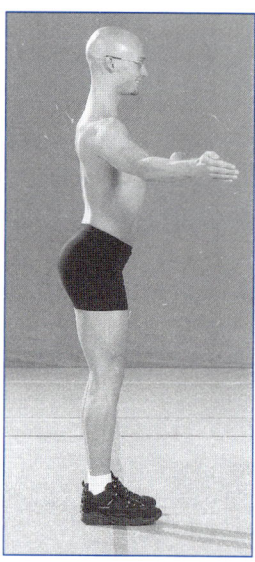

Aufgerichtetes Becken mit Steilstellung der Lendenwirbelsäule *Neutrale Beckenstellung mit natürlicher Lendenlordose* *Gekipptes Becken mit Hyperlordose*

Die Lendenlordose ist, je nach Person, unterschiedlich stark ausgeprägt. Eine Hauptaufgabe liegt in der Einhaltung dieses von individuellen Voraussetzungen geprägten Bogens!

 Brustwirbelsäule

Die Brustwirbelsäule

Die Brustbeinhebung und damit verbunden die Streckung in der Brustwirbelsäule begünstigt eine optimale Stellung des Schultergürtels. Diese ist wiederum für korrekte und schultergelenkschonende Armbewegungen zwingend notwendig.

Eine übermäßige Rundung im Bereich der Brustwirbelsäule ist bei der Mehrzahl der Teilnehmer zu beobachten. Als Gründe hierfür sind zu nennen:

- Eine Gewohnheitshaltung, die durch häufiges Sitzen entstanden ist.
- Schwache Muskulatur, die auf Grund von Bewegungsmangel unzureichend ausgebildet ist.
- Eine Fehlansteuerung der Muskulatur, die zu falschen Haltungsmustern führt (s. Kap. 2.2.3 „Typische Haltungsschwächen", S. 31).

Der Schultergürtel

Durch die Brustbeinhebung und eine Außenrotation des Oberarms im Schultergelenk wird eine physiologische Stellung im Schultergelenk erreicht. Das Schultergelenk erlaubt eine Vielzahl an Bewegungsrichtungen. Es ist ein komplex aufgebautes Gelenk. Eine Eigenart des Schultergelenks sind die beiden durch das Gelenk verlaufenden Sehnen (von M. biceps brachii und M. supraspinatus). Die Gelenkpfanne ist so geformt, dass sie in einem Winkel von etwa 30° zur Frontalebene nach vorne ausgerichtet ist. Alle Armbewegungen mit der Anweisung: „Zur Seite!", müssen in Wirklichkeit in diese 30° vor der Frontalebene gerichtet werden.

Armlinie: 30° vor der Frontalebene

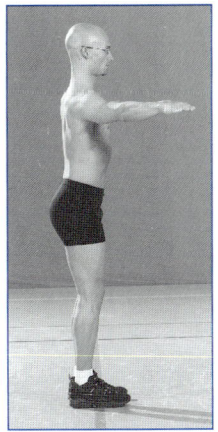

Wiederholte, schwungvolle und hinter dieser Armlinie verlaufende Bewegungen führen sehr leicht zu Entzündungen durch Überlastung der Bizepssehne.

Bei der Abduktion des Arms (Heben des herabhängenden Arms in die Seithalte) begrenzt der knöcherne Abschluss des Gelenks nach oben den Bewegungsradius. Bereits bei einem Abduktionswinkel von 80° (knapp unterhalb der Waagerechten) beginnt der Innendruck im Gelenk zu steigen und das Gleitlager der Supraspinatussehne sich zu verengen. Bei 90° ist der Punkt der höchsten Gelenkbelastung. Über diesen Winkel hinaus sinkt der Innendruck wieder. Die Sehne kann frei gleiten.

Seitheben 30° vor der Frontalebene

---

i

Die Armbewegung *Lateral Raise* wird in einem Winkel von 30° vor der Frontalebene höchstens bis kurz unterhalb der Waagerechten geführt. Eine Bewegung über die Seite von unten bis über den Kopf bedeutet eine hohe Gelenkbelastung und ist deshalb bei hohen Wiederholungszahlen zu vermeiden. Bei Bewegungen in der Sagittalebene (über vorne nach oben) ist die Gelenkbelastung erheblich reduziert.

Das Schulterblatt wird durch die Schulterblattfixatoren (hauptsächlich M. trapezius pars ascendes, M. trapezius pars transversus und M. serratus anterior) flach am Rumpf fixiert. Die zusätzliche Aktivierung der Außenrotatoren wirkt der innenrotierten Gewohnheits- und Alltagshaltung entgegen. Bei optimaler Muskelansteuerung in der Grundhaltung wird das Schulterblatt flach am Brustkorb fixiert sowie Richtung Becken gehalten. Bei allen Armbewegungen muss die Fixierung des Schulterblatts am Rumpf gewährleistet sein.

Die Fixierung des Schulterblatts am Rumpf

 Häufig beobachtet man in der Unterrichtspraxis nach hinten herausstehende Schulterblattspitzen. Dies ist vorrangig auf eine fehlende Ansteuerung des M. serratus anterior zurückzuführen.

2.2.2.2 Die Beinführung

 Beinlinie

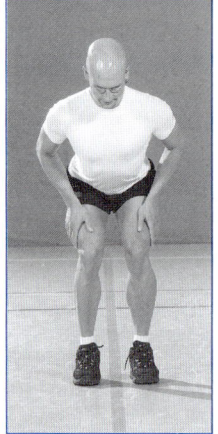

Die Einhaltung der Beinlinie in der Kniebeuge

Eine sichere Beinarbeit, insbesondere bezüglich des Kniegelenks, wird durch Einhaltung der Beinlinie erreicht. Diese Beinlinie verbindet das Hüft-, Knie- und Sprunggelenk geradlinig miteinander. Der Verlauf vom Hüftgelenk (genauer: vorderer oberer Darmbeinstachel) über das Kniegelenk bis zum zweiten, großen Zehengrundgelenk sorgt für die optimale Gelenkführung. Wird das Bein in dieser Stellung mit dem Körpergewicht belastet, so verteilen sich die einwirkenden Kräfte gleichmäßig auf die drei Gelenke. Jede Abweichung (zum Beispiel durch Einknicken des Standbeins nach innen zur X-Beinstellung) verschiebt die Gewichtsbelastung. In einem solchen Fall verlässt das Kniegelenk die optimale Führung und Scherkräfte wirken auf das Gelenk. Diese können zu Überlastungsschäden führen, zum Beispiel am Knorpel. Mit jeder Veränderung der Standbreite erfolgt eine Neueinstellung der Beinlinie.

 Kniewinkel

Der Kniewinkel

Der passende Kniewinkel bei belastetem und bei unbelastetem Bein muss im Training konsequent beachtet werden. Zeigt ein mit Körpergewicht belastetes Bein einen Kniewinkel unter 90° (spitzer als ein rechter Winkel), so steigt der Knieinnendruck und der Anpressdruck der Patella übermäßig stark an. Deshalb wird bei Kräftigungsübungen oder Schritten mit belastetem Bein (z. B. Squat) das Knie maximal bis 90° gebeugt. Ein unbelastetes Bein soll grundsätzlich durch den vollen, für den Körper sinnvollen Bewegungsradius geführt werden. Eine große Bewegungsamplitude im unbelasteten Gelenk regt die Produktion der Synovialflüssigkeit an, sorgt für vermehrte Knorpelversorgung und puffert damit das Gelenk (s. Kap. 2.1.2.1 „Warm-up" – Gelenkmobilisation, S. 21). Demzufolge soll das Spielbein im *Leg Curl* so gebeugt werden, dass die Ferse bis oberhalb 90° Richtung Gesäß geführt wird. Ist das Knie bereits vorgeschädigt, wird der 90°-Winkel empfohlen.

30

> Es werden stets geführte Bewegungen mit Muskelspannung ausgeführt **i**
> (ohne Schwung).

2.2.2.3 Das Körperlot

Das Körperlot ist eine senkrechte Linie, die bei einer stehenden Person (seitlich betrachtet), durch das Mittelohr, die Mitte des Schultergelenks, den Beckenkamm, die Mitte des Knies zum Knöchel verläuft. Mit dieser Lotlinie lässt sich die Körperhaltung überprüfen. Von vorne betrachtet, sollte die Lotlinie eine gute Körpersymmetrie aufzeigen. Die rechte und linke Körperseite sind gleichmäßig belastet.

2.2.3 Typische Haltungsschwächen

Stand im Überhang mit Beckenschub

Abweichungen von der Lotlinie bedeuten für den Körper, speziell für die Muskulatur und/oder den passiven Bewegungsapparat, eine zusätzliche Belastung. Diese oft einseitige Zusatzlast führt zu Überlastungsschäden im Gelenk und Fehlansteuerungen in der Muskulatur. Wohl als häufigste Haltungsschwäche ist der Überhang mit Beckenschub zu beobachten: eine Haltungsschwäche, die aktiv durch die Muskulatur ausgleichbar ist.

Der Überhang beschreibt eine Haltung, bei der die Brustwirbelsäulenkyphose verstärkt hinter das Körperlot wandert. Das Brustbein ist eingesunken und die Schultergelenke oft innenrotiert. Die Passivität der aufrichtenden und außenrotierenden Muskulatur im Oberkörper setzt sich im Unterkörper fort. Das Becken schiebt vor die Körperlotlinie. Häufig wird der Beckenschub nicht muskulär, sondern erst durch die Bewegungsbegrenzung der passiven Strukturen gestoppt. Der Kopf des Oberschenkelknochens schiebt sich in der Gelenkpfanne vor. Diese punktuell gesteigerte Gelenkbelastung des Hüftgelenks kann in weiterer Folge zur Gelenkarthrose führen.

Für die Muskulatur zieht der Stand im Überhang mit Beckenschub eine Passivität oder Fehlansteuerung im großen Gesäßmuskel (M. glutaeus maximus), in den Stabilisatoren der Wirbelsäule (M. erector spinae, M. multifidus) und den Außenrotatoren des Schultergürtels nach sich. Die kleinen Gelenke der Wirbelsäule (Facettengelenke), das Kreuz-Darmbein-Gelenk (ISG) und das Hüftgelenk sind extrem belastet.

Durch die Aufrichtung, den Aufbau einer Körperlängsspannung und die Aktivierung der Muskelfunktionsgruppe – Extensoren, Außenrotatoren, Abduktoren – kann die Haltungsschwäche bekämpft werden.

Der Stand im Überhang führt im Alltag häufig zu Schmerzen sowohl im Stand als auch beim langsamen Gehen.

 Vorgeschobenes Kinn

Vorgeschobenes Kinn

Als Folge eines gesenkten Brustbeins und einer *runden* Brustwirbelsäule wandert kompensatorisch die Halswirbelsäule in eine vergrößerte Lordosestellung. Die Schädelbasis (Occiput) sinkt in den Nacken und das Kinn schiebt sich vor. Eine überdurchschnittlich große Belastung für die kleinen Wirbelgelenke in der Halswirbelsäule entsteht. Als Folge dieser Haltungsschwäche kann es zu Verspannungen in der Nackenmuskulatur kommen.

Wichtigste Trainerkorrektur: „Hebe deine Schädelbasis und entferne deine Schultern weit von deinen Ohren!"

 Kniefehlstellung

Durchgedrückte Knie

Als Folge oben genannter Haltungsschwächen und zusätzlicher Inaktivität der Kniestabilisatoren stehen viele Menschen mit durchgedrückten Knien. Die passiven Strukturen – Gelenkkapsel und Bänder – sichern das Gelenk. Die alleinige Sicherung des Gelenks über den passiven Bewegungsapparat macht das Kniegelenk verletzungsanfällig.

Wichtigste Trainerkorrektur: „Stehe mit leicht gebeugten Knien *(Soft Knees)."*
Sofort übernimmt die das Kniegelenk überziehende Muskulatur dessen Stabilisation und Schutz.

 Schlüsselanweisungen zur Haltungskorrektur

2.2.4 Die Haltungskorrektur

Die vorangegangenen Beschreibungen zeigen, wie komplex die Zusammenhänge von zahlreichen Gelenken und Muskeln sind. Ein einzelner Körperabschnitt hat Auswirkungen auf viele andere Abschnitte. Bei der Korrektur ist es deshalb wichtig, Anweisungen zu geben, die die Ursache der Fehlstellung der Wirbelsäule oder eines Gelenks bekämpfen. Als Trainer muss dein Blick für die typische Fehlansteuerung geschärft sein. Es folgen drei Erfolg versprechende Ansätze bei der Haltungskorrektur.

Erste Priorität im Rumpf: Die Brustbeinhebung

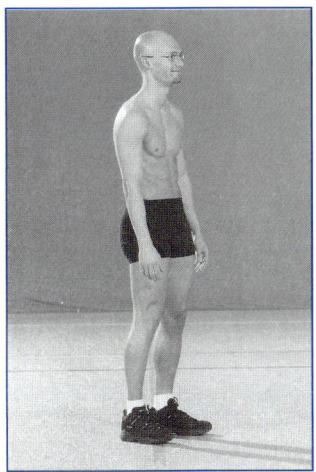

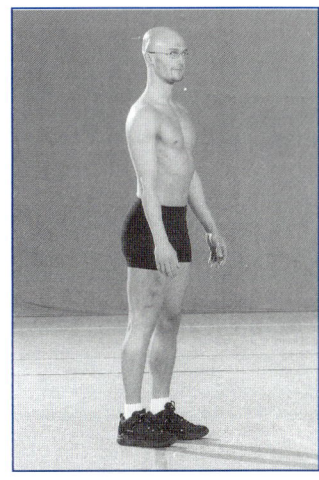

Gesenktes Brustbein   *Gehobenes Brustbein*

Problemstellung: Gesenktes Brustbein. Hierbei treten häufig mehrere Fehler auf einmal auf. Man beobachtet sowohl Schultern, die nach vorne rund werden, innenrotierte Arme als auch ein nach vorne geschobenes Kinn. Je nach Ansatzpunkt wird die Korrektur mehr oder weniger wirksam.

Beispiel 1: Die Korrektur konzentriert sich nur auf die *Symptome*: „Zieh deine Schulterblätter zusammen!" Die Umsetzung dieser Korrektur bewirkt weitere Probleme. Es werden andere Muskeln bemüht, um die Schulterblätter nach hinten zu führen (oft wandern die Schultern nach hinten und oben, was zu einer vermehrten Muskelarbeit im Bereich des Nackens führt). Der Rumpf wird in die Rücklage geführt. Die Brustwirbelsäule bleibt jedoch gebeugt. Kopf und Wirbelsäule bleiben in ihrer Fehlstellung. Insgesamt geht die Längsspannung des Körpers verloren.

Beispiel 2: Die Korrektur konzentriert sich auf die *Ursache*: „Hebe dein Brustbein!" Die Muskulatur, die das Schulterblatt am Rumpf fixiert, wird angesteuert. Dadurch wird die Außenrotation in der Schulter begünstigt. Die dazugehörige Streckung in der Wirbelsäule bringt den Kopf wieder ins Lot. Die Schädelbasis (Occiput) kann gehoben werden und es entsteht wieder der natürlich lang gezogene Bogen der Halswirbelsäule.

Die Drei-Punkte-Belastung

Erste Priorität im Unterkörper: Die Drei-Punkte-Belastung mit Becken unterhalb der Schultern

Problemstellung: Stand im Überhang mit Beckenschub (s.o.)

Beispiel 1: Die Korrektur konzentriert sich nur auf die *Symptome*: „Schiebe das Gesäß nach hinten raus." Bleibt das Gewicht vorne, wird in diesem Fall eine Hyperlordose zu Stande kommen. Damit steigt der Druck auf den unteren Rücken.

Beispiel 2: Die Korrektur konzentriert sich auf die *Ursache*: „Verteile dein Gewicht gleichmäßig auf Vorfuß und Ferse. Positioniere dein Becken wieder unterhalb der Schultern!" Durch die Neuverteilung des Körpergewichts kann das Becken leichter die verloren gegangene Lotlinie wieder erreichen und die Gesäßmuskulatur wird besser angesteuert. Die Ansteuerung von M. multifidus wird begünstigt, was eine erhöhte Stabilität zur Folge hat.

Streckung der Halswirbelsäule

Erste Priorität in der Halswirbelsäule: Die Schädelbasis (Occiput) heben

Problemstellung: Nach vorne geschobenes Kinn

Beispiel 1: Die Korrektur konzentriert sich nur auf die *Symptome*: „Versuche, ein Doppelkinn zu machen!" Es kommt jetzt zu einer Translationsbewegung (Schubbewegung) des Kopfs, welche zusätzlichen Druck auf die Halswirbelsäule ausübt. Die übermäßige Beugung in der Halswirbelsäule wird beibehalten.

Beispiel 2: Korrektur konzentriert sich auf die *Ursache*: „Hebe deine Schädelbasis!" Es kommt zu einer Rotationsbewegung des Kopfes, welche die Halswirbelsäule in die Streckung führt, den Kopf ins Lot über die Schultern bringt und das Kinn nach hinten führt.

Jede Korrektur an der Körperhaltung wirkt wie eine Kettenreaktion. Daraufhin verändern sich andere Gelenkpositionen, um die Statik aufrechtzuerhalten. Die Muskulatur arbeitet in **Muskelketten**. Dies sind Muskeln, die funktionell miteinander arbeiten und in der Ansteuerung eng verbunden sind. Eine effektive Korrektur nutzt dieses Prinzip zum Vorteil. Wird der entscheidende Körperabschnitt korrigiert, so werden mehrere Probleme automatisch gelöst. Es muss stets die Ursache angesprochen werden!

2.2.5 Ausgewählte Beispiele für die Unterrichtspraxis

Haltung im Vierfüßlerstand

Aufbau der Grundhaltung im Vierfüßlerstand
Eine zweite wichtige Körperhaltung, die als Ausgangsposition für viele Kräftigungsübungen dient, ist der Vierfüßlerstand.

Du kniest im Vierfüßlerstand. Deine Knie sind 90° gebeugt und direkt unter deinen Hüftgelenken positioniert. Deine Hände sind leicht nach außen rotiert und befinden sich direkt unter deinen Schultergelenken. Halte deine Ellbogen leicht gebeugt. Deine Schulterblätter sind flach am Rumpf fixiert und deine Wirbelsäule zeigt eine natürliche Lordose. Hebe dein Brustbein und halte deine Halswirbelsäule in der Streckung.

Aufrichten versus Aufrollen

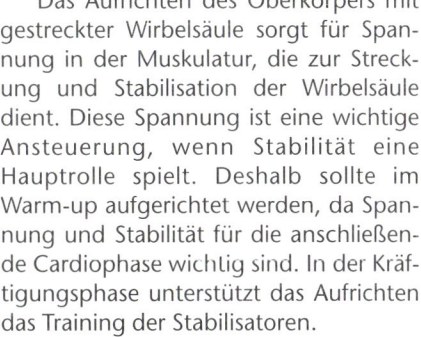

Aufrichten und Aufrollen
Beide Bewegungen führen von der vorgebeugten Position zu einem aufrechten Stand. Doch was ist denn richtig? Aufrichten oder Aufrollen? Die Antwort lautet: Beides! Doch jede Technik verfolgt unterschiedliche Ziele und ist demnach verschiedenen Stundenphasen zugeordnet.

Das Aufrichten des Oberkörpers mit gestreckter Wirbelsäule sorgt für Spannung in der Muskulatur, die zur Streckung und Stabilisation der Wirbelsäule dient. Diese Spannung ist eine wichtige Ansteuerung, wenn Stabilität eine Hauptrolle spielt. Deshalb sollte im Warm-up aufgerichtet werden, da Spannung und Stabilität für die anschließende Cardiophase wichtig sind. In der Kräftigungsphase unterstützt das Aufrichten das Training der Stabilisatoren.

Aufrichten des abgestützten Oberkörpers

Das Aufrichten kann als Spannungsübung sowohl gestützt als auch frei stattfinden.	

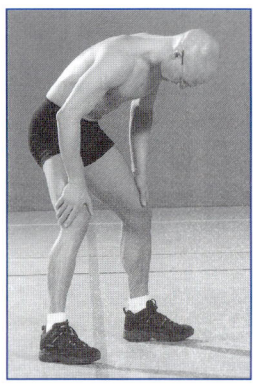

Das Aufrollen, wobei der Rücken Wirbel für Wirbel angehoben wird, ist eine Mobilisation der Wirbelsäule. Das Aufrollen ist dann angebracht, wenn Lockerung und Mobilisation im Vordergrund stehen. Im Cool down II darf aufgerollt werden.

Das Aufrollen des Oberkörpers

 Das Aufrollen sollte immer (!) abgestützt stattfinden.

Abstützverhalten der Hände

Abstützen der Hände

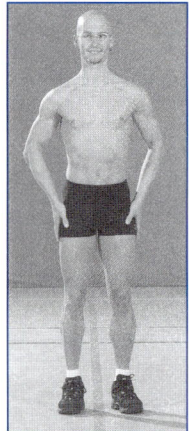

Werden die Hände in der Hüfte abgestützt, so passiert dies in Außenrotation, um die Arbeit der Muskelketten (in der Funktion verbundene Muskelgruppen) zu nutzen. Die außenrotierte Handstellung begünstigt die Ansteuerung von anderen Muskeln, die an der Aufrichtung beteiligt sind.

Arme in der Hüfte abgestützt

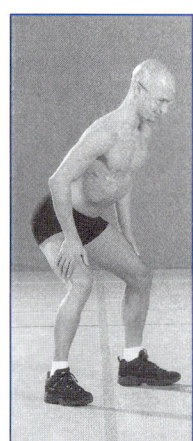

In der Kniebeuge wird in Außenrotation abgestützt. Die Fingerspitzen zeigen dabei nach außen. Die Hand ist mittig auf dem Oberschenkel platziert.

Abstützen der Hände in der Kniebeuge

Muskuläre Führung der Gelenke

Streckung und Überstreckung der Gelenke

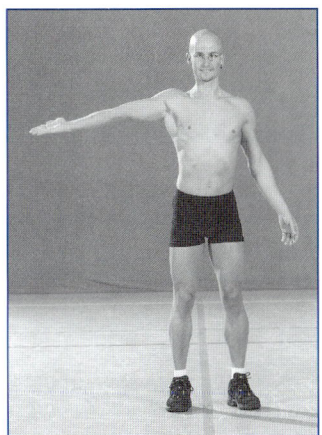

Auf der einen Seite streben wir einen vollen Bewegungsradius an, um das Training für die Muskulatur effektiv zu gestalten. Auf der anderen Seite ist die muskuläre Absicherung der Gelenke oberstes Gebot. Wie viel Streckung ist angebracht?

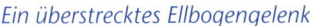

Ein überstrecktes Ellbogengelenk

Bei einem überstreckten Arm werden eindeutig die passiven Strukturen belastet, da der Ellbogen im Anschlag ist. Diese Stellung muss unbedingt korrigiert werden.

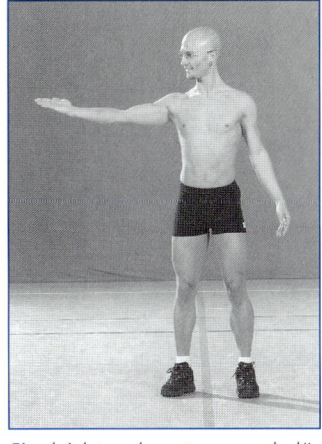

Ein leicht gebeugtes, muskulär geführtes Ellbogengelenk

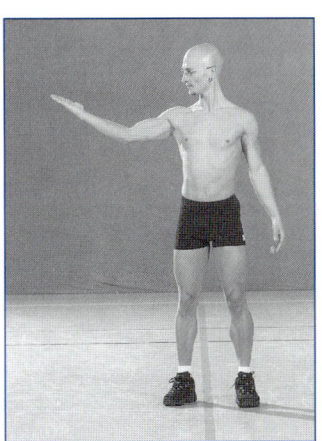

Bei leicht gebeugter Endposition kann die Muskulatur das Gelenk absichern und die Bewegung aktiv abbremsen. Dies ist die optimale Kombination von Bewegungsradius und Sicherheit.

Die Trainingspraxis zeigt aus Gründen der Vorsicht oft Überkorrekturen der Anweisung: „Halte dein Gelenk in leicht gebeugter Stellung." Durch eine übermäßige Beugestellung im Endpunkt der Bewegung fehlt es damit an Bewegungsweite.

Eine Überkorrektur in Richtung Beugung

Fußrolltechnik

Die Rolltechnik der Füße

Das korrekte Abrollen der Füße reduziert die Gelenkbelastung beim Aerobic-Training erheblich. Wir unterscheiden zwei Techniken:

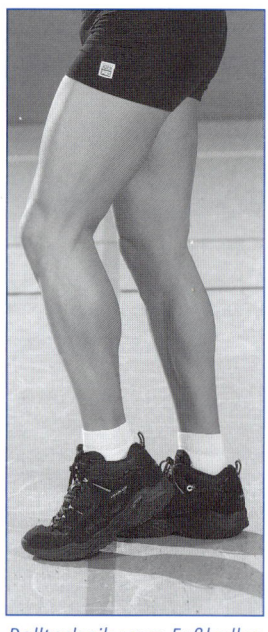

i Schritte am Platz, bei denen das Bein senkrecht von oben abgesetzt wird, werden vom Fußballen bis zur Ferse gerollt. Es ist wichtig, dass der Fuß bis zur Ferse aufsetzt, um die Achillessehne zu entlasten. Ein Beispiel ist der *March* (das Gehen am Platz). Bei beidbeiniger Landung aus einem Sprung am Platz wird ebenfalls vom Fußballen bis zur Ferse abgerollt. Insbesondere bei Sprüngen (z. B. *Jumping Jack*) ist häufig zu beobachten, dass nur der Vorfuß Bodenkontakt hat. Die Achillessehne wird stark belastet.

Vorwärtsbewegungen, bei denen das Bein nach vorne abgesetzt wird, werden von der Ferse bis zum Fußballen abgerollt. Diese Abrolltechnik entspricht dem normalen Gehen im Alltag. Demnach wird der *Walk* (das Gehen nach vorne) so abgerollt. Auch ein *Step Touch* (bei hoher Intensität wie in der Cardiophase) und die ersten beiden Schritte eines *V-Steps* werden so abgerollt (vgl. Kap. 2.3.3 „Technikbeschreibung der Schritte").

Rolltechnik vom Fußballen bis zur Ferse

Nachgefragt

Nachgefragt

1. In welchen Stundenphasen ist eine gute Haltung besonders wichtig?
2. Warum sind im Aerobic-Training die Gelenke immer leicht gebeugt?
3. Beschreibe den Verlauf der Beinlinie.
4. In welchen Abschnitten deiner Wirbelsäule findest du natürliche Lordosen?
5. Steht das Becken in neutraler Position aufgerichtet oder gekippt?
6. Gebe wichtige Anweisungen zum *Lateral Raise* (Seitheben der Arme).
7. Beschreibe den „Stand im Überhang mit Beckenschub" und gebe wichtige Hinweise zur Verbesserung der Körperhaltung.
8. Warum werden die Hände immer außenrotiert abgestützt?
9. Warum ist es so wichtig, dass bei fast allen Aerobic-Schrittmustern die Ferse zum Boden geführt wird?

2.3 Grundschritte, Schrittvariationen und Armbewegungen

Warst du schon mal bei der Beobachtung einer Aerobic-Choreografie von der unglaublichen Schrittvielfalt beeindruckt? Staunst du manchmal über die scheinbar endlos vielen verschiedenen Bewegungen, die sich zu einer Choreografie zusammenfügen lassen oder gehen dir manchmal die Ideen aus und du suchst nach immer neuen Schritten? Die gute Nachricht lautet: Es gibt nur wenige Grundschritte, dafür viele Schrittvarianten.

2.3.1 Die Schrittfamilien

Eine Schrittfamilie bilden Aerobic-Schritte, die von der grundsätzlichen Belastungsform her gleich sind. Entscheidende übereinstimmende Merkmale sind unter anderem Ausgangsposition, Gewichtsverlagerung, benötigte Flugphase, genaue Bewegung des Knie- und Hüftgelenks sowie die Fußabrolltechnik. Stimmen die Hauptkriterien überein, werden Schritte einer Familie zugeordnet.

Was ist ein Grundschritt?

Der Schritt, aus dem alle anderen Schritte in derselben Familie entwickelt werden, ist der Grundschritt.

Was ist eine Schrittvariante?

Eine Schrittvariante ist eine Abwandlung des Grundschritts, die trotzdem die entscheidenden Merkmale beibehält.

Schrittfamilien: Vorteile

Was nutzen mir die Schrittfamilien?

Durch das Gruppieren von ähnlich gearteten Schritten schaffen wir Ordnung im Dschungel der Schrittvariationen:

Bei der Erstellung einer Choreografie sorgt die Beachtung der Schrittfamilien und deren Varianten für Vielfalt und Ausgewogenheit (s. Kap. 3 „Choreografie").

Während des Trainings können *Familienmitglieder* untereinander ausgetauscht werden, um unterschiedliche Levels zu bieten. Dabei bleiben die Schrittübergänge fließend (s. Kap. 3.3.2 „Aufbaumethoden", „Layer", S. 82).

Beim Aufbau der Choreografie kann innerhalb einer Schrittfamilie vom leichten bis zum schweren Schritt unterrichtet werden, um das Erlernen der Kombination zu erleichtern (s. Kap. 3.3.3 „Hilfsmethoden", „Breakdown", S. 84).

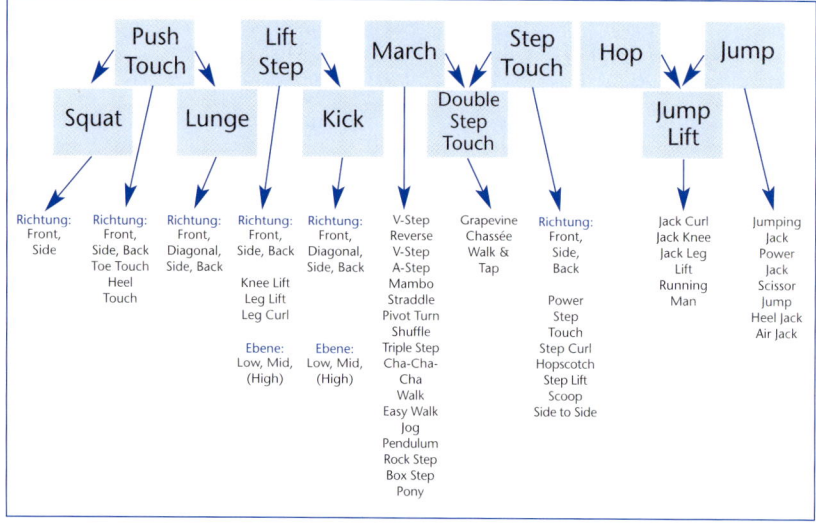

Abb. 4: Die Schrittfamilien

 Die 11 Grundschritte

Es gibt 11 Grundschritte. Sechs dieser Grundschritte können grundsätzlich voneinander unterschieden und nicht mehr reduziert oder vereinfacht werden:

- Push Touch
- Lift Step
- March
- Step Touch
- Hop
- Jump

Fünf weitere Familien entwickeln sich daraus. Sie besitzen auch eine eigenständige Belastungsstruktur:

- *Squat* stammt von *Push Touch.*
- *Lunge* stammt von *Push Touch.*
- *Kick* stammt von *Lift Step.*
- *Double Step Touch* ist eine Mischung aus *March* und *Step Touch.*
- *Jump Lift* ist eine Mischung aus *Jump* und *Hop.*

Die Schrittfamilien, ihre Beziehung zueinander sowie einige häufige Schrittvarianten zeigt die Abb. 4.

2.3.2 Allgemeines zur Technik

Die optimale Ausführung der Aerobic-Schritte und -Armbewegungen ist für den Trainer zwingend notwendig. Sie bietet:

Auswirkungen einer guten Technik

- Verletzungsprophylaxe
- Vorbildfunktion
- Intensität
- Motivation.

Erst durch eine gute eigene Technik kann der Aerobic-Trainer sein Überbelastungsrisiko im Bereich der Gelenke minimieren. Das als *aerobictypisch* geltende Schienbeinkantensyndrom lässt sich zwar durch angemessenes Schuhwerk und eine gute Bodenbeschaffenheit minimieren, jedoch hauptsächlich durch die korrekte Ausführung der Grundschritte vermeiden.

Ein Trainer, der die Technik korrekt demonstriert, erfüllt seine Vorbildfunktion seinen Teilnehmern gegenüber. Er tut selbst das, was er auch sagt. Besonders diejenigen unter den Teilnehmern, die hauptsächlich visuell lernen, sind darauf angewiesen. Zusätzlich ist in bestimmten Stundenphasen (z. B. Cardiophase) die vom Trainer demonstrierte Technik viel präsenter als eine verbale Anweisung.

> **i**
> Die Intensität der einzelnen Bewegungen wird bei korrekter Ausführung mit der später besprochenen Körperspannung, Präzision und Muskelarbeit erhöht. Damit ist der Weg für ein intensives und dennoch gelenkschonendes Training frei.

Es zeigt sich immer wieder, dass bei korrekter Ausführung der Grundbewegungen eine hohe Intensität, unabhängig von der Impact-Art (Low-Impact oder High-Impact), gewährleistet bleibt.

Die Motivation der Teilnehmer obliegt dem Aerobic-Trainer. Im nonverbalen Bereich nimmt die eigene Technik einen hohen Stellenwert ein.

Nachgefragt

Nachgefragt

1. Was ist ein Grundschritt und wie viele Grundschritte gibt es?
2. Was zeichnet eine Schrittfamilie aus?
3. Nenne die Vorteile der Arbeit mit den Schrittfamilien.
4. Warum ist eine gute Technik sehr wichtig?

2.3.3 Technikbeschreibung der Schritte

Ausgangspositionen

Anmerkung: Die Beschreibungen der einzelnen Schritte beziehen sich im Text auf eine der folgenden Ausgangs- bzw. Endpositionen.

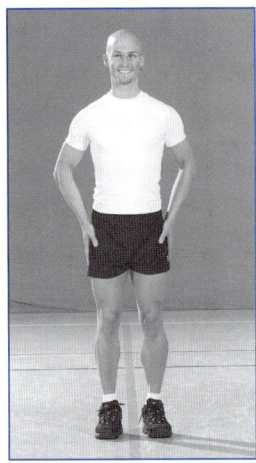

Neutrale, geschlossene Position

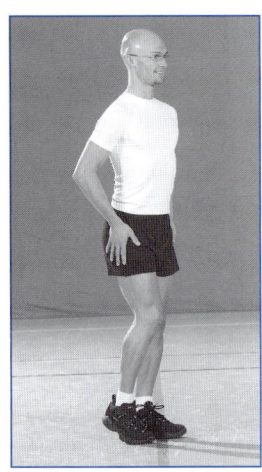

Einbeiniger Stand mit Spielbein aufgestellt

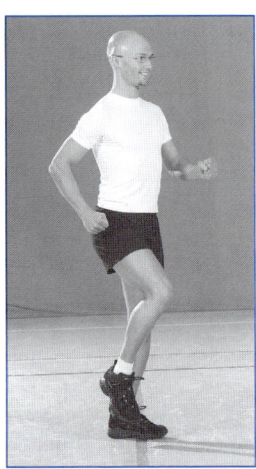

Einbeiniger Stand mit Spielbein angehoben

Es folgen die 11 Grundschritte und deren häufigste Variationen

Grundschritt – Push Touch Side

Schrittfamilie – Push Touch

Beginne in der neutralen, geschlossenen Position. Öffne ein Bein zur Seite und tippe mit dem Fußballen auf. Lass dein Körpergewicht dabei über dem Standbein. Schließe das Spielbein wieder zur neutralen Position.

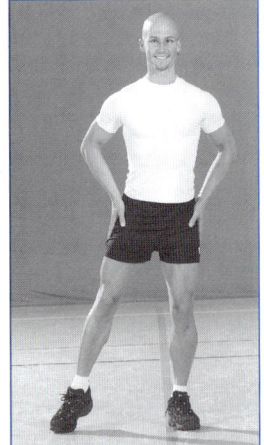

Push Touch Side

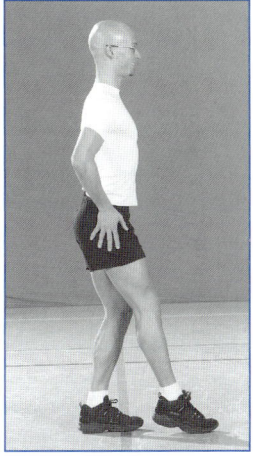

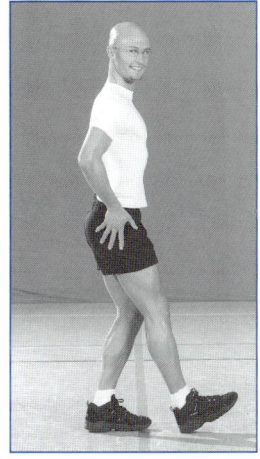

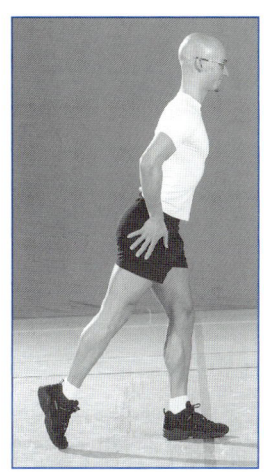

Push Touch Front   *Heel Touch*   *Push Touch Back*

Variante: Push Touch Front
Tippe das Spielbein vor dem Körper auf.

Variante: Heel Touch
Ziehe die Fußspitze an und setzt die Ferse leicht auf (Fußflexion).

Variante: Push Touch Back
Führe das Spielbein nach hinten. Neige dabei deinen Oberkörper nach vorne, um die Körperlinie beizubehalten. Tippe mit dem Fußballen auf und halte dabei dein Spielbein belastungsfrei.

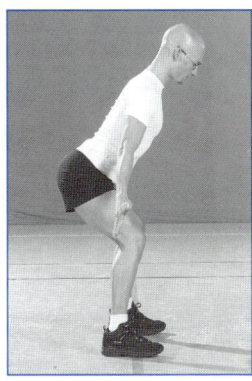

Squat Side

Grundschritt – Squat Side

Schrittfamilie – Squat

Beginne in der neutralen, geschlossenen Grundhaltung. Öffne ein Bein zur Seite und verlagere die Hälfte deines Körpergewichts darauf, während du eine Rumpfkniebeuge ausführst. Der Fuß des Spielbeins landet zuerst mit dem Fußballen und rollt dann zur Ferse ab. Von der Seite betrachtet, sollte eine senkrechte Linie dabei durch deine Schulter, dein Knie und deinen Mittelfuß verlaufen. Kehre die Bewegung spätestens bei einem Kniewinkel von 90° um und schließe die Beine wieder zur neutralen Position.

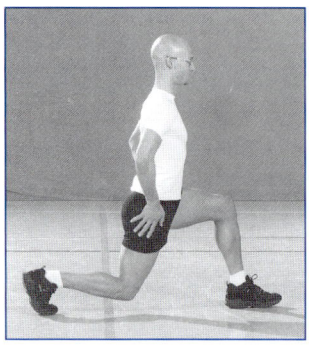

Variante: Squat Front

Führe dein Spielbein nach vorne in einen Ausfallschritt und rolle dabei von der Ferse bis zum Fußballen ab. Beuge beide Knie gleichmäßig und halte das vordere Knie noch über deiner Ferse und deinem Rumpf aufrecht. Kehre die Bewegung spätestens bei einem Kniewinkel von 90° um und schließe die Füße zur neutralen Position.

Squat Front

Variante: Squat Back

Führe dein Spielbein nach hinten in einen Ausfallschritt und setze nur mit dem Fußballen auf. Beuge beide Knie gleichmäßig und halte das vordere Knie noch über deiner Ferse und deinem Rumpf aufrecht. Kehre die Bewegung spätestens bei einem Kniewinkel von 90° um und schließe die Füße zur neutralen Position.

Grundschritt – Lunge: Lunge Back

 Schrittfamilie – Lunge

Beginne in der neutralen, geschlossenen Grundhaltung. Führe ein Bein nach hinten und verlagere ein Drittel deines Körpergewichts auf das Spielbein. Lande auf dem Fußballen und drücke dich reaktiv sofort wieder ab. Nur der Fußballen hat Bodenkontakt, die Ferse bleibt oben. Halte deinen Rumpf beim Aufsetzen des Spielbeins schräg nach vorne, um eine Linie zwischen Oberkörper und Spielbein zu halten. Schließe die Beine wieder zur neutralen Position.

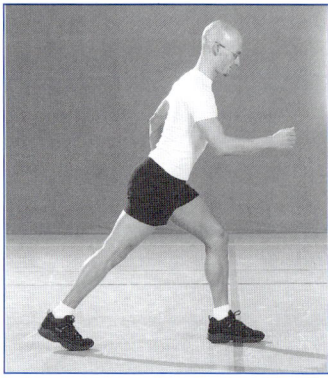

Lunge Back (von der Seite betrachtet)

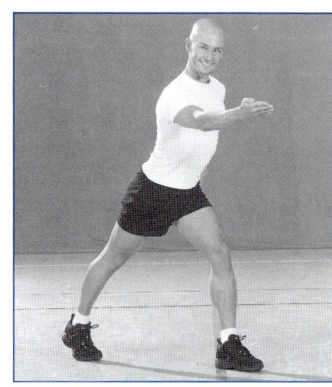

Lunge Diagonal

Variante: Lunge Diagonal

Du stehst geschlossen mit in der Hüfte leicht ausgedrehten Beinen. Führe das Spielbein schräg nach hinten. Achte darauf, dass du eine gerade Linie einhältst, die deine Hüfte, dein Knie und deinen zweiten Zeh miteinander verbindet. Beim Schließen der Beine lässt du den Standfuß wieder leicht ausgedreht, um weitere Wiederholungen sauber auszuführen.

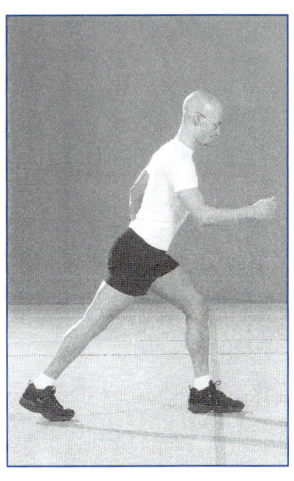

Variante: Lunge Side

Setze dein Spielbein seitlich zum Körper auf. Um die Beinlinie beizubehalten, musst du diesen Schritt High-Impact ausführen. Nutze die Flugphase, um das Standbein neu zu platzieren. Da du beim Wechsel von rechts nach links um 180° drehst, setzt dieser Schritt ein hohes Maß an Präzision voraus und ist daher nur für Fortgeschrittene zu empfehlen!

Lunge Side (Frontansicht)

Grundschritt – Lift Step: Knee Lift (Front)

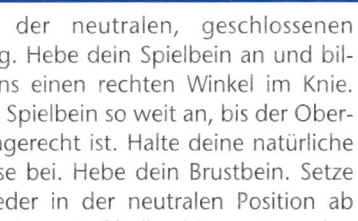

Schrittfamilie – Lift Step

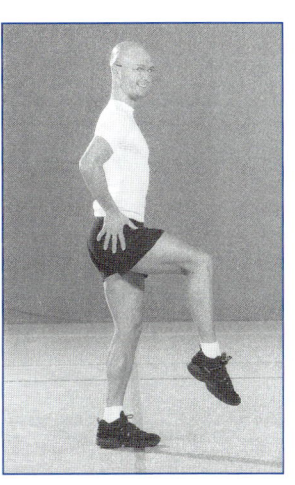

Beginne in der neutralen, geschlossenen Grundhaltung. Hebe dein Spielbein an und bilde mindestens einen rechten Winkel im Knie. Du hebst das Spielbein so weit an, bis der Oberschenkel waagerecht ist. Halte deine natürliche Lendenlordose bei. Hebe dein Brustbein. Setze das Bein wieder in der neutralen Position ab und rolle dabei vom Fußballen bis zur Ferse ab.

Knee Lift Front

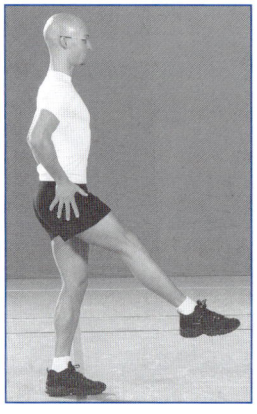 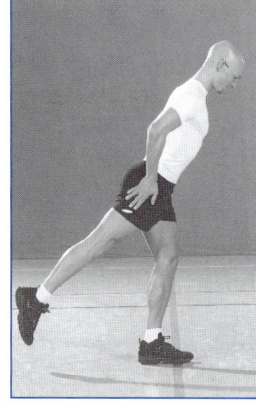 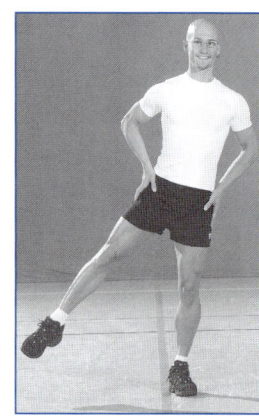

Leg Lift Front (Low)   *Leg Lift Back*   *Leg Lift Side*

Variante: Leg Lift Front (Low)

Hebe das Spielbein fast gestreckt an. Beim *Low Leg Lift* hebst du das Spielbein bis zu einem Winkel von 45°. Ein *Mid Leg Lift* geht bis 90°. Der *High Leg Lift* (höher als waagerecht) setzt ein sehr hohes Maß an Beweglichkeit und Kraft voraus, um die Lendenlordose aufrechtzuerhalten und ist deshalb nur für Fortgeschrittene zu empfehlen.

Variante: Leg Lift Back

Hebe das Spielbein fast gestreckt nach hinten an. Neige deinen Oberkörper schräg nach vorne, um die Körperlinie beizubehalten.

Variante: Leg Lift Side

Hebe das Spielbein seitlich an. Halte deinen Oberkörper aufrecht und die Lendenlordose bei. Da die Beweglichkeit im Hüftgelenk anatomisch begrenzt ist, sind nur *Low Side Leg Lifts* (bis 45°) möglich.

Variante: Leg Curl

Beginne in der neutralen Position. Beuge das Spielbein und führe deinen Fuß in Richtung Gesäß. Schließe wieder zur neutralen Position (vgl: *Step Leg Curl*).

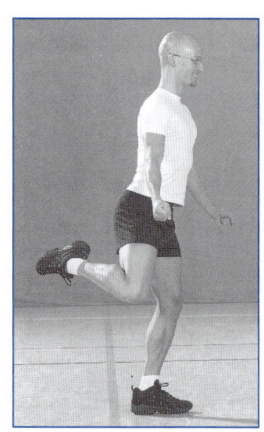

Leg Curl

Grundschritt - Kick: Kick Front (Low)

Schrittfamilie – Kick ◀

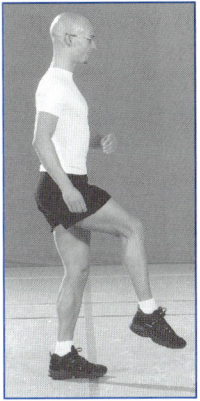 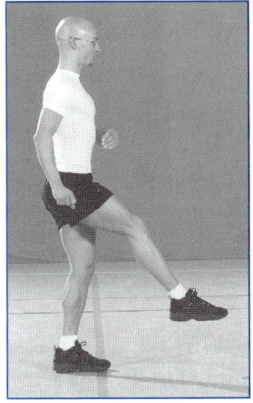

Kick Front (Low): Anheben des Beins *Kick Front (Low): Streckphase des Spielbeins*

Beginne in der neutralen, geschlossenen Position. Hebe das Spielbein mit gebeugtem Knie an und führe einen *Kick* nach vorne aus. Im Endpunkt des *Kicks* ist dein Knie noch gebeugt. Ziehe das Knie wieder an und setze neutral ab. Ein *Low Kick* wird bei einem Hüftwinkel von 45° ausgeführt. *Mid Kicks* finden bei 90° statt. *High Kicks* über 90° sind erst im Leistungssport zu empfehlen, da die Beibehaltung der Lendenlordose ein Maß an Kraft und Beweglichkeit voraussetzt.

Variante: Kick Side
Hebe das Spielbein an und führe deine Trittbewegung zur Seite aus.

Variante: Kick Back
Hebe das Spielbein an. Neige deinen Oberkörper schräg nach vorne, um die Körperlinie beizubehalten und *kicke* nach hinten. Im Endpunkt des *Kicks* ist dein Knie noch leicht gebeugt. Beuge das Knie wieder und setze es in der neutralen Grundstellung ab.

Grundschritt – March

Schrittfamilie – March ◀

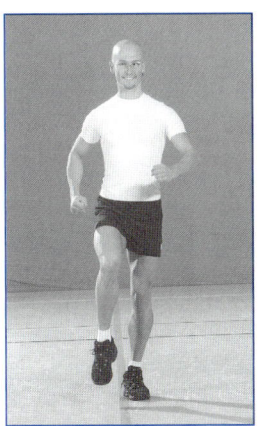

Beginne im einbeinigen Stand mit angehobenem Bein. Gehe auf der Stelle und rolle dabei deinen Fuß vom Fußballen bis zur Ferse ab. Halte deinen Oberkörper ruhig und dein Brustbein gehoben. Achte darauf, dein Standbein leicht gebeugt zu halten.

March

Variante: Walk

Gehe im Raum. Durch die Bewegungsrichtung ist deine Rolltechnik unterschiedlich. Bei Vorwärtsbewegungen rollst du von der Ferse bis zum Fußballen ab. Bei Rückwärtsbewegungen rollst du vom Fußballen bis zur Ferse ab.

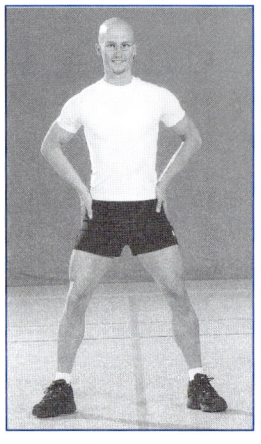

Variante: V-Step

Beginne im einbeinigen Stand mit angehobenem Bein. Setze einen Schritt diagonal nach vorne. Den zweiten Schritt öffnest du ebenfalls diagonal, sodass deine Beine weit geöffnet stehen. Den dritten Schritt führst du nach hinten zum Startpunkt aus. Mit dem vierten Schritt schließt du ebenfalls zur Ausgangsposition (Beine wieder zusammenführen). Die ersten beiden Schritte rollen von der Ferse zum Fußballen, die letzten beiden Schritte rollen vom Fußballen zur Ferse ab.

V-Step

Variante: Reverse V-Step

Wie beim *V-Step* führst du vier Bewegungen aus (öffnen, öffnen, schließen, schließen). Beim *Reverse-V-Step* wird allerdings nach hinten geöffnet (vom Fußballen bis zur Ferse abgerollt) und nach vorne geschlossen (von der Ferse bis zum Fußballen abgerollt).

Variante: Straddle

Der Straddle ist, wie *V-Step* und *Reverse-V-Step*, ein Schritt mit „öffnen, öffnen, schließen, schließen". Die Beine öffnen allerdings seitlich. Der Fuß wird jedes Mal vom Fußballen bis zur Ferse abgerollt, wenn der Schwerpunkt oben bleibt. Bei tiefer Gewichtsverlagerung rollst du die ersten beiden Schritte von der Ferse bis zum Fußballen ab.

Variante: A-Step

Beginne wie im *V-Step* und setze einen Schritt diagonal nach vorne. Beim zweiten Schritt setzt du den Fuß neben den ersten. Mit dem dritten Schritt geht es rückwärts in die Diagonale (noch einmal weg von deiner Ausgangsposition). Schließe den vierten Schritt daneben. Du erreichst erst nach einer Wiederholung zur anderen Seite wieder deinen Ausgangspunkt. Die ersten beiden Schritte rollen von der Ferse bis zum Fußballen ab. Schritt 3 und 4 rollen vom Fußballen bis zur Ferse ab.

Variante: Easy Walk

Setze einen ersten Schritt gerade nach vorne und rolle von der Ferse bis zum Fußballen ab. Dein anderes Bein setzt du mit gleicher Rolltechnik daneben. Nimm einen Rückwärtsschritt mit dem ersten Bein und rolle diesmal vom Fußballen bis zur Ferse ab. Mit dem zweiten Bein wieder schließen und mit gleicher Technik abrollen (ein *Walk* vor und zurück).

Variante: Mambo

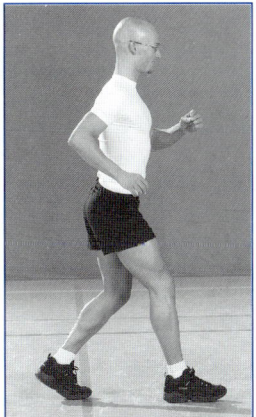 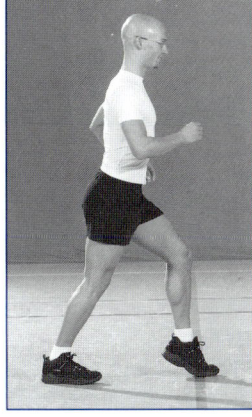

Beginne im einbeinigen Stand mit angehobenem Bein. Setze einen ersten Schritt nach vorne und rolle dabei von der Ferse bis zum Fußballen ab. Verlagere dein ganzes Gewicht auf das Spielbein. Der andere Fuß darf angehoben oder aufgestellt werden. Verlagere das Gewicht zurück auf das Standbein und führe das Spielbein nach hinten, um das Gewicht wieder

Mambo (1. Zählzeit)   *Mambo (3. Zählzeit)*

darauf zu verlagern. Setze mit dem Fußballen auf. Kleine Schritte (wie im Bild, passend für das Cool down) können abgerollt werden. Bei größeren Schritten, zum Beispiel im Cardioteil, bleibt die Ferse hinten in der Luft. Das Standbein bleibt stationär. Wieder darf der Fuß entweder aufgestellt oder angehoben werden.

Variante: Rock Step

Führe die Schrittfolge vom *Mambo* im *High-Impact* aus. Es entsteht eine Flugphase zwischen jeder Bewegung.

Variante: Pivot Turn

Beginne im einbeinigen Stand mit angehobenem Bein. Setze einen Schritt nach vorne und verlagere das Körpergewicht darauf. Rolle von der Ferse bis zum Fußballen so weit auf, dass die Ferse wieder anhebt. Das andere Bein steht auch auf dem Fußballen. Drehe den Körper um 180° und setze einen zweiten Schritt mit demselben Spielbein nach vorne. Die Rolltechnik und die Drehung um 180° werden wiederholt. Beende den Schritt mit Blick in die Startrichtung, das heißt, ein *Pivot Turn* ergibt eine ganze Drehung.

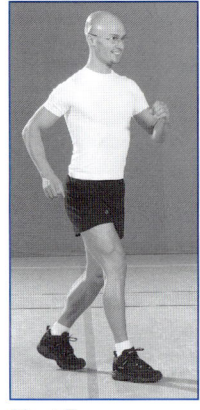

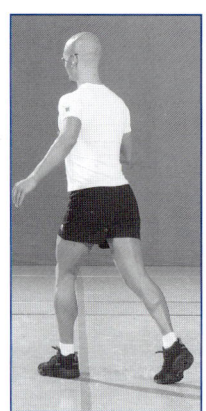

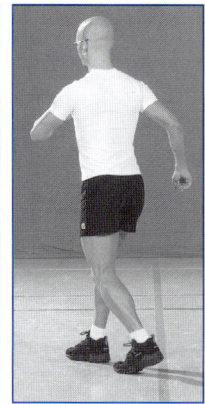

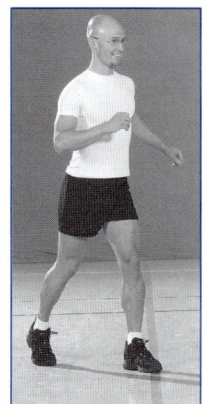

| *Pivot Turn* | *Pivot Turn* | *Pivot Turn* | *Pivot Turn* |
| *(1. Zählzeit)* | *(2. Zählzeit)* | *(3. Zählzeit)* | *(4. Zählzeit)* |

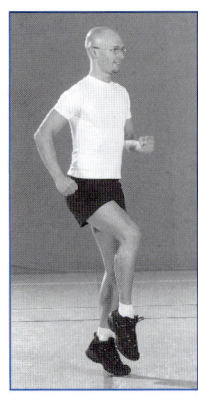

Variante: Jog

Beginne im einbeinigen Stand mit angehobenem Bein. Laufe auf der Stelle und führe deine Knie nach vorne oben. Rolle den Fuß, der von vorne oben kommt, vom Fußballen bis zur Fußspitze ab. Im Gegensatz zum *March* findet eine Flugphase zwischen jedem Schritt statt.

Jog

Variante: Rocking Horse

Jogge mit den Beinen in Schrittstellung. (Es entsteht dadurch eine kleine Vorrückbewegung wie bei einem Schaukelpferd.) Das vordere Bein wird von oben abgesetzt und es wird vom Fußballen bis zur Ferse abgerollt. Wird der Schritt mit großer Bewegungsweite ausgeführt, sollte hinten die Ferse in der Luft bleiben.

Variante: Pendulum

Jogge auf der Stelle und öffne das freie Bein gestreckt zur Seite, sodass mit jedem Beinwechsel eine Pendelbewegung entsteht. Das Spielbein wird vom Fußballen bis zur Ferse abgerollt.

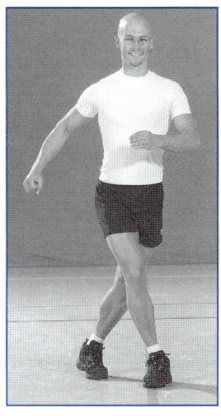

Variante: Box Step

A: Beginne mit einem überkreuzten Schritt diagonal nach vorn. Setze deinen zweiten Schritt geöffnet auf gleicher Höhe. Deinen dritten Schritt führst du rückwärts schräg bis zum räumlichen Ausgangspunkt. Du schließt mit dem vierten Schritt.

B: Eine weitere *Box Step*-Variante beginnt mit einem geraden Schritt nach vorne. Der zweite Schritt wird überkreuzt, der dritte Schritt rückwärts und der vierte Schritt zur Seite geöffnet, um räumlich wieder am Ausgangspunkt anzufangen.

Box Step

Triple Step
Jogge auf der Stelle mit folgendem Rhythmus: schnell, schnell, halten, schnell, schnell, halten (du landest auf den Beatzahlen 1. +. 2 … 3. +. 4 …).

Cha-Cha-Cha
Führe einen *Triple Step* mit Raumweg aus. 1 + 2 nach rechts, 3 + 4 nach links. Verteile den Raumweg gleichmäßig auf die einzelnen Bewegungsphasen. Eine weitere Variante ist der *Cha-Cha-Cha* nach vorne.

Pony
Führe einen *Triple Step* mit Raumweg aus. Die räumliche Verschiebung führst du auf Beat 1 und 3 aus. Die anderen Schritte sind stationär. Durch den Raumweg entsteht eine Hochtiefbewegung.

Shuffle
Jogge im doppelten Tempo mit Raumweg (z. B. nach vorne, zur Seite) und begrenze die Bewegungsweite des zweiten Beins auf nah am Boden gehaltene Schritte, sodass dieses Bein hinterherschleift. *Shuffle* ist ein *Single LeadSchritt* (fortlaufend ein Bein führend).

Grundschritt – Step Touch
Schrittfamilie – Step Touch

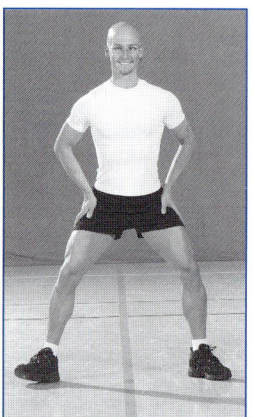

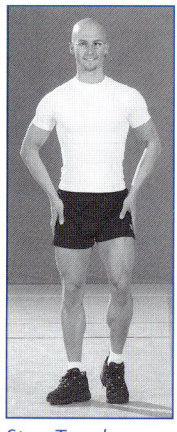

Beginne im einbeinigen Stand mit aufgestelltem Fuß. Öffne dein Spielbein zur Seite und rolle von der Ferse bis zum Fußballen ab. (Im Cool down bei kleinem Bewegungsradius rollt der Fuß vom Fußballen bis zur Ferse ab.) In der Mittelposition sind beide Beine gebeugt. Um die Beinlinie beizubehalten, ist die Fußspitze entsprechend der Schrittgröße ausgedreht. Halte deine Lendenlordose bei. Verlagere dein Gewicht in Richtung Spielbein und schließe das andere Bein dazu. Der aufgestellte Fußballen steht auf Höhe des Mittelfußes des

Step Touch (1. Zählzeit)

Step Touch (2. Zählzeit)

Standbeins. Das Standbein bleibt in der Hüfte ausgedreht, um die Beinlinie zu halten.

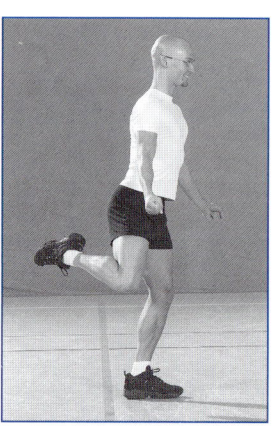

Variante: Step Leg Curl
Öffne das Spielbein wie beim *Step Touch*. Nach der Gewichtsverlagerung beugst du das zweite Bein und führst die Ferse nah ans Gesäß. Der Oberschenkel des gebeugten Beins bleibt fixiert, sodass nur der Unterschenkel sich bewegt (vgl. *Leg Curl*).

Step Leg Curl (2. Zählzeit)

Variante: Step Knee Lift
Öffne das Spielbein wie beim *Step Touch*. Nach der Gewichtsverlagerung, hebst du das zweite Bein zum *Knee Lift*. Beim Absetzen des Beins von vorne oben rollst du vom Fußballen bis zur Ferse ab.

● ● ● ● ●

Variante: Scoop

Führe einen *Step Touch* mit Flugphase beim Schließen des Beins aus. Die Landung beim Schließen ist mit dem Standbein vom Fußballen bis zur Ferse. Der andere Fuß landet nur mit dem Fußballen. Durch den Absprung entsteht die typische Tiefhochbewegung.

Variante: Hopscotch

Führe einen *Step Leg Curl* mit Flugphase beim Beugen des Spielbeins aus. Der Standfuß rollt vom Fußballen bis zur Ferse ab. Beim Öffnen rollt das Bein wie beim *Step Touch* von der Ferse bis zum Fußballen.

Grundschritt – Double Step Touch

Schrittfamilie – Double Step Touch

Beginne im einbeinigen Stand mit aufgestelltem Fuß. Öffne dein Spielbein zur Seite und rolle von der Ferse bis zur Fußspitze ab. Schließe das andere Bein daneben, indem du vom Fußballen bis zur Ferse abrollst. Setze einen zweiten Schritt in die gleiche Richtung und schließe erneut. Stelle den Fuß diesmal nur auf Höhe des Mittelfußes des Standbeins ran.

Variante: Grapevine

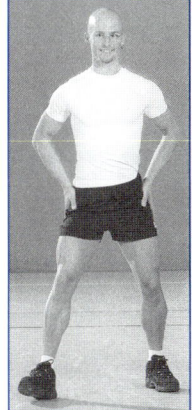 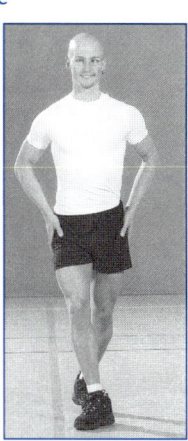 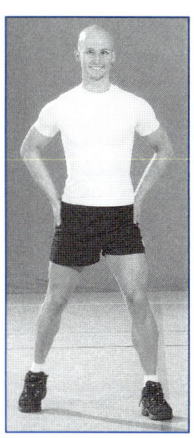 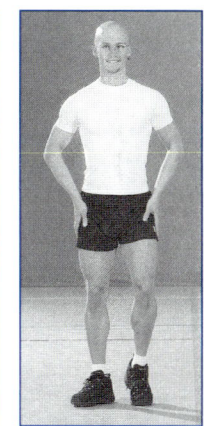

Grapevine (1. Zählzeit)	*Grapevine (2. Zählzeit)*	*Grapevine (3. Zählzeit)*	*Grapevine (4. Zählzeit)*

Setze den ersten Schritt schräg nach vorne (von der Ferse bis zum Fußballen abrollen), sodass du dein zweites Bein nach hinten überkreuzen kannst. Rolle vom Fußballen bis zur Ferse ab. Öffne erneut, setze diesmal leicht schräg zurück und rolle vom Fußballen bis zur Ferse ab. Schließe das zweite Bein und stelle den Fuß ran.

53

Variante: Chassée
Öffne zur Seite wie beim *Double Step Touch*. Schließe im Nachstellschritt (High-Impact), indem das Körpergewicht im Sprung vom ersten aufs zweite Bein wechselt.

Variante: Walk and Tap
Gehe drei Schritte nach vorne und schließe den vierten Schritt mit aufgestelltem Fuß. Wiederhole den Weg zurück. Wenn der Raumweg zur Seite führt, sollte der letzte Schritt mit einem kleinen Sprung ausgeführt werden, um den Richtungswechsel knieschonend zu gestalten.

Grundschritt – Hop
Schrittfamilie – Hop

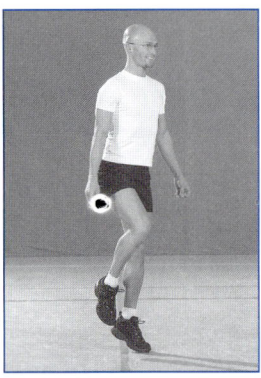

Beginne im einbeinigen Stand mit einem Bein in der Luft. Springe ab und lande auf dem gleichen Bein. Rolle vom Fußballen bis zur Ferse ab.

Hop

Grundschritt – Jump
Schrittfamilie – Jump

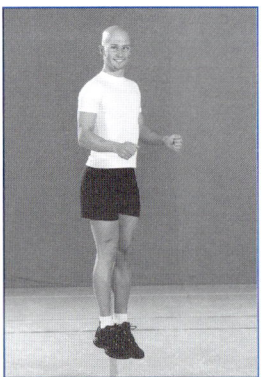

Beginne in der neutralen, geschlossenen Position. Springe beidbeinig ab und lande wieder beidbeinig. Rolle vom Fußballen bis zur Ferse ab.

Jump

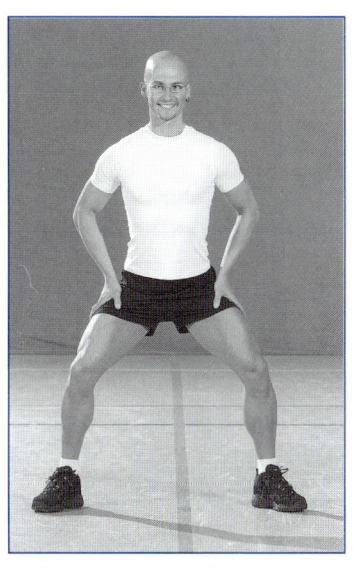

Variante: Jumping Jack

Springe beidbeinig ab und öffne die Beine in der Flugphase. Lande mehr als schulterbreit und rolle vom Fußballen bis zur Ferse ab. Springe erneut ab und lande wieder geschlossen bei gleicher Rolltechnik. Halte sowohl in der geöffneten als auch in der geschlossenen Position die Beinlinie bei, indem die Fußspitzen dem Hüftwinkel entsprechend geöffnet sind.

Jumping Jack

Variante: Power Jack

Springe ab und lande wie beim *Jumping Jack*. Diesmal gehst du nach der Landung tiefer in die Rumpfkniebeuge und springst dann wieder zusammen. Auf Grund der größeren Bewegungsweite dauert ein *Power Jack* 4 Beats (vgl. *Jumping Jack* = 2 Beats).

Variante: Heel Jack

Springe ab und öffne die Beine. Lande mit Gewichtsverlagerung auf einem Bein. Rolle vom Fußballen bis zur Ferse ab. Das unbelastete Bein ist fast gestreckt und wird nur mit der Ferse aufgesetzt. Springe erneut ab und lande neutral und geschlossen.

Variante: Air Jack

Springe beidbeinig geschlossen ab. Öffne und schließe die fast gestreckten Beine während der Flugphase. Lande wieder beidbeinig und geschlossen. Halte deinen Rumpf dabei aufrecht.

Variante: Scissor Jump

Springe beidbeinig ab und lande beidbeinig in der Schrittstellung. Beide Füße bleiben mit der Ferse in der Luft. Springe erneut ab und wechsele die Beinstellung, sodass du mit dem anderen Bein vorne landest – Wechselsprung. (Bei einer anderen Variante des *Scissor Jumps* schließt du nach jedem Sprung in die Schrittstellung deine Beine in die geschlossene Position.)

Grundschritt: Jump Lift

 Schrittfamilie – Jump Lift

Jump Knee Lift

Springe beidbeinig ab und lande beidbeinig und geöffnet. Rolle vom Fußballen bis zur Ferse ab (Phase 1 vgl. *Jumping Jack*). Springe erneut ab und lande diesmal einbeinig. Hebe das freie Bein mit gebeugtem Knie an. Wechsel mit jeder Wiederholung das angehobene Bein ab.

Jump Leg Lift

Du springst mit der Technik des *Jump Knee Lifts*. Hebe in der zweiten Bewegungsphase dein gestrecktes Bein an.

Jack Curl

Du springst mit der Technik des *Jump Lifts*. Beuge in der zweiten Bewegungsphase dein Spielbeinknie und führe die Ferse zum Gesäß.

Variante: Running Man

Springe wie im *Scissor Jump* in die Schrittstellung. Springe erneut ab und lande einbeinig, indem du das hintere Bein zu einem *Knee Lift* hochziehst und das vordere Bein nach hinten wechselst. Mit jeder Wiederholung wechselst du Stand- und Spielbein ab. Dadurch entsteht der Eindruck, zu laufen und trotzdem am Platz zu bleiben.

> **i**
>
> Auf Grund des Aufpralls bei der Landung, in der ein Vielfaches des Körpergewichts abgefangen wird, sind die Schritte der Familie *Jump* und *Hop* naturgemäß belastender für den passiven Bewegungsapparat als ein Low-Impact-Schritt. Der *Jumping Jack* stellt auch eine hohe Belastung für den Beckenboden dar. Aus diesem Grund dürfen von diesen Schritten maximal 4-8 Wiederholungen hintereinander ausgeführt werden. Insgesamt bedeuten alle High-Impact-Schrittvariationen eine sehr hohe Aufprallbelastung für die Gelenke. Eine Mischung von Low- und High-Impact-Schritten variiert die Belastung, was den Körper vor Überlastungen schützt.

Die Tabelle der Grundschritte in der Übersicht gibt an, welche Grundschritte immer im High-Impact und welche sowohl Low- als auch High-Impact ausgeführt werden können. Der Trainer muss bei den Schrittvarianten den Einsatz von High-Impact überprüfen. Manchmal kann ein gesamter Schritt gesprungen werden (z. B. *Knee Lift*). In anderen Fällen dürfen auf Grund der Gelenkbelastung nur ausgewählte Bewegungsphasen gesprungen werden (z. B. *V-Step*-Sprünge nach vorne verursachen Scherkräfte im Knie bei der Landung, die Schritte zurück dürfen jedoch gesprungen werden).

In der Übersichtstabelle werden die Grundschritte nach 11 Kriterien der Belastung gegliedert.

Grund-schritt	Ausgangs-position	Haupt-bewegung	Roll-technik	Abschluss-position	Flugpha-se not-wendig?	Low- und High-varianten	Alternierend oder Single Lead?	Beatzahl für 1 WH	Rich-tungen	Raum-wege	Besonder-heiten
Push Touch (alternie-rend)	Grundhaltung geschlossen.	Ein Bein körper-fern auftippen (belastungsfrei) und das Bein wie-der heranführen.	Nur der Fußballen setzt beim Tippen auf.	Grundhal-tung geschlossen.	Nein.	High-Impact möglich.	Beides möglich.	2 Beats.	Front, Side, Back.	–	Single Lead = nur der Fußballen setzt im neutra-len Stand auf.
Lift Step (alternie-rend)	Grundhaltung geschlossen.	Ein Bein wird an-gehoben und wie-der in Grundhal-tung abgesetzt.	Vom Fuß-ballen zur Ferse.	Grundhal-tung geschlossen.	Nein.	High-Impact möglich	Beides möglich.	2 Beats.	Front, Side, Diagonal, Back.	Nach vor-ne, zur Seite, in die Diagonale, nach hinten.	Single Lead = nur der Fußballen setzt im neutra-len Stand auf.
March	Grundhaltung einbeinig (Spielbein in der Luft gehal-ten).	Gehen am Platz.	Vom Fuß-ballen zur Ferse.	Grundhal-tung einbei-nig (anderes Bein in der Luft gehal-ten).	Nein.	High-Impact möglich = Jog.	Nur alternierend.	1 Beat.	–	Alle Raum-wege möglich.	Rolltechnik der March-Varianten richtet sich nach Raumweg.
Step Touch	Grundhaltung einbeinig (Spielbein auf-gestellt auf Höhe des Mit-telfußes am Standbein).	Ein Seitschritt mit Gewichtsverlage-rung und Heran-tippen des ande-ren Beins.	Von der Ferse bis zum Fuß-ballen.	Grundhal-tung einbei-nig (Spiel-bein aufge-stellt auf Höhe des Mittelfußes am Stand-bein).	Nein.	High-Impact möglich.	Nur alternierend (s. Double Step Touch).	2 Beats.	Side, Front, Diagonal, Back.	Nach vorne, nach hinten, in die Diagonale.	Rolltechnik vari-iert nach Raum-weg. Variante im High-Impact heißt Scoop.
Hop	Grundhaltung einbeinig (Spielbein in der Luft gehal-ten).	Einbeiniger Sprung.	Vom Fuß-ballen zur Ferse.	Grundhal-tung einbei-nig (Spiel-bein in der Luft gehal-ten).	Ja.	Nur High-Impact.	Nur Single Lead.	1 Beat.	–	Kleine Wege möglich.	Raumwege erfor-dern eine hohe Stabilisation im Kniegelenk.
Jump	Grundhaltung geschlossen.	Beidbeiniger Sprung.	Vom Fuß-ballen bis zur Ferse.	Grundhal-tung ge-schlossen.	Ja.	Nur High-Impact.	Neutraler Schritt.	1 Beat.	Front/Back, Side.	Nach hinten.	Sprünge mit Raumweg nach vorne verursa-chen hohe Scher-kräfte im Knie.

Grundschritt	Ausgangsposition	Hauptbewegung	Rolltechnik	Abschlussposition	Flugphase notwendig?	Low- und High-varianten	Alternierend oder Single Lead?	Beatzahl für 1 WH	Richtungen	Raumwege	Besonderheiten
Squat	Grundhaltung geschlossen.	Knieumpfbeuge mit Öffnen eines Spielbeins. Gewicht gleichmäßig verteilt (50 % pro Bein).	Vom Fußballen bis zur Ferse.	Grundhaltung geschlossen.	Nein	High-Impact möglich.	Beides möglich.	4 Beats.	Front, Side, Back.	–	Die Ausführungen innerhalb zwei Beats ist nur bei niedrigen bmp möglich.
Lunge	Grundhaltung geschlossen.	Ein Bein körperfern aufsetzen (30 % Belastung), reaktiver Abdruck und das Bein wieder heranführen.	Nur der Fußballen hat Bodenkontakt. Ferse bleibt oben.	Grundhaltung geschlossen.	Nein	High-Impact möglich.	Beides möglich.	2 Beats.	Front, Side, Diagonal, Back.	–	*Front Lunge* = hohe Schubkräfte auf das Knie. *Side Lunge* nur High-Impact (für Fortgeschrittene).
Kick	Grundhaltung geschlossen.	Trittbewegung des Spielbeins (Kniestreckung und -beugung).	Vom Fußballen bis zur Ferse.	Grundhaltung geschlossen.	Nein	High-Impact möglich.	Beides möglich.	2 Beats.	Front, Side, Diagonal, Back.	Nach vorne, nach hinten, in die Diagonale, zur Seite.	*Back Kick* erfordert eine hohe Stabilisation des Rumpfes.
Double Step Touch	Grundhaltung einbeinig (Spielbein aufgestellt auf Höhe des Mittelfußes am Standbein).	Schritt zur Seite, heranschließen und abrollen, 2. Schritt zur gleichen Seite, schließen und auftippen.	Ferse zum Fußballen, Fußballen zur Ferse, Ferse zum Fußballen, Fußballen aufstellen.	Grundhaltung einbeinig (Spielbein aufgetippt auf Höhe des Mittelfußes am Standbein).	Nein	High-Impact insgesamt oder nur bei einzelnen Bewegungen möglich.	Nur alternierend.	4 Beats.	Front, Side, Diagonal, Back.	Nach vorne, nach hinten, in die Diagonale.	Variante im High-Impact heißt *Chassée.*
Jump Lift	Grundhaltung geschlossen oder einbeiniger Stand möglich.	Beidbeiniger Absprung, beidbeinige Landung, beidbeiniger Absprung, einbeinige Landung.	Vom Fußballen bis zur Ferse.	Einbeiniger Stand.	Ja	Nur High-Impact.	Beides möglich.	2 Beats.	Front, Side, Diagonal, Back.	Nach hinten.	Endposition kann anders als Ausgangsposition sein.

Tab. 4: Die Grundschritte in der Übersicht

2.3.4 Technikbeschreibung der Armbewegungen

Die Armbewegungen ◀◀

Biceps Curl

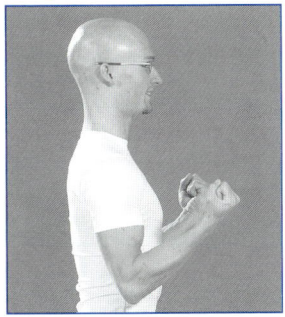

Beginne mit fast gestreckten Armen neben dem Oberkörper. Beuge die Arme im Ellbogen, bis die Hände auf etwa Schulterhöhe sind. Halte dabei deinen Oberarm ruhig am Rumpf fixiert. Führe die Arme wieder zurück in die Ausgangsposition.

Endposition

Biceps Raise

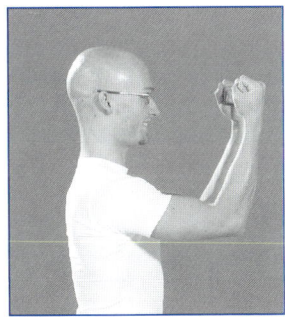

Hebe deine im 90°-Winkel gebeugten Arme nach vorne an, bis sich die Oberarme knapp unterhalb der Waagerechten befinden. Halte die Schulterblätter flach am Rumpf und der Schultergürtel unten fixiert. Die Ellbogengelenke sind etwas mehr als schulterbreit voneinander entfernt. Führe die Arme in die Ausgangsposition zurück.

Endposition

Upright Row

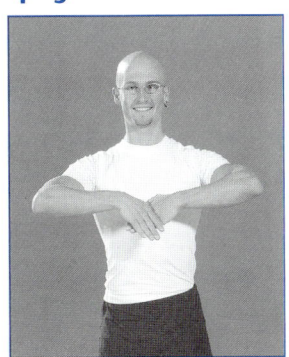

Beginne mit fast gestreckten Armen eng vor dem Körper. Deine Hände sind locker zusammengehalten oder übereinander gelegt. Die Ellenbogengelenke zeigen nach außen. Ziehe die Arme nach oben, sodass der Ellbogen führt und deine Hände auf Höhe des Brustbeins abbremsen. Führe sie wieder zurück in die Ausgangsposition.

Endposition

Butterfly

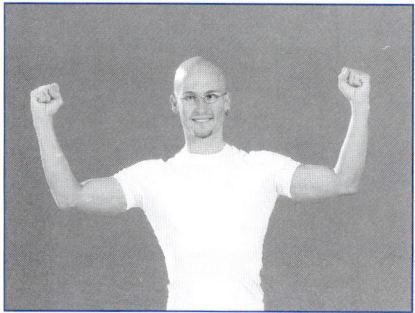

Beginne mit den Armen in U-Halte geöffnet. Die Ellbogengelenke sind knapp unter Schulterhöhe und die Arme entsprechend der Armlinie 30° vor der Frontalebene positioniert. Schließe die Arme nach vorne zusammen, sodass die Unterarme schulterbreit voneinander entfernt sind und öffne wieder zur Ausgangsposition.

Ausgangsposition

Overhead Press

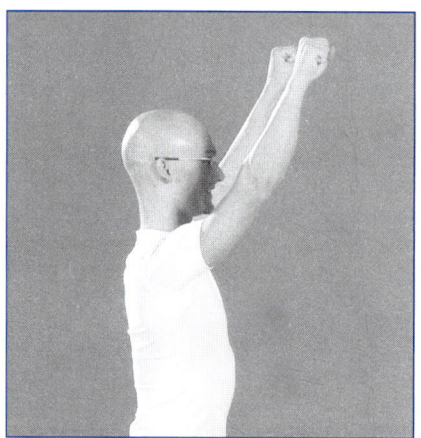

Beginne mit gebeugten Armen und deinen Händen auf Schulterhöhe. Strecke die Arme in die Diagonale nach vorne oben. Halte die Ellbogengelenke leicht gebeugt. Führe die Arme in die Ausgangsposition zurück.

Endposition

Lateral Raise

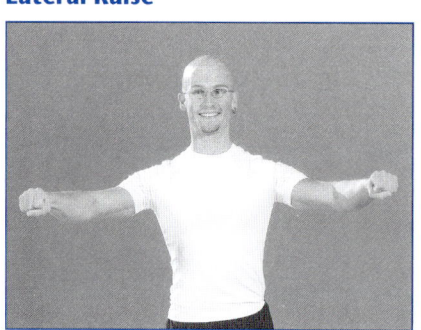

Hebe die leicht gebeugten Arme 30° vor der Frontalebene an, bis die Oberarme knapp unter Schulterhöhe sind. Führe die Arme wieder in die Ausgangsposition zurück.

Endposition

Front Raise

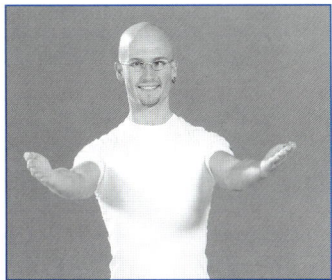

Beginne mit den leicht gebeugten Armen am Körper. Hebe die Arme nach vorne zur Waagerechten an. Nach oben geöffnete Handflächen unterstützen die Aufrichtung. Führe die Arme wieder in die Ausgangsposition zurück. Der Weg in die Horizontale kann direkt nach vorne oder im Bogen über die Seite erfolgen.

Endposition

Inhale/Exhale (Ein- und Ausatmen)

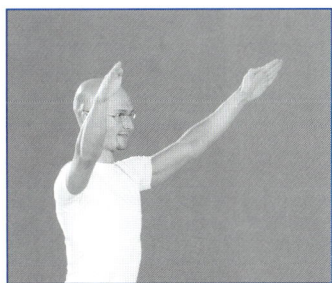

Häufig wird zu Beginn und zum Schluss der Stunde eine Ein- und Ausatembewegung ausgeführt. Führe die Arme beim Einatmen in einer Kreisbewegung nach oben. Halte deinen 30°-Winkel zur Frontalebene während der gesamten Bewegung ein. Führe die Arme in die Ausgangsposition zurück.

2.3.5 Aerobictypische Handhaltungen

Faust

Die Handhaltungen

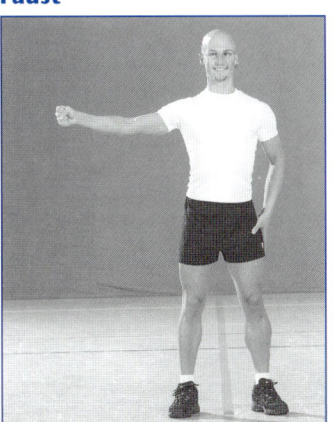

Die Hand kann zu einer Faust geballt werden. Diese unterstützt die Spannung bei Beugebewegungen (z. B. *Biceps Curl*).

61

Gestreckte Hand

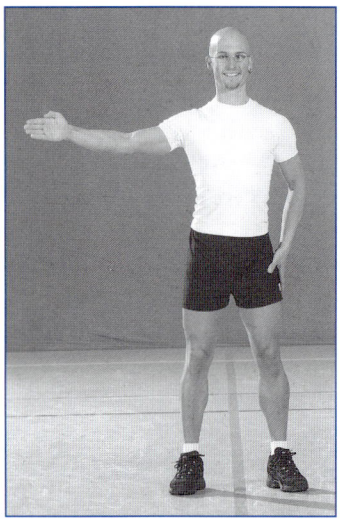

Eine gestreckte Hand begünstigt die Streckung, Aufrichtung und den Aufbau der Körperlängsspannung (z. B. *Front Raise*).

Jazz Hand

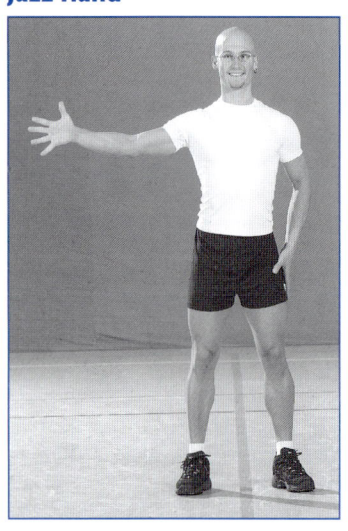

Eine geöffnete Hand mit abgespreizten Fingern ist auch fördernd für die Streckung, Aufrichtung und die Körperlängsspannung.

Alle Handhaltungen können auch choreografische Akzente setzen und werden in der Choreografiegestaltung zu diesem Zweck unterschiedlich eingesetzt.

2.4 Musik

Musik und Aerobic – zwei Dinge, die untrennbar miteinander verbunden sind. Musik bildet das Lebenselixier einer Aerobic-Stunde, bestimmt den Bewegungsrhythmus, motiviert zum Durchhalten oder fördert die Entspannung. Stil und Art wie auch das stimmige Arbeiten mit der Musik sind entscheidende Faktoren für das Gelingen und den Erfolg einer Stunde. Die Kenntnis ihrer Anatomie ist dafür eine notwendige und sehr hilfreiche Voraussetzung.

2.4.1 Grundstrukturen der Musik

Die kleinste Einheit der Musik stellen Töne dar, die von unterschiedlicher Dauer sein können.

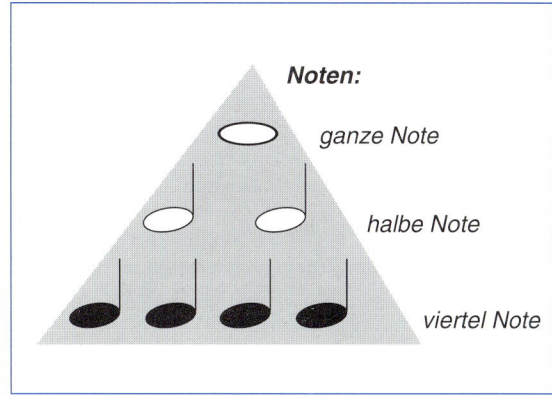

Abb. 5: Grundstrukturen der Musik

Beat

bpm, Downbeat, Upbeat, Offbeat

Als Beat oder Taktschlag kennzeichnet man Töne bzw. Grundschläge, deren Schlageinheiten in zeitlich gleichmäßigen Abständen und gleichmäßigem Stärkegrad erscheinen. Bei einem motivierenden Musikstück wird der Beat meist unwillkürlich mitgeklopft. Der Begriff *Beats per Minute* (bpm) gibt Auskunft darüber, wie viele Grundschläge das Musikstück innerhalb einer Minute hat. Je mehr Beats, desto schneller ist die Musik.

Musikalisch ist meist ein Taktschlag stärker – *Downbeat* – und der darauf folgende Taktschlag schwächer betont – *Upbeat*. Zwischen diesen Grundschlägen, als „und" gezählt, befindet sich der *Offbeat*. Der Start eines Schrittmusters, einer Choreografie oder einer konzentrischen Bewegung beim Workout auf den stärker betonten Downbeat, vermittelt ein natürliches und motivierendes Bewegungsgefühl. Ausnahmen bilden hier Funk-Bewegungen, die gerne mit dem *Offbeat* arbeiten und auch beginnen.

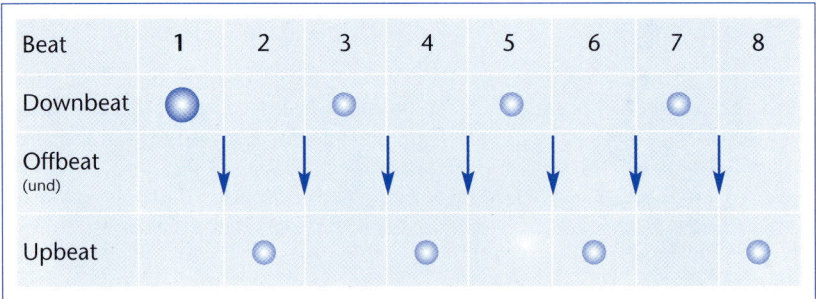

Abb. 6: Beat

Takt

Die nächstgrößere Einheit bildet der Takt. Er ordnet die Grundschläge, indem er sie zu Gruppen von zwei, drei oder mehr Einheiten zusammenfasst. Er hat somit eine formale Funktion und ist ein gleichmäßiges, wiederkehrendes Bezugsschema eines Musikstücks. Betrachtet man die Schrittmuster in der Aerobic, so stellt man fest, dass sie meist auf zwei Beats (*Step Touch, Leg Curl, ...*) oder vier Beats (*Grapevine, V-Step, ...*) ausgeführt werden. Daher ist der Musik in der Aerobic bevorzugt ein Viervierteltakt zu Grunde gelegt. Vier Viertelnoten werden durch das regelmäßig wiederkehrende Auftreten einer starken Betonung auf den ersten Beat zu einer Gruppe organisiert.

Möchte man mit anderen Taktarten arbeiten, wie z. B. dem Dreivierteltakt, erfordert dies ein Umstellen und Anpassen der Schrittmuster.

Phrase

 „Kleine Eins"

Die musikalische Phrase ist ein weiterer Baustein, der das Unterrichten einer Aerobic-Stunde erleichtert und für die Popmusik typisch ist. Zwei Viervierteltakte werden zusammengesetzt, wobei der erste Downbeat des ersten Viervierteltakts stärker betont ist als der erste Downbeat des zweiten Viervierteltakts. Dieser stärker betonte Grundschlag wird als die „**kleine Eins**" bezeichnet und vom Aerobic-Trainer zum Bewegungsbeginn genutzt. Ein Starten auf dem zweiten oder fünften Beat einer Phrase bedeutet ein Arbeiten gegen die Musik.

Musikbogen

 „Große Eins"

Werden vier Phrasen zusammengefügt, bildet sich die nächstgrößere Einheit, der Musikbogen. Sein Melodieverlauf zeigt dabei einen deutlichen Spannungsaufbau, -höhepunkt und -abfall. Der Bogen wird meist über 32 Beats gespannt

64

und sein Beginn ist deutlich durch eine Betonung des ersten Downbeats der ersten Phrase gekennzeichnet, der **„großen Eins"**. Arbeit mit dem Musikbogen ist eine Herausforderung für fortgeschrittene Trainer und bedeutet, dass jede Wiederholung von bereits erarbeiteten Schrittfolgen oder der ganzen Choreografie mit der 1 von 32 beginnt. Zudem kann die Motivation der **„großen Eins"** beim Erarbeiten neuer Schrittmuster oder -folgen während des Choreografieaufbaus genutzt werden, indem das neue Bewegungsmuster auf die **„große Eins"** gestartet wird. Die Zeit des Wartens auf den Einsatz der Musik wird mit Wiederholungen eines Schrittmusters oder einer Teilschrittfolge, dem bewussten Einsatz von motivierenden Anweisungen oder von Cueing genutzt.

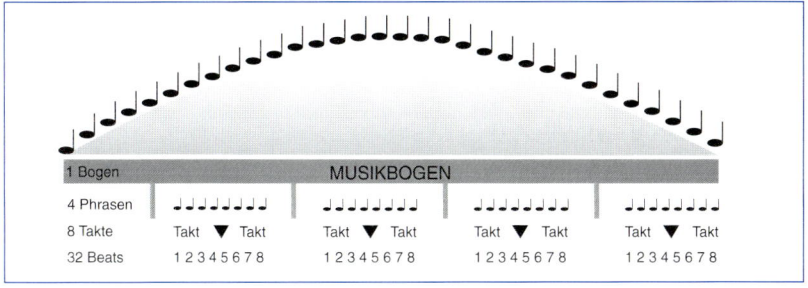

Abb. 7: Musikalische Bausteine

Brüche/Breaks

Die bereits beschriebenen Strukturen von Musikstücken lassen eine gewisse Regelmäßigkeit vermuten. Wird mit spezieller Aerobic-Musik gearbeitet, kann auf diese Regelmäßigkeit vertraut werden, um den logischen Ablauf und den Bewegungsfluss zu garantieren. Ausgewählte Titel für den Enddurchlauf der Choreografie können jedoch das System auch durchbrechen. Plötzlich besteht die Phrase nur noch aus sechs Taktschlägen oder der Musikbogen aus drei Phrasen statt vier. Dies bezeichnet man als *Brüche* in der Musik, die vom Komponisten so gewollt sind und die Musik spannender und reizvoller machen. Für den Aerobic-Trainer bedarf es der genauen Vorbereitung, d. h. einer genauen Musikanalyse. Diese Mehrarbeit wird dann aber mit Abwechslung und Motivation belohnt.

> **i**
>
> 1 Beat = 1 Taktschlag
> 4 Beats = 1 Takt (Vierteltakt)
> 8 Beats = 1 Phrase
> 32 Beats = 1 Musikbogen

2.4.2   Musik und Schrittmuster

Um eine Schrittkombination dem oben beschriebenen Musikbogen anpassen zu können, ist die unterschiedliche Beat-Zahl der jeweiligen Schrittmuster zu berücksichtigen (s. Kap. 2.3.2 „Übersicht der Grundschritte", S. 57/58). Die jeweilige Anzahl von Beats, bezogen auf das Schrittmuster, hat für die Planung von Bewegungsfolgen grundlegende Bedeutung. Ein richtig gefüllter Musikbogen könnte z. B. so gestaltet werden:

> 8 Beats   4 *Step Touches* (rechts/links/rechts/links)
> 8 Beats   2 *Grapevines* (rechts/links)
> 8 Beats   2 *Step Leg Curls* (rechts/links), 1 *V-Step* (rechts)
> 8 Beats   1 *Jumping Jack*, 1 *V-Step* (links), 2 *Jumps*

2.4.3   Phrasierung/Kreuzphrasierung

Die Phrasierung, wie am Beispiel zuvor erkennbar, ist der Normalfall. Die Phrasen umfassen rhythmisch zusammenpassende Schrittfolgen, die jeweils auf dem Ersten von acht Taktschlägen beginnen. Eine fortgeschrittene Arbeitsweise stellt die Kreuzphrasierung dar. Bei ihr werden Schrittmuster oder Schrittfolgen neu gruppiert. Der erste Schritt beginnt weiterhin auf der 1 von 8, die weiteren Schrittmuster können jedoch auf jedem beliebig folgenden Beat beginnen. Es findet eine rhythmische Verschiebung innerhalb zweier oder mehrerer Phrasen statt. Um die Kreuzphrasierung für die Teilnehmer nachvollziehbar zu gestalten, bietet es sich an nur 16 Beats kreuzzuphrasieren.

Beispiel:

Phrasierung		Kreuzphrasierung	
1 – 8	2 Grapevines rechts, links	1 – 4	Grapevine rechts
1 – 8	4 Step Touches im Karree	1 – 8	4 Step Touches im Karree
		1 – 4	Grapevine links
16 Beats		16 Beats	

2.4.4   Musikauswahl

Bei der Musikauswahl hat der Aerobic-Trainer hauptsächlich zwei Aspekte zu bedenken: Musikgeschwindigkeit und Stil der Musik. Beide müssen das Thema der Stunde bzw. des Unterrichts unterstützen.

Musiktempo

Der Kursinhalt (Mixed-Impact, Step-Aerobic, Stretching, ...) und die Phasen der Stunde (Warm-up, Cardiophase, ...) bestimmen die Geschwindigkeit, das Tempo der Musik. Gemessen und angegeben wird dieses in Taktschlägen pro Minute (= beats per minute: bpm). Damit funktionell und motivierend gearbeitet werden kann, bieten sich folgende Geschwindigkeitsbereiche für die einzelnen Stundenphasen an:

Phasen der Aerobic-Stunde	Charakter der Musik	Taktschläge pro Minute (Beats per Minute: bpm)
Warm-up	Motivierend	124-136 bpm
Cardiophase: Low-Impact	Impulsgebend für die Bewegung	130-152 bpm
Cardiophase: Mixed-Impact	Impulsgebend für die Bewegung	140-160 bpm
Cardiophase: Step-Aerobic	Impulsgebend für die Bewegung	118-128 bpm (Einsteiger) 118-132 bpm (Fortgeschrittene)
Cool down (I + II)	Lockernd, funky, latino, ... (alles, was gefällt)	Bis 136 bpm
Workout	Klarer, nicht zu dominanter Beat, Gewährleistung einer funktionellen korrekten Ausführung	100-132 bpm
Post-Stretch	Fließend, ruhig	Musik mit Entspannungscharakter

Tab. 5: Musiktempo für die einzelnen Stundenphasen

Musikstil

Den zweiten wichtigen Aspekt bei der Musikauswahl bildet der Musikstil. Ob Latin, Disco, House oder Funk, der Unterrichtsstil wird entscheidend von der Musik geprägt. Mit diesen Stilen zu experimentieren, kann für den Aerobic-Trainer eine interessante Herausforderung im Rahmen der Kursvorbereitung darstellen. Oberstes Ziel muss sein: Möglichst viele Kursteilnehmer zu erreichen und zufrieden zu stellen. Beachtung muss in diesem Zusammenhang die Altersstruktur und der damit verbundene Musikgeschmack der Kursteilnehmer finden. Welcher Musikstil ist für die Zielgruppe „50plus" geeignet? Welche Musik motiviert und begeistert jüngere Teilnehmer?

Neben den Teilnehmern wird auch die Motivationsfähigkeit und Stimmung des Trainers stark von der Musik beeinflusst. Nur wer Gefallen an House- oder Latin-Musik findet, wird sie mit Leben füllen können und überzeugend diesen Stil unterrichten. Dies kann, je nach Teilnehmergeschmack, einen gesunden Kompromiss zwischen Trainer und Teilnehmern nötig machen, denn die im Kurs verwendete Musik spiegelt immer einen Teil der Persönlichkeit des Trainers wider. Ein stimmiges Verhältnis zwischen Musikstil und Unterrichtsweise des Trainers hat einen positiven Einfluss auf dessen Wirkung auf die Teilnehmer.

> **i** Neben dem Musiktempo, dem -stil und der -lautstärke ist auch die Qualität der Musikproduktionen von großer Bedeutung. Eine qualitativ hochwertige Musikanlage, ausgestattet mit Geschwindigkeitsregelung (Pitch-Control), sichert den richtigen Sound und ermöglicht flexibles Arbeiten und schnelles Anpassen an die Erfordernisse der Teilnehmer.

 Nachgefragt

Nachgefragt

1. Wie viele Phrasen hat ein Musikbogen?
2. Wie viele Beats hat folgende Schrittkombination:
   4 *Walks* + 2 *V-Steps* + 2 *Jumping Jacks* + 4 *Step Touches*?
3. Wie nennt man den ersten Downbeat einer Phrase?
4. Welche Musikgeschwindigkeit verwendest du im Warm-up?
5. Erkläre das Prinzip der Kreuzphrasierung!

3 Choreografie

3.1 Choreografie – eine Einführung

Unter Choreografie versteht man die künstlerische Gestaltung und Festlegung von Bewegungsfolgen, um eine Komposition zu erreichen. Der Einsatz und die räumlich-zeitliche Anordnung der Schritt- und Armmuster werden in der Vorbereitung geplant. Vielfältige Variations- und Kombinationsmöglichkeiten ermöglichen es dem Aerobic-Trainer, aus einer begrenzten Anzahl von Aerobic-Grundschritten immer wieder neue und spannende Choreografien zu entwickeln. Der Kreativität kann man freien Lauf lassen, solange ein sicheres und effizientes Training gewährleistet ist.

Gekonnte Choreografiestunden bestechen durch ihren harmonischen Ablauf, die Klarheit im Aufbau und den Spaß, den sie vermitteln. Das Ziel des Aerobic-Trainers in der Cardiophase ist es, die Teilnehmer fast unbemerkt, Schritt für Schritt, zu einem komplexen Ganzen zu führen. Der Schlüssel zu erfolgreichem choreografischen Arbeiten liegt zum einen in der guten Planung der Choreografie und zum anderen in einem logisch strukturierten und langsam vermittelten Aufbau der Schrittkombinationen. Betrachten wir diese Phasen genauer.

3.2 Planung einer Choreografie

Die choreografische Treppe

Bevor es an das konkrete Unterrichten einer Choreografie geht, steht die Planung bzw. Gestaltung dieser bevor. In der Planungsphase durchläuft die Choreografie einen stufenweisen Wachstumsprozess.

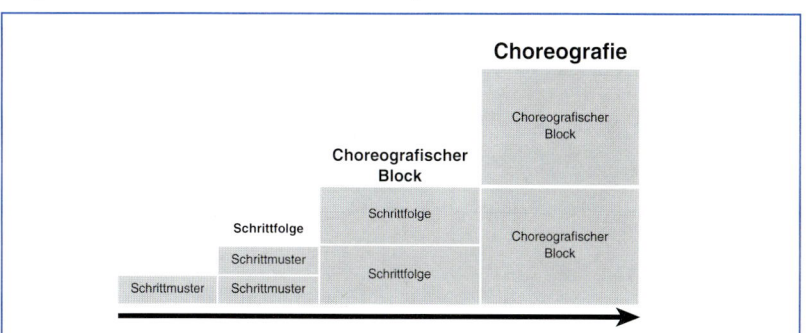

Abb. 8: Choreografische Treppe

Die erste Stufe bilden einzelne Schrittmuster. Mit aneinander gehängten Schrittmustern betritt man die zweite Treppenstufe – es entstehen Schrittfolgen. Fügt man mehrere Schrittfolgen zusammen, entsteht ein choreografischer Block. Dies ist die dritte Stufe auf der choreografischen Treppe. Aus mehreren Blöcken bildet man eine Choreografie und erreicht die vierte und letzte Stufe. Die jeweilige Anzahl von Schrittmustern, Schrittfolgen oder choreografischen Blöcken innerhalb der Choreografie kann unterschiedlich gewählt werden.

Die Planung einer Choreografie kann durch verschiedene Faktoren unterstützt werden. Die Musik inspiriert mit ihren unterschiedlichen Stilrichtungen zu neuen Bewegungen und Akzenten. Die Bewegungsimprovisation zur Musik liefert Ideen für die erste und zweite Treppenstufe. Interessant sind auch bestimmte Vorgaben bei der Erstellung einer Choreografie: Das bewusste Einschränken der Anzahl der eingesetzten Grundschritte (z. B. nur *Step Touch* und *March*) fördert den Einsatz von Variationsmöglichkeiten. Die Vorgabe, bestimmte Bodenmuster zu erstellen (z. B. ein Viereck, ein „V"), begünstigt die Raumnutzung und den Einsatz von Raumwegen. Die Nutzung bestimmter Aufbaumethoden macht den Weg für eine neue Herangehensweise frei. Vieles ist möglich, solange das sichere und effiziente Herz-Kreislauf-Training Priorität erhält. Demnach ist bei der Planung einer Choreografie bestimmten Kriterien Rechnung zu tragen!

3.2.1 Der Choreografie-„RAT"geber

Der Choreografie-„RAT"geber

> ℹ️ Ein guter **Rat** für die Planung einer Choreografie: Beachte die **R**ahmenbedingungen, die **A**usgewogenheit und die **T**ransitions!

Rahmenbedingungen

- Für welche Zielgruppe wird die Choreografie geplant?
- Wie ist die Stunde ausgeschrieben? (Ist es eine Fatburner-Stunde oder eine Aerobic-Dance-Stunde?)
- Sind bestimmte konditionelle Schwierigkeitsgrade vorgegeben?
- Sind bestimmte koordinative Schwierigkeitsgrade vorgegeben? (Wollen die Teilnehmer anspruchsvolle Schrittkombinationen oder lieber einfache Formen lernen?)
- Welcher Musikstil und, damit verbunden, welcher Bewegungsstil gefällt ihnen?
- Wie groß ist der zur Verfügung stehende Raum? (Können zwei *Grapevines* in eine Richtung geplant werden oder stehen die Teilnehmer dann schon an der Wand?)

- Wie ist die Bodenbeschaffenheit? (High-Impact-Schritte nur auf Schwingboden, Drehungen nur auf reibungsarmem Boden!)
- Zu welcher Tageszeit findet der Kurs statt?

Diese und ähnliche Überlegungen sind im Vorfeld anzustellen, um eine der Zielgruppe und den äußeren Bedingungen entsprechende Choreografie zu gestalten. Während des Unterrichtens gilt es dann, trotz allem flexibel zu bleiben, um sich unvorhergesehenen Situationen schnell anpassen zu können.

Ausgewogenheit

Die Ausgewogenheit einer Choreografie bezieht sich auf vier Aspekte:
- Biomechanische Aspekte
- Physiologische Aspekte
- Koordinative Aspekte
- Räumliche Aspekte.

Unter *biomechanischen* Gesichtspunkten gilt es, auf die Ausgewogenheit der rechts und links belastenden Schrittmuster innerhalb der gesamten Choreografie zu achten. Ein Schrittmuster, das rechts ausgeführt wird, muss sich innerhalb der Choreografie links wiederholen. Eine Möglichkeit ist die spiegelbildliche Wiederholung, z. B. einen Block zuerst mit rechts und dann mit links zu beginnen. Ebenso möglich ist die Einbindung des Schrittmusters in eine andere Schrittfolge in einem der folgenden Blöcke.

Schritte, die in sich gelenkbelastend wirken können, wie bspw. *Jumping Jack* oder *Hop*, werden in ihrer maximalen Anzahl pro Wiederholung eingegrenzt. Sowohl in der Choreografie wie auch in deren Erarbeitungsphase sollten sie maximal 4-8 x hintereinander ausgeführt werden.

Unter dem *physiologischen* Aspekt betrachten wir die Ausdauerbelastung. Der Wechsel zwischen intensiven und weniger intensiven Schrittmustern soll einen möglichst gleichmäßigen Belastungsverlauf schaffen.

Auch *koordinativ* gesehen, ist ein Wechsel zwischen anspruchsvollen und weniger anspruchsvollen Schrittfolgen einzuplanen. Die Teilnehmer haben somit immer wieder kleine mentale Erholungszeiten.

Der letzte Aspekt spricht die *räumliche* Ausgewogenheit an. Um die Choreografie mehrmals wiederholen zu können, muss sie platzstabil sein, d. h., ihr Endpunkt ist gleich ihrem Ausgangspunkt. Der zur Verfügung stehende Raum wird gleichmäßig ausgenutzt, Raumwege variabel eingesetzt.

Transition

Ein ganz wesentlicher Faktor für eine gelungene Choreografie ist die Gestaltung fließender Übergänge. Zu beachten sind:

- Die Endposition des ersten Schrittmusters muss der Ausgangsposition des nachfolgenden Schrittmusters entsprechen. (Der Übergang von einem *Step Leg Curl* in einen *Knee Lift* wird schwer gelingen, während der Wechsel in einen *Mambo* oder *Step Knee Lift* jederzeit möglich und fließend durchzuführen ist.)
- Die Schwerpunktverlagerung zum Ende des ersten Schrittmusters muss mit der Schwerpunktverlagerung zu Beginn des zweiten Schrittmusters übereinstimmen. (Der Übergang von *Scoop* in *Pony* misslingt, weil der Schwerpunkt am Ende des *Scoops* oben ist und damit die Vorbereitungsphase des *Ponys* – Tiefgehen – fehlt. Der Übergang von *Scoop* in *Hopscotch* gelingt, weil der Tief-Hoch-Rhythmus weitergeführt wird.)
- Der Körperschwung muss sowohl bei Drehungen als auch bei Raumwegen weiterfließen können. (Folgt auf *Pivot Turn* ein Raumweg nach vorne, z. B. *Walk*, fließt der Körperschwung optimal. Soll der Raumweg, der auf den *Pivot Turn* folgt, nach hinten gehen, muss die natürliche Bewegung gebremst werden.)
- *Taps* (Auftippen der Fußspitze) bremsen den Bewegungsfluss und dürfen nur zur choreografischen Gestaltung als Akzent genutzt werden.

> **i** Eine praktische Probe der geplanten Choreografie deckt so manche holprige Stelle rechtzeitig auf.

3.2.2 Variationsmöglichkeiten der Schrittmuster und -folgen

Tauchen wir konkreter in die Planungsphase auf der ersten und zweiten Treppenstufe ein! Die Basis der Choreografie bilden einzelne Schrittmuster. Die Systematik der Schrittfamilien (s. Kap. 2.3.1 „Schrittfamilien") macht deutlich, dass es eine begrenzte Anzahl von Grundschritten gibt. Alle anderen Schritte stellen Variationen dieser dar. Warum sieht dann trotzdem jede Choreografie anders aus? Allein die Kombinationsmöglichkeiten der Schrittmuster untereinander, in Verbindung mit diversen Armmustern, bringen zahlreiche neue Choreografie-Ideen hervor. Eine weitere Fundgrube neuer Schritt-Ideen stellen die Variationsmöglichkeiten dar. Sie ermöglichen es, die Basisbewegungen vielfältig zu verändern und dem bekannten Schrittmuster einen neuen „Farbtupfer" zu verpassen. Vergleichen wir es mit einem Gemälde. Ein und dasselbe Grundmotiv kann, je nach Einsatz der Farben, fast unendlich oft verschieden dargestellt werden.

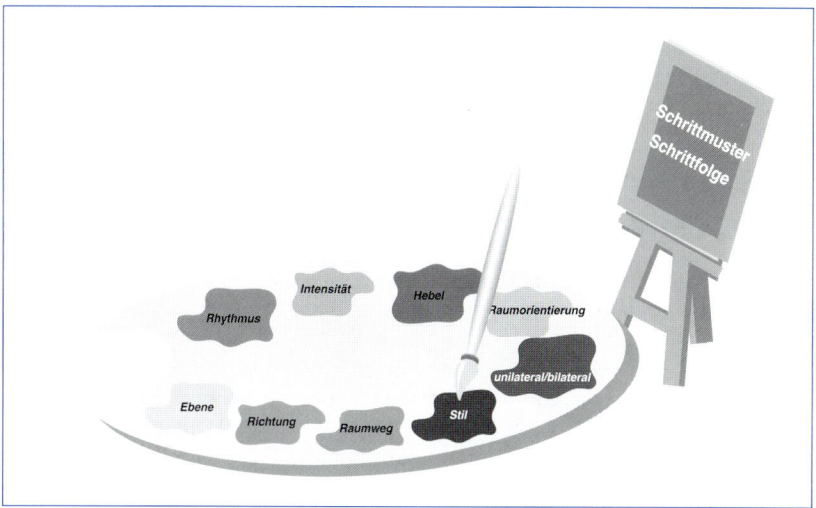

Abb. 9: Variationsmöglichkeiten der Schrittmuster und -folgen

Rhythmus

Der Rhythmus, als die typische Abfolge von betonten und unbetonten Beats, stellt eine Variationsmöglichkeit dar, die das Gefühl einer Kombination und auch die Intensität entscheidend verändern kann. Rhythmuswechsel beleben einen Schritt, eine Schrittfolge und damit die Choreografie. Sie verstärken den Ausdruck und den Charakter von Bewegungen. Bei einem *Box Step* z. B. kann man die Betonung auf die erste, zweite, dritte oder vierte Zählzeit legen und damit seine Gestalt jeweils verändern. Bewegungen können hinzugefügt oder *eingefroren* werden. Es kann im normalen, halben oder doppelten Tempo gearbeitet werden.

Intensität

Die Bewegungen können mit viel oder wenig Schwerpunktverlagerung, mit großem oder kleinem Raumweg, in der Low- oder High-Impact-Version, ausgeführt werden. Dies wird sofort in der Intensität der Ausführung spürbar (s. Kap. 5.6.2 „Aerobicspezifische Mittel zur Intensitätssteuerung").

Ebene

Arme oder Beine können in verschiedenen Ebenen bewegt werden. Bei einem *Lateral Raise* bewegen sich die Arme z. B. in der Frontalebene, beim *Front Raise* in der Sagittalebene. Verbunden mit *Kicks*, die ebenso in beiden Ebenen ausgeführt werden können, gibt es mehrere Kombinationsmöglichkeiten.

Hebel

Der Einsatz von langen oder kurzen Hebeln bei der Bein- wie auch der Armarbeit schlägt sich neben der Intensität auch im Erscheinungsbild der Bewegungen nieder. Ein *Lateral Raise* kann mit gestreckten (langem Hebel) oder gebeugten Armen (kurzem Hebel) ausgeführt werden.

Raumweg

Die Schrittmuster können unterschiedliche Raumwege verfolgen: nach vorne, nach hinten, zur Seite, in die Diagonale usw. Die Kombination der Raumwege kann sogar Bodenmuster entstehen lassen, wie z. B. ein „L", ein Dreieck oder einen Kreis.

Richtung

Manche Schrittmuster lassen sich in ihrer Richtung variieren: Der *Push Touch* kann als *Push Touch Front*, *Push Touch Side* und *Push Touch Back* ausgeführt werden. Hierbei gilt der Körper als Orientierungspunkt.

Raumorientierung

Einen weiteren Orientierungspunkt stellt der Unterrichtsraum dar. Die jeweilige Raumseite kann auf verschiedene Weise erreicht werden: vorwärts, seitwärts, rückwärts, gedreht usw. Man kann z. B. vorwärts zur Spiegelseite, seitwärts zur Spiegelseite oder rückwärts zur Spiegelseite gehen.

 Die deutsche Sprache behandelt Aussagen zu Richtung und Raumorientierung sehr undifferenziert. Dies macht es nötig, sich beispielsweise die Nutzung von Raumhilfen („zum Spiegel", „zur Treppe") zu Eigen zu machen, um die Gruppe eindeutig führen zu können. Es ist empfehlenswert, diese Orientierungshilfen im Vorfeld mit der Gruppe abzuklären.

Stil

Ein und derselbe Schritt wirkt durch eine Veränderung des Stils völlig unterschiedlich. Ein *Step Touch* kann klassisch-geradlinig, kraftvoll, weich, jazzig, funky oder im Latin-Style ausgeführt werden. Je nach Stil wird sein Aussehen differieren!

Unilateral/Bilateral

Unilaterale und bilaterale Bewegungen beziehen sich auf den Einsatz der Extremitäten. Wird nur ein Arm gehoben oder führt ein Bein, spricht man von *unilateral*. Werden beide Arme gleichzeitig gehoben oder führen abwechselnd beide Beine, spricht man von *bilateral*. Machen beide Arme oder Beine dieselbe Bewegung, ist sie bilateral-symmetrisch, ansonsten bilateral-asymmetrisch.

3.3 Aufbaumethoden und Hilfsmethoden im Überblick

Nach erfolgreicher Planung der Choreografie geht es an deren strukturiertes Unterrichten. Schritt für Schritt führt der Aerobic-Trainer die Teilnehmer zum Endprodukt. In einer Unterrichtsstunde stehen ihm dafür mehrere Aufbau- und Hilfsmethoden zur Verfügung.

Aufbaumethoden	Hilfsmethoden
• Add On	• Holding Pattern Addition/Holding Pattern Removal
	• Substitute
• Link (Block)	• Insertion
• Divide & Match	• Pyramide
• Substitute (Layer)	• Reduktion (Repetition Reduction)
• Insertion	• Visual Preview
	• Halbes Tempo

Tab. 6: Aufbau- und Hilfsmethoden

3.3.1 Methodische Arbeitsweisen

Für methodisches Arbeiten, ohne Erstellung eines Endprodukts, bieten sich die *Freestyle*-Arbeitsweise, *Linear Progression* und *Top & Tail* als Vorgehensweisen an. Gerade beim Training mit Anfängern, deren koordinative Fähigkeiten sowie deren motorisches Gedächtnis sich noch ausbilden, sollte man auf einfache Choreografien zurückgreifen oder die Schrittmuster zunächst ganz ohne Gedächtnisdruck trainieren.

Freestyle

Beim Unterrichten im **Freestyle** werden einzelne Schritte und Schrittfolgen ausgeführt und trainiert, ohne ein Endprodukt zu erstellen. Das Wechseln von einem Schrittmuster zum nächsten kann ganz frei und willkürlich gestaltet werden.

Linear Progression

Dies wird bei **Linear Progression** (geradlinige Weiterentwicklung) enger gefasst:
Das lineare Arbeiten beschreibt ebenfalls eine Vorgehensweise ohne Choreografieerstellung. Die Schritte werden in loser Abfolge aneinander gereiht, wobei beim Übergang von einer Bewegung in die nächste immer nur ein Element verändert wird.

Es wechselt entweder

- die Armbewegung (bei gleicher Beinbewegung).
- die Beinbewegung (bei gleicher Armbewegung).
- die Raumrichtung.
- der Impact (High- oder Low-Impact).
- der Rhythmus oder
- die Wiederholungszahl.

Einsteigern werden die Bewegungsübergänge bei kontinuierlichem Herz-Kreislauf-Training erleichtert, da sie sich nur auf eine Veränderung konzentrieren müssen. Die weitere Aufmerksamkeit kann auf die Technik der Schritte gelenkt werden. Diese Arbeitsweise bietet sich auch für andere Zielgruppen als Techniktraining an.

Anforderung an die Teilnehmer: ●
Anforderung an den Trainer: ● ● ●

Top & Tail (Kopf und Schwanz)

 Top & Tail

Bei dieser methodischen Arbeitsweise werden immer nur zwei Schrittmuster oder -folgen miteinander kombiniert. Für eine neue, am Schluss angefügte Bewegung (*Tail*) entfällt die Anfangsbewegung (*Top*). Es entsteht eine einfache, fortlaufende Kombination aus zwei Schrittmustern, die für Einsteiger gut nachvollziehbar ist und ihre Merk- und Koordinationsfähigkeit in einer angemessenen Weise trainiert.

Übe	A
Übe	B
Verbinde	A + B
Übe	C
Verbinde	B + C
Übe	D
Verbinde	C + D

Anforderung an die Teilnehmer: ● ●
Anforderung an den Trainer: ● ● ●

Legende:

Anforderung an die Teilnehmer/den Trainer von leicht ● bis schwer ● ● ● ● ●

3.3.2 Aufbaumethoden

Aufbaumethoden kennzeichnen systematische Arbeitsschritte, um Schrittmuster und auch Schrittfolgen zu choreografischen Blöcken oder einer Choreografie zu verbinden. Sie eignen sich besonders gut für Teilnehmer mit Vorkenntnissen, die die Grundschritte bereits automatisiert haben. Die Überlegungen in der Planungsphase sichern den Teilnehmern ein ausgewogenes Training. Die Endchoreografie soll ihnen vor allen Dingen Spaß bringen. Das mehrmalige Durchlaufen der fertigen Komposition zu einer passenden Musik wird von vielen Teilnehmern als Höhepunkt und Motivationsschub gewertet. Unterstützt durch Organisationsformen, wie das Teilen der Gruppe und deren kanonartige Einsätze oder das Zueinanderdrehen der geteilten Gruppe, entsteht ein richtiges Finale. Viele unterschiedliche Wege können zu diesem Ziel führen. Entscheidend für die Wahl des Weges ist das Niveau des Kurses, der Teilnehmer und der Choreografie selbst.

Add On (Additionsmethode)

Add On

Die Schrittmuster und -folgen werden nach den Grundprinzipien (s. Kap. 3.3.3 „Hilfsmethoden") erlernt und abgeschlossen, bevor eine neue Bewegung hinzugefügt wird. Ihre Dauer kann frei gewählt werden und somit eine oder mehrere musikalische Phrasen umfassen. Die Reihenfolge der Schritte in der Choreografie wird in der Erarbeitungsphase beibehalten. Nach jeder neu erlernten Bewegung wird die Choreografie von Anfang an wiederholt und verlangt eine deutlich höhere Merkfähigkeit sowohl von den Teilnehmern wie auch vom Trainer. Die entstehende Schlange muss aus diesem Grunde rechtzeitig beendet und eine neue begonnen werden.

Der koordinative Anspruch hängt von den gewählten Schrittmustern ab, von leicht bis schwer ist alles möglich.

Übe	A
Übe	B
Verbinde	A + B
Übe	C
Verbinde	A + B + C
Übe	D
Verbinde	A + B + C + D

Anforderung an die Teilnehmer: •••
Anforderung an den Trainer: •••

Add On-Variante

Um die Rechts-links-Ausgewogenheit der Choreografie auch während der Erarbeitungsphase zu gewährleisten, bietet sich die Add On-Variante an. Man wählt z. B. als Schritt A einen *Transition*-Schritt (einen Schritt, der vom rechten Bein als führendes Bein zum linken wechselt, z. B. *Step Lift*, single/single/ double, Cha-Cha-Cha usw.) und baut zwei Schlangen parallel auf.

Übe	A	und	A′	und „schließe ab"
Übe	B	und	B′	und „schließe ab"
Verbinde	A + B′	und	A′ + B	
Übe	C	und	C′	und „schließe ab"
Verbinde	A + B′ + C′	und	A′ + B + C	
Übe	D	und	D′	und „schließe ab"
Verbinde	A + B′ + C′ + D′	und	A′ + B + C + D	

Übe	A: 8 Beats	s/s/d *Step Leg Curl* re
	A′: 8 Beats	s/s/d *Step Leg Curl* li
Übe	B: 8 Beats	*Grapevine* re, li
Verbinde	A + B′: 16 Beats	s/s/d *Step Leg Curl* re + *Grapevine* li, re +
und	A′ + B: 16 Beats	s/s/d *Step Leg Curl* li + *Grapevine* re, li
Übe	C: 8 Beats	4 *Step Touches* nach vorne
Verbinde	A + B′ + C′: 24 Beats	s/s/d *Step Leg Curl* re + *Grapevine* li, re
		+ 4 *Step Touches* nach vorne
(Komme über ein Holding Pattern zum Ausgangspunkt zurück)		
Verbinde	A′ + B + C: 24 Beats	s/s/d *Step Leg Curl* li + *Grapevine* re, li
		+ 4 *Step Touches* nach vorne
Übe	D: 8 Beats	4 *Jumping Jacks* nach hinten
Verbinde	A + B′ + C′ +D′: 32 Beats	s/s/d *Step Leg Curl* re + *Grapevine* li, re
		+ 4 *Step Touches* nach vorne
		+ 4 *Jumping Jacks* nach hinten
Verbinde	A′ + B + C + D: 32 Beats	s/s/d *Step Leg Curl* li + *Grapevine* re, li
		+ 4 *Step Touches* nach vorne
		+ 4 *Jumping Jacks* nach hinten

Anmerkung für die Beispiele: s = single, d = double

Link (Block)

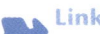 Link

Bei dieser Methode werden immer zwei Schrittfolgen eingeübt und abgeschlossen und danach mit einem anderen Schrittfolgenpaar verbunden. Die Reihenfolge der Schritte bleibt von Beginn an erhalten. Aus wie vielen Beats eine Schrittfolge besteht, ist frei wählbar. Sie kann eine oder mehrere musikalische Phrasen andauern. Eine Schrittfolge jeweils über acht Beats zu planen, hat den Vorteil, bei zwei Paaren (A + B u. C + D) einen choreografischen Block aus 32 Beats zu erhalten und damit harmonisch mit der Musik zu arbeiten. Genauso ist es denkbar, bereits nach der Bewegung A und B einen Musikbogen gefüllt zu haben.

Je nach Komplexität der Choreografie sind einfache bis anspruchsvolle Schrittkombinationen für Fortgeschrittene möglich, die einen erhöhten Anspruch an ihre Merk- und Koordinationsfähigkeit stellen. Der Trainer muss die komplexe Choreografie in einfache Etappen, *Zweierpakete,* zerlegen und diese schrittweise vermitteln (s. Kap. 3.3.3 „Hilfsmethoden", „Breakdown", S.84).

Übe	A	8 Beats	
Übe	B	8 Beats	
Verbinde	A + B und „schließe ab" (A + B)	16 Beats	
Übe	C	8 Beats	
Übe	D	8 Beats	
Verbinde	C + D und „schließe ab" (C + D)	16 Beats	
Verbinde	(A + B) + (C + D)	32 Beats	
Verfahre	genauso mit E-H		
Verbinde	(A + ... + D) + (E + ... + H)	64 Beats	

Anforderung an die Teilnehmer: ● ● ●
Anforderung an den Trainer: ● ● ●

> **i**
>
> An dieser Stelle wollen wir eine terminologische Abgrenzung vornehmen: Wir unterscheiden einen *choreografischen Block* von einem *musikalischen Block.* Bei einem *choreografischen Block* kann die Anzahl der Beats pro Bewegungsfolge willkürlich gewählt werden. Der *musikalische Block* entspricht der Länge des Musikbogens, bei aerobictypischer Musik meist 32 Beats.

Link-Variante

Vergleichbar mit der Add On-Methode gibt es auch bei der Link-Methode eine Variante, die die Rechts-links-Ausgewogenheit in den Mittelpunkt stellt. Das erste Schrittfolgenpaar ist optimalerweise so zu wählen, dass es zu einem Fußwechsel führt. Die daran anschließenden Schrittfolgen müssen von ihrem Transition-Verhalten (Schritte, die einen Beinwechsel provozieren) ausgewogen sein, damit der erste Fußwechsel beibehalten wird.

Übe	A und A'			
Übe	B und B'			
Verbinde	(A + B)	und	(A' + B')	und „schließe ab"
Übe	C	und	C'	
Verbinde	D	und	D'	„schließe ab"
Verbinde	(C + D)	und	(C' + D')	

Divide and Match (Teilen und Zusammenfügen)

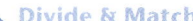
Divide & Match

Bei dieser Methode werden die Schrittfolgen A + B jeweils verdoppelt erlernt und dann im zweiten Arbeitsschritt in zwei Hälften geteilt. Die unterschiedlichen Hälften werden miteinander verbunden und rufen bei entsprechend gewählten Schrittmustern einen Beinwechsel oder eine Veränderung des Raumwegs hervor. Auf diese Weise können komplexe Schrittkombinationen für Fortgeschrittene entstehen und gleichzeitig kann hervorragend rechts-links-symmetrisch gearbeitet werden. Bei der Vorbereitung der Schrittfolgen ist besonders auf die Übergänge zu achten, die auch nach der Teilung noch fließend zueinander passen müssen. Die Planung der Beinwechsel innerhalb des Blocks ist ein weiterer wesentlicher Punkt: Wo finden sie statt? Wie viele darf es geben, damit insgesamt ein Beinwechsel provoziert wird?

Übe	2 A + 2 B
Teile und verbinde	A + B + A + B
Übe	2 C + 2 D
Teile und verbinde	C + D + C + D
Teile und verbinde	A + B + C + D + A + B + C + D

Beispiel:

Übe 2 A:	8 Beats	*Grapevine* re, *Mambo* li
	8	*Grapevine* li, *Mambo* re
Übe 2 B:	8	*V-Step* re, *V-Step Reverse* re
	8	*V-Step* re, *V-Step Reverse* re

Teile und verbinde:

A:	8 Beats	*Grapevine* re, *Mambo* li
B:	8	*V-Step* li, *V-Step Reverse* li
A:	8	*Grapevine* li, *Mambo* re
B:	8	*V-Step* re, *V-Step Reverse* re
= X'		

Übe 2 C:	8 Beats	4 *Scoops* re, li, re, li nach vorne
	8	4 *Scoops* re, li, re, li nach hinten
Übe 2 D:	8	*Double Step Leg Curl* re, li
	8	*Double Step Leg Curl* re, li

Teile und verbinde:

C:	8 Beats	4 *Scoops* re, li, re, li nach vorne
D:	8	*Double Step Leg Curl* re, li
C:	8	4 *Scoops* re, li, re, li nach hinten
D:	8	*Double Step Leg Curl* re, li
= Y′		

Teile und verbinde:

1/2 X′ (= A + B):	16 Beats	*Grapevine* re, *Mambo* li + *V-Step* li, *V-Step Reverse* li
1/2 Y′ (= C + D):	16 Beats	4 *Scoops* li, re, li, re nach vorne + *Double Step Leg Curl* li, re
1/2 X′ (= A + B):	16 Beats	*Grapevine* li, *Mambo* re + *V-Step* re, *V-Step Reverse* re
1/2 Y′ (= C + D):	16 Beats	4 *Scoops* re, li, re, li nach hinten + *Double Step Leg Curl* re, li

> ℹ️ Diese Methode kann auch auf ganze 32er Blöcke angewendet werden. Hat man alle Blöcke sowohl rechts wie links aufgebaut, können sie zum Finale noch einmal geteilt werden. Die Fußwechsel müssen je nach Blockanzahl geplant sein. Bei ungerader Blockanzahl muss jeder Block einen Fußwechsel herbeiführen, damit das System funktioniert. Bei gerader Blockanzahl muss es mindestens einen neutralen Block geben.

Block 1 (z. B. 1/2 X′ + 1/2 Y′)	mit re beginnend
Block 2	mit li beginnend
Block 3	mit re beginnend
Block 1 (1/2 X′ + 1/2 Y′)	mit li beginnend
Block 2 ...	

Anforderung an die Teilnehmer:　●●●●
Anforderung an den Trainer:　　　●●●●●

Substitute (Layer – Die Königin der Variationen)
(Ersetzen/verschiedene Schichten freilegen)

 Substitute (Layer)

Bei der Erstellung einer Choreografie die richtige Schwierigkeitsstufe für alle Teilnehmer zu finden, ist eine Herausforderung für den Aerobic-Trainer. Arbeitet er mit einem flexiblen Konzept, kann er sich dem Leistungsgrad der Teilnehmer ideal anpassen. *Substitute* oder *Layer* sind hierfür optimale Methoden.

Beide arbeiten nach dem Zwiebelprinzip. In einer leichten, schon fertig aufgebauten Kombination werden Änderungen vorgenommen, wobei immer nur eine Sache zu einer Zeit variiert wird. Veränderbar sind z. B. Richtung, Raumbewegung, Impact und Rhythmus. Ebenso kann ein Schritt teilweise oder vollständig durch einen anderen Schritt ersetzt werden. Während dieser Wechsel bei der *Substitute*-Methode willkürlich stattfinden kann, wird bei Layer innerhalb der Schrittfamilie variiert. Die Folgebewegung ist eine Steigerung im Level – erhöhter Koordinations- oder Konditionsanspruch – und so entblättert sich aus einer zunächst sehr einfachen Grundkombination eine komplexe Choreografie.

Das Zeitmuster muss bei beiden Methoden beibehalten und die Übergänge fließend gestaltet werden. Die Veränderungen können in einem fließenden Prozess durch *Visual Preview* (s. Kap. 3.3.3 „Hilfsmethoden", S. 90) angezeigt und innerhalb der Grundkombination erarbeitet werden. Dies erfordert eine erhöhte Konzentration, denn die Teilnehmer verbleiben in der aktuellen Kombination und müssen gleichzeitig die Veränderungen erfassen! Bei komplexen Schritten bietet es sich an, diese separat zu üben und dann einzufügen (s. *Beispiel für Fortgeschrittene*).

Die Teilnehmer haben die Wahl, ob sie allen Variationen folgen wollen. Sie können sich für ihr Level entscheiden und in dieser Variation weiterarbeiten, während andere Teilnehmer noch eine Schwierigkeitsstufe weiter variieren.

Beide Methoden sind hervorragend für heterogene, unbekannte oder schwer einschätzbare Gruppen geeignet. Der Trainer kann sich damit vorsichtig an das Leistungslevel herantasten und kann unterschiedlichen Könnensstufen ein individuelles Training bieten. Da alle Teilnehmer kontinuierlich die Choreografie wiederholen und damit in Bewegung bleiben, ist der Trainingseffekt für die Ausdauer von Beginn der Cardiophase an gewährleistet.

Einsteiger		Fortgeschrittene	
Übe	A + A + A + A	Übe	A1 + B1 + C1 + D1
Übe	A + B + A + A	Übe	A2 + B1 + C1 + D1
Übe	A + B + C + A	Übe	A2 + B1 + C2 + D1
Übe	D + B + C + A	Übe	D2
		Übe	A2 + B1 + C2 + D2

Beispiel: Substitute

Übe	A + A + A + A: 32	4 *Step Touches* + 4 *Step Touches* + 4 *Step Touches* + 4 *Step Touches*
Übe	A + **B** + A + A: 32	4 *Step Touches* + **4 Grapevines re, li** + 4 *Step Touches* + 4 *Step Touches*
Übe	A + B + **C** + A: 32	4 *Step Touches* + 4 Grapevines re, li + **Mambo re, li seit** + 4 *Step Touches*
Übe	**D** + B + C + A: 32	**V-Step re**, li + 4 Grapevines re, li + *Mambo* re, li seit + 4 *Step Touches*
Übe	D + B + C + **E**: 32	*V-Step* re, li + 4 Grapevines re, li + *Mambo* re, li + **4 Step Leg Curls**

Beispiel: Layer

Übe	A + B + B + B: 16	*Grapevine* re (mit *Curl* li auf ‚4') + 3 *Mambos* li, (Wiederhole li beginnend)
Übe	A + B + **C** + B: 16	*Grapevine* re + *Mambo* li + **Pivot Turn li** + *Mambo* li, (Wdh. li)
Übe	A + **D** + C + B: 16	*Grapevine* re + **Box-Step li** + *Pivot Turn* li + *Mambo* li, (Wdh. li)
Übe	A + D + C + **E**: 16	*Grapevine* re + *Box-Step* li + *Pivot Turn* li + **V-Step li**, (Wdh. li)

Anforderung an die Teilnehmer: Einsteiger ••/Fortgeschrittene ••••
Anforderung an den Trainer: ••••

Insertion (Einschub)

Insertion

Eine neue Schrittfolge wird zwischen zwei bereits erarbeitete Schrittfolgen A und B eingefügt. Die sonst übliche Arbeitsweise, die neu eingeführte Schrittfolge hinten anzuhängen, erfährt hier eine interessante Variation. Vorteilhaft ist diese Methode u. a., wenn der Schritt, der den Beinwechsel provoziert, erst als letzter Schritt im Block geplant ist. So können schon im Aufbau komplexe Schrittkombinationen fließend rechts-links-symmetrisch erarbeitet werden. Dies setzt geübte Teilnehmer voraus, denn sie müssen dem Cueing des Trainers direkt folgen und den durch den Einschub neu herbeigeführten Übergang direkt ausführen können.

Variante 1

Übe	A
Übe	B
Verbinde	A + B
Übe	C
Schiebe ein	A + C + B
Übe	D
Schiebe ein	A + C + D + B oder A + D + C + B

Variante 2 zeigt eine weitere Möglichkeit. Hier bildet die verdoppelte Schritt-folge A den Rahmen für den Einschub von B und C. (Bei diesem Beispiel wurde bewusst auf die Rechts-links-Symmetrie verzichtet)

A:	8	*Grapevine* re, *Mambo* li
	8	*Grapevine* li, *Mambo* re
B:	8	*Step Touch* re, li, re, li
1/2 A + B + 1/2 A:	24:	*Grapevine* re, *Mambo* li + *Step Touch* li, re, li, re + *Grapevine* li + *Mambo* re
C:	8	3 *Walks* vor mit *Knee Lift* li, 3 *Walks* zurück mit *Knee Lift* re
1/2 A + B + C + 1/2 A:	32	*Grapevine* re, *Mambo* li + *Step Touch* li, re, li, re + 3 *Walks* vor mit *Knee Lift*, 3 *Walks* zurück mit *Knee Lift* + *Grapevine* li, *Mambo* re

Anforderungen an die Teilnehmer: ● ● ● ●
Anforderungen an den Trainer: ● ● ● ●

3.3.3 Hilfsmethoden

Breakdown

Die Hilfsmethoden bieten strukturierte Hilfe beim Erarbeiten komplexer Schrittmuster oder Schrittfolgen, die die Basis einer jeden Choreografie darstellen. Der Aerobic-Trainer hat die Aufgabe, fließend und logisch zur Zielbewegung hinzuführen. Das *Herunterbrechen* komplexer Schrittmuster und Schritt-folgen in einfache und nachvollziehbare Teilbewegungen (s. erster Schritt) nennt man *Breakdown*.

Grundprinzipien

Der Weg führt in einer so genannten *Teaching Progression* vom Einfachen zum Schweren, vom Bekannten zum Unbekannten. Bei komplexen Schrittmustern gilt die Aufmerksamkeit zunächst der Erarbeitung der Bein- und danach der

Armbewegung. Gut gewählte Armmuster erleichtern die Beinarbeit, z. B. beim Schwungholen für Drehungen. In diesem Fall ist es sehr sinnvoll, sie schon während der Erarbeitung der Beinbewegung unterstützend hinzuzunehmen. Als letzte Veränderung wird die Raumbewegung eingeführt.

Die Struktur der Schrittfamilien bietet ein fantastisches Hilfsmittel, komplexe Schrittmuster als Variationen von Grundschritten zu ihrem Ursprung zurückzuverfolgen und, von der Basis der Schrittfamilie ausgehend, einen gelungenen Weg zur langsamen Vermittlung zu finden.

Drei Schritte führen zum sicheren Unterrichten:

Erster Schritt: Analysiere das Endprodukt!

Um ein komplexes Schrittmuster sauber unterrichten zu können, muss es zunächst verstanden werden.

- Aus welchen Bestandteilen besteht das Schrittmuster?
- Welche Beat-Zahlen sind mit welchen Bewegungen verknüpft?
- Welchen Schrittfamilien sind die Bestandteile zuzuordnen?

Stellen wir uns beispielsweise eine Repeater-Variation vor:

Schritt	Step re	Knee li	Lift Side li	Pendulum li	Pendulum re	Knee li	Step li	Step re
Beat	1	2	3	4	5	6	7	8
Familie	March	Lift	Lift	March	March	Lift	March	March

Zweiter Schritt: Lege den Einstieg fest!

Der *Teaching Progression* folgend, wird vom Einfachen zum Schweren, vom Bekannten zum Unbekannten gearbeitet. Bekannte Schritte geben den Teilnehmern Sicherheit in der Übungsphase. Zu überprüfen ist dabei die Intensität:

- Wird das Schrittmuster durch häufiges Wiederholen zu intensiv und für den Körper belastend?
- Oder sinkt die Intensität durch häufiges Üben und muss mit geeigneten *Holding Patterns* (Pausenschritt) oben gehalten werden?

Außerdem muss die Rechts-links-Ausgewogenheit betrachtet werden:

- Wird vorwiegend ein Bein belastet oder führt das zu erarbeitende Schrittmuster zu einem Beinwechsel?

- Handelt es sich um ein *Single Lead*-Schrittmuster, muss der Beinwechsel durch einen Zwischenschritt provoziert werden. Um ausgewogen zu arbeiten, muss das komplexe Schrittmuster auf beiden Seiten parallel erarbeitet werden.

Der Einstieg in unserem Beispiel wäre über einen den Teilnehmern bekannten *Step Knee Lift* zu wählen und diesen zu einem Three-Count-Repeater *Step Knee Lift* zu variieren. Das Einsetzen eines *Holding Patterns*, hier in Form eines *V-Steps*, verschafft mentale und auch konditionelle Lernpausen:

1 *Repeater* re – 2 *V-Steps* li – 1 *Repeater* li – 2 *V-Steps* re

Dritter Schritt: Steigere das Level sinnvoll und in kleinen Schritten!

- Welche Veränderungen im Vergleich zum Ausgangsschritt müssen vorgenommen werden?
- In welcher Reihenfolge gestalten sich die Veränderungen sinnvoll?
- Ergeben sich aus den Veränderungen Konsequenzen? Wenn ja, welche?
- Welche Risikopunkte bzw. kritische Momente sind zu erwarten?
- Wie können wir für die Teilnehmer ein Sicherheitsnetz aufspannen?

Vorausschauendes Planen und die Vorbereitung von möglichen Hilfsmaßnahmen lässt das Unterrichten zu einem sicheren Unternehmen werden!
Eine Möglichkeit für eine *Teaching Progression* der Repeater-Variante:

(I) Führe *Step Knee Lift* ein!
(II) Verändere zu einem Three-Count-Repeater *Knee Lift* mit 2 *V-Steps* als *Holding Patterns*. Im folgenden wird die Ausführung auf den Repeater rechts beschränkt:
(III) Variation 1 des zweiten *Knee Lifts* des Repeaters:
Step Knee rechts (Zählzeit 1-2) – Halten in der geöffneten Schrittposition (= Hold, Zählzeit 3-5) – *Knee Lift* links (Zählzeit 6) – *Step* links (Zählzeit 7) – Step rechts (Zählzeit 8)
(IV) Variation 2:
Step Knee rechts (1-2) – Halten des *Knee Lifts* links (3) – *Jog* links, *Jog* rechts (4-5) – *Knee Lift* links (6) – *Step* links (7) – *Step* rechts (8)
(V) Variation 3:
Step Knee rechts (1-2) – *Lift Side* links (3) – *Jog* links, *Jog* rechts (4-5) – *Knee Lift* links (6) *Step* links (7) – *Step* rechts (8)
(VI) Variation 4:
Step Knee rechts (1-2) – *Lift Side* links, Pendulum links, Pendulum rechts (3-5) – *Knee Lift* links (6) – *Step* links (7) – *Step* rechts (8)

Folgende Hilfsmethoden stehen dem Aerobic-Trainer zur Vermittlung komplexer Schrittmuster und Schrittfolgen zur Verfügung:

Holding Pattern Addition/Holding Pattern Removal

Holding Patterns, so genannte *gehaltene Muster/Pausenschritte* sind meistens einfache Grundschritte (*Step Touch, March, Easy Walk* usw.). Sie verschaffen den Teilnehmern Zeit sich auf eine Veränderung einzustellen, z. B. eine neue Orientierung im Raum zu finden oder neue Übergänge nachvollziehen zu können. Dafür werden sie an der anspruchsvollen Stelle eingefügt und vereinfachen auf diese Weise komplexe Bewegungsfolgen. Bei der Arbeit mit dem Musikbogen können *Holding Patterns* ans Ende der bisher erarbeiteten Schrittfolge gesetzt werden. Sie füllen die Zeit bis zur nächsten **großen Eins** (s. Kap. 2.4 „Musik"), die den Einsatz zur Wiederholung der Choreografie oder der bis dahin erarbeiteten Schrittfolgen gibt. Werden die eingefügten *Holding Patterns* durch die Zielbewegung ersetzt, spricht man von *Holding Pattern Addition*. Das Zeitmuster des *Holding Patterns* wurde durch andere Schritte ersetzt und insgesamt der Choreografie etwas hinzugefügt. Wird das *Holding Pattern* ersatzlos entfernt, spricht man von einem so genannten *Holding Pattern Removal*.

Beispiel: Holding Pattern Addition

Übe: 8 Beats *Grapevine* re, *Grapevine* li

HP = March wird eingefügt:
      8 *Grapevine* re, *March* li
      8 *Grapevine* li, *March* re

Daraus entsteht in mehreren Schritten folgendes Ergebnis:
      8 *Grapevine* re, 1/1 *Pivot Turn* li
      8 *Grapevine* li, 1/1 *Pivot Turn* re

Das *Holding Pattern Removal* wird genutzt:

- Bei der Einführung von einem Beinwechsel (Einsteiger).
- Vor Drehungen.
- Zwischen zwei schweren Blöcken.
- Bei Richtungswechseln zur neuen Raumorientierung.

Beispiel: Holding Pattern Removal

8 Beats *Grapevine* re (mit *Curl* auf „4"), 4 *Marchs* mit li beginnend
8   *Grapevine* li (mit *Curl* auf „4"), 4 *Marchs* mit re beginnend
8   Wdh.
8   Wdh.

Daraus folgt:
8   *Grapevine* re (auf „4" kleiner Hop), 4 *Marchs* mit li mit 1/2 Drehung re
8   *Grapevine* li (Blick jetzt nach hinten), 4 *Marchs* am Platz
8   *Grapevine* re (Blick nach hinten), 4 *Marchs* mit li mit 1/2 Drehung re
8   *Grapevine* li (Blick nach vorne), 4 *Marchs* am Platz

Daraus folgt:
8   *Grapevine* re + 1/2 Drehung auf „4", *Grapevine* li (Blick nach hinten)
8   *Grapevine* re + 1/2 Drehung auf „4", *Grapevine* li (Blick nach vorne)

> *Holding Patterns* müssen so gewählt werden, dass die Intensität beibehalten wird. Das niedrigintensive Schrittmuster *March* ist nur sehr reduziert als *Holding Pattern* einzusetzen. Soweit es das *Breakdown* erlaubt, sind Schrittmuster wie *Step Touch* und *Easy Walk* usw. vorzuziehen!

Substitute

Substitute

Diese Hilfsmethode erleichtert das Arbeiten mit heterogenen Gruppen. In einer Bewegungskombination wird eine Einzelbewegung durch eine andere ersetzt, die das gleiche Zeitmuster benötigt. Die Schrittfolge kann dadurch sowohl komplexer wie auch einfacher werden. *Substitute* kann hervorragend zur Intensitätssteuerung eingesetzt werden.

Beispiel:

8   *Step Touch* re, li, *V-Step* re

Daraus folgt:
8   *Step Touch* re, li, 2 *Jumping Jacks*

Die *V-Steps* wurden in diesem Beispiel durch intensivere *Jumping Jacks* ersetzt. Teilnehmer, die weiterhin Low-Impact-Bewegungen ausführen wollen, können bei der vorhergehenden Schrittkombination bleiben. Soll die Intensität gemindert werden, wählt man den umgekehrten Weg: Intensive Schritte werden durch weniger intensive ersetzt.

Insertion

Insertion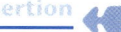

Eine neue Schrittfolge wird in eine bereits eingeführte Schrittfolge eingeschoben.

Beispiel 1:

Übe	A: 16	2 *Grapevines* re, li im "L" 2 *Grapevines* re, li im „L" zurück
Übe	B: 8	4 *Step Leg Curls*, re, li, re, li
Schiebe B ein	1/2 A + B + 1/2 A: 24	2 *Grapevines* re, li im „L" + 4 *Step Leg Curls* + 2 *Grapevines* re, li im „L" zurück
Übe	C: 8	1/2 *Mambo Cha-Cha-Cha* re, 1/2 *Mambo Cha-Cha-Cha* li, nach hinten und nach vorne
Hänge C an	1/2 A + B + 1/2 A + C: 32	2 *Grapevines* re, li im „L" + 4 *Step Leg Curls* + 2 *Grapevines* re, li im „L" zurück + 1/2 *Mambo Cha-Cha-Cha* re, 1/2 *Mambo Cha-Cha-Cha* li, nach hinten und nach vorne

Pyramide/Reduktion

Pyramide/Reduktion

Bei der Pyramide werden die Wiederholungen einer Bewegung nach und nach gesteigert. Diese Methode dient der Intensitätssteigerung oder kann zur Technikschulung eingesetzt werden.

Beispiel: 1, 2, 4, 8, ...

Single Step Knee Lift — *Double Step Knee Lift* — *Four-Count Step Knee Lift*

Im entgegengesetzten Fall, der Reduktion, werden die Wiederholungszahlen eines Schritts systematisch verringert. Dadurch kann das Schrittmuster unter Beibehaltung der Intensität erlernt werden und für den Trainer ist abschätzbar, wie weit er reduzieren kann.

Beispiel: 8, 4, 2, 1

8 *V-Steps* re, 8 *V-Steps* li — 4 *V-Steps* re, 4 *V-Steps* li — 2 *V-Steps* re, 2 *V-Steps* li
1 *V-Step* re, 1 *V-Step* li

● ● ● ● ●

Visual Preview

Visual Preview

Visual Preview – die Vorausschau eines Schrittmusters oder einer räumlichen Veränderung. Diese Hilfe wird vor allem vor Drehungen oder Richtungsänderungen angewendet. Während des *Visual Previews* bleiben die Teilnehmer in einem leichten Pausenschritt (*Holding Pattern*) oder durchlaufen die aktuelle Schrittfolge und schauen der Demonstration des Trainers zu. Bei der zweiten oder dritten Wiederholung der Veränderung setzt die Gruppe über das entsprechende Cue in die neue Bewegung ein. Diese Hilfe findet häufigen Einsatz bei den Aufbaumethoden *Substitute* und *Layer* und ergänzt ansonsten ein strukturiertes *Breakdown* und Unterrichten in kleinen Schritten!

Halbes Tempo

Halbes Tempo

Ein Schritt oder eine Armsequenz wird zunächst langsam, d. h. im halben Tempo geübt und dann im Originaltempo ausgeführt. Diese Methode kann eingesetzt werden bei abgewandelten Schritten, Drehungen, zur Technikschulung oder bei komplizierten Armsequenzen. Ein *Straddle* ist z. B. das halbe Tempo von einem *Speedy*. Ein weiteres Beispiel ist der *Mambo,* der als Variation doppelt so schnell ausgeführt werden kann. Wird er über den Grundschritt in der normalen Geschwindigkeit eingeführt, kommt die Hilfsmethode *halbes Tempo* zum Einsatz.

> **i** Diese Methode ist nur dann einzusetzen, wenn trotz einer Verringerung des Tempos die Intensität beibehalten werden kann.

Nachgefragt

Nachgefragt

1. Was versteht man unter einer Choreografie?
2. Was gilt es bei der Planung einer Choreografie zu beachten?
3. Welche Möglichkeiten der Variation eines Schrittmusters oder einer Schrittfolge kennst du?
4. Was unterscheidet Aufbaumethoden von Hilfsmethoden?
5. Welche Aufbaumethoden kennst du und wie funktionieren sie?
6. Welche Arbeitsweise würdest du für Einsteiger wählen? Warum?
7. Was bedeutet *Breakdown*?
8. Was versteht man unter *Teaching Progression*?
9. Welcher Unterschied besteht zwischen einem choreografischen und einem musikalischen Block?

4   Kommunikation

4.1   Kommunikation im Aerobic-Unterricht

Wer denkt, dass es im Aerobic-Unterricht nur um das Sporttreiben an sich geht, vergisst einen elementaren Bereich. Aerobic bietet Raum für vielfältige Kommunikation – Trainer und Teilnehmer wie auch die Teilnehmer unter sich treten zueinander in Kontakt und verständigen sich.

Im Folgenden interessiert uns besonders die Trainer-Teilnehmer-Situation. Während der Stunde vermittelt der Trainer Übungen, treibt zum Durchhalten an, nimmt Korrekturen vor, lobt und motiviert die Teilnehmer – er kommuniziert. Die Teilnehmer ihrerseits senden ebenso Signale: sie lachen, bekunden ihren Spaß, fordern weiteren Übungsbedarf und vieles mehr. Was beinhaltet Kommunikation im Unterricht und wie findet sie statt?

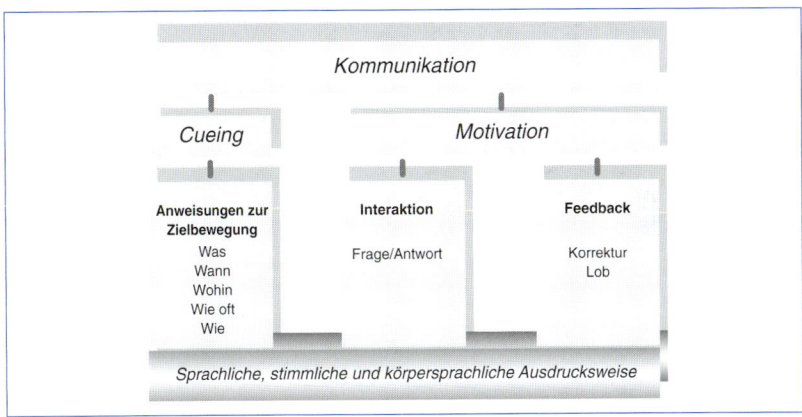

Abb. 10: Kommunikation

4.1.1   Cueing

Betrachten wir zunächst die konkrete Unterrichtssituation. Was nutzt die tollste Choreografie, wenn die Teilnehmer Probleme haben, zu folgen? Strukturiertes Aufbauen, ein gelungenes Breakdown und ein deutliches, rechtzeitiges Cueing sind entscheidende Unterrichtstechniken für erfolgreiches Unterrichten.

91

Cueing bezeichnet die Fachsprache, mit der sich der Aerobic-Trainer gegenüber seinen Teilnehmern schnell verständlich machen kann und ihnen ein müheloses Folgen des Unterrichts ermöglicht.

Was heißt Cueing? Aus dem Englischen entliehen bedeutet *Cue* /kju:/ a word, phrase, or action serving as a signal for the next person to speak or act (Langenscheid, Dictionary of Contemporary English, 1978).

Als Cue wird demnach eine einzelne Ansage oder ein Symbol bezeichnet, z. B. : „Dein visuelles Cue zum *Step Touch* war heute sehr deutlich." „Zeig mir zwei Cues, die dir geläufig sind." Cueing dagegen bezieht sich auf das Anzeigen generell: „Dein Cueing war heute sehr deutlich."

Die Erklärung des Wortes Cue zeigt, dass mit Cueing zweierlei gemeint ist:

- Das, was wir sagen (*verbales Cueing*) und
- Das, was wir tun (*nonverbales Cueing*),

um der Gruppe einen flüssigen Übungsverlauf zu garantieren. Dazu gehören z. B. Anweisungen zur korrekten Haltung, zur richtigen und rechtzeitigen Übungsausführung und vieles mehr.

4.1.1.1 Verbales Cueing

Wenden wir uns zuerst dem verbalen Cueing zu. Es umfasst alle sprachlichen und stimmlichen Kommunikationsmöglichkeiten zur Vermittlung von notwendigen Informationen. Die Cues beziehen sich auf Angaben zur Zielbewegung: Welches Schrittmuster soll wann und wohin ausgeführt werden? Damit ein Schritt eindeutig angesagt wird, sind folgende Informationen wichtig:

Inhalt		Beispiel
Was?	Schrittmuster Führendes Bein	Step Touch Rechts
Wann?	Zeitpunkt des Einsatzes (Countdown) (Ein- und Auszählen der Bewegung)	4,3,2, Step Touch
Wohin?	Richtung Raumweg	Nach vorne Im Karree
Wie oft?	Anzahl	4 x
Wie?	Technik/Stil Rhythmus/Geschwindigkeit Intensität	Mit der Ferse abrollen/funky Langsam Groß, tief

Tab. 7: Inhalte des verbalen Cueings

In welcher Reihenfolge sind die Cues zu nennen? Während der Einführung einer Schrittfolge oder Übung erhält die Information die Priorität, die aus Sicht der Teilnehmer am wichtigsten ist, um folgen zu können. Zuerst ist vielleicht nur die Schrittbezeichnung und das führende Bein von Interesse, als Nächstes kann die räumliche Gestaltung oder technische Ausführung wichtig sein. Der Trainer muss situationsbedingt entscheiden und möglichst kurz und prägnant formulieren.

Beim Üben einer gefestigten Bewegungsfolge kann das Cueing weiter abgespeckt werden! Oftmals genügt das Schrittmuster, der Raumweg oder ein anderes Schlüsselwort, um den Teilnehmern eine Gedächtnisstütze für den richtigen Bewegungsablauf zu liefern.

Das Countdown

Wichtig für die Wirkung der Cues: sie müssen **rechtzeitig** erfolgen! Nur dann hat der Teilnehmer eine Chance, sie mühelos und flüssig umzusetzen und fühlt sich sicher durch die Stunde geführt.

Ein besonderes Cue hierfür ist das *Countdown*. Es kündigt den Teilnehmern den optimalen Zeitpunkt für die jeweilige Veränderung an, gibt den Einsatz und gewährleistet ein gemeinsames Starten der Gruppe. Nachdem z. B. das neue Schrittmuster vorangekündigt wurde, zählt der Aerobic-Trainer rückwärts und ermöglicht den rechtzeitigen Wechsel mit der **Eins** der nächsten Phrase (s. Kap. 2.4 „Musik"). Dies unterscheidet das Einzählen im Aerobic von demjenigen im Tanzbereich, wo die neue Eins durch das Mitzählen der letzten Beats, also 5, 6, 7, 8, angekündigt wird. Der folgende Vergleich macht es deutlich:

Beat	>	1	>	2	>	3	>	4	>	5	>	6	>	7	>	8
Aerobic	noch	4			noch	3			noch	2			noch	1		
Tanz										5		6		7		8

> = Offbeat

Durch frühes Ansagen und Einzählen eines Schritts geben wir den Teilnehmern die Möglichkeit, sich auf den nächsten Schritt einzustellen und ermöglichen dadurch einen fließenden Wechsel. Wie bereits erwähnt, wird im Einsteigerbereich das neue Schrittmuster oder die Veränderung vor dem *Countdown* genannt und die noch verbleibenden Schrittmuster bis zum Wechsel gezählt:

93

„*V-Step* rechts – noch 4, noch 3, noch 2, ...“ Im Fortgeschrittenenbereich kann dies zum einen verkürzt und die Information auch innerhalb des Countdowns platziert werden. Four-Count-Schrittmuster, wie der *Grapevine* z. B., können während einer Phrase zurückgezählt, das Countdown auf die Zahlen beschränkt und das Füllwort *noch* eingespart werden.

▶▶ Count

> **ℹ** Der Begriff *Count* aus dem Englischen bedeutet *Zählen/Zählzeit*. Der Bezugspunkt des Zählens kann hierbei variieren. Zum einen können die Bodenkontakte eines Schrittmusters betrachtet werden (*Grapevine*: vier Counts, *Step Touch*: zwei Counts). Zum anderen können sich die Counts auf die Wiederholungszahl einer bestimmten Schrittphase beziehen (Three-Count-Repeater *Knee Lift* zählt die *Knee Lift*).

Viele unserer Schrittmuster haben zweisilbrige Namen, z. B. *Step Touch*, *Leg Curl*, *Grapevine*, *Mambo* usw. Zu Beginn der Trainertätigkeit ist es hilfreich, die entsprechende Anzahl von Beats für die Schrittbezeichnung einzuplanen. Die restlichen Beats verbleiben für das Countdown oder zusätzliche Informationen wie Raumweg oder Intensität. Mit zunehmender Routine finden sich weitere Möglichkeiten, im Einklang mit der Musik zu cuen.

Beat	>	1	>	2	>	3	>	4	>	5	>	6	>	7	>	8
Verbleibende Schrittmuster z.B. Step Touch		4				3				2				1		
Countdown	noch	4			noch	3			noch	2				Leg		Curl
	noch	4			noch	3			noch	2		Leg		Curl		
	noch	4			noch	3			noch	2		Leg		Curl		rechts

Längere Ansagen müssen früher begonnen werden, um rechtzeitig vor der nächsten „Eins“ fertig zu sein.

Beat	>	1	>	2	>	3	>	4	>	5	>	6	>	7	>	8
Count-down		4				3				2		Grape-	vine	seit		
		4				3				Grape-		vine		seit		
		4				3		Lunge back		single		single		double		
		4				3				Lunge back		single		single		double

> Sehr wichtig ist der **konsequente Gebrauch** derselben Cues während der [i]
> gesamten Stunde. Durch die häufige Wiederholung der gleichen Begriffe
> steigt der Wiedererkennungswert und verkürzt sich die Reaktionszeit der Teil-
> nehmer.

Die Stimme

Ausdrucksmittel der Sprache ◀

Beim Sprechen geht es einerseits um die Wortwahl, *was* gesagt wird und andererseits um die Art und Weise, *wie* etwas gesprochen wird. Da interessanterwei-
se ca. 38 % des Erfolgs in der direkten Kommunikation von der Art und Weise
des Sprechens abhängen (vgl. VOGEL, 2001) und der Inhalt vergleichsweise
nur geringe Bedeutung erhält, betrachten wir die Ausdrucksmittel unserer
Sprache im Folgenden genauer:

Sprachmelodie	Verschiedene Tonlagen, die die Worte erst lebendig machen.
Sprechtempo	Geschwindigkeit, mit der gesprochen wird.
Aussprache	Deutlichkeit der Artikulation.
Lautstärke	An die Situation angepasst und gezielt eingesetzt, kann sie spezielle Wirkungen erreichen.
Betonung	Hebt Schlüsselwörter hervor und macht dadurch Absichten und Ziele deutlich.
Stimmlage	Hohes oder tiefes Sprechen. Möchte man z. B. beruhigend auf andere wirken, muss man die Stimmlage senken.
Satzlänge	Die Informationen sollen möglichst kurz und prägnant formuliert werden.

Tab. 8: Ausdrucksmittel der Sprache

Die verschiedenen Ausdrucksmittel unserer Sprache gilt es, variabel einzusetzen.
    Eine monotone Sprechweise, die sehr einschläfernd oder gegebenenfalls
nervig wirkt, muss ebenso vermieden werden wie eine schrille oder zu hohe
Stimmlage. Die Stimme soll klar und deutlich sein und ihre Intensität soll dem
Inhalt entsprechen. Möchte der Trainer kleine, ruhige Bewegungen anweisen,
muss auch seine Stimmlage tief und seine Sprechweise ruhig und leise sein.
Möchte er energiegeladene Bewegungen mit weitem Raumgriff provozieren,
sollte er laut und dynamisch sprechen.
    Die Stimme ist für den Aerobic-Trainer ein wertvolles Gut, welches vor zu
hohen und falschen Belastungen geschützt werden muss. Gerade der perma-

nente Einsatz von zu lauter Musik in sehr großen Räumen kann zu Überlastungen und Langzeitschäden führen. Um die Stimme in anstrengenden Phasen zu schonen, werden die verbalen Cues auf ein vertretbares Minimum reduziert. Anzuraten ist ein Aufwärmen der Stimmbänder vor der Stunde (z. B. durch Summen auf dem Weg zum Unterricht) und deren Feuchthalten während der Stunde.

Absolut empfehlenswert ist das Arbeiten mit Kopfmikrofon, das sowohl für den Trainer wie auch den Teilnehmer angenehmer ist. Das drahtlose Headset, bestehend aus einem Mikrofon, welches am Kopf getragen wird, einem Sender am Körper und einem Empfänger an der Musikanlage, bietet eine gute Gewähr dafür, die Stimme als motivierenden Faktor in allen Phasen des Aerobic-Trainings zu nutzen.

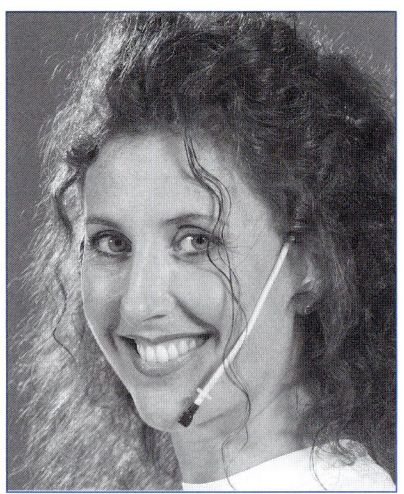

Headset

4.1.1.2 Nonverbales Cueing

Neben der Art und Weise des Sprechens gibt es einen weiteren wichtigen Erfolgsfaktor der Kommunikation: die *Körpersprache*. Sie ist die älteste, natürlichste Sprache des Menschen und läuft meistens unbewusst ab.

Körpersprache
Bereits ohne ein Wort zu sagen, ist der Mensch in der Lage, zu kommunizieren und, wie Untersuchungen belegen, findet tatsächlich 82 % der allgemeinen Kommunikation nonverbal statt. Betrachtet man die Wirkung von Kommunikation auf Teilnehmer, wird ihre herausragende Rolle ebenfalls bestätigt: Die Körpersprache macht im Vergleich zum Inhalt und der Art und Weise des Sprechens mehr als die Hälfte der Wirkung von Kommunikation aus.

Während wir unsere Sprache sehr gut manipulieren können, läuft unser körpersprachliches Verhalten meist unbewusst ab. Zudem ist jedes sichtbare Verhalten mit Körpersprache gekoppelt und zeigt ungefiltert und deutlich die Gefühle und das Befinden.

• • • • •

„Die Mimik ist ein Spiegel unserer Gefühle. Sie zeigt und sorgt für Sympathie und Abneigung" (vgl. VOGEL, 2001). Nur wenn das Gesagte mit der Körper-sprache übereinstimmt, wirkt es kongruent und glaubhaft. Ein Begrüßungssatz wie: „Schön, dass ihr da seid – ich freue mich!", wirkt nur dann ehrlich, wenn die Körpersprache diese Freude unterstützt. Eine technische Anweisung: „Macht den *Step Touch* größer!", wirkt nur dann auffordernd, wenn auch der Trainer ihn größer demonstriert.

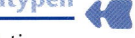

Lerntypen

Neben einer gelungenen Kommunikation gibt es noch einen weiteren wichti-gen Grund für die visuelle Darstellung: die Unterstützung der Teilnehmer in ihrem Lernverhalten. Der größte Teil der Bevölkerung gehört zu den *visuellen* Lerntypen, lernt demnach leichter über die Informationsaufnahme der Augen. Ein fast ebenso großer Teil möchte lieber fühlen und die Übung erfahren, ist kinästhetisch veranlagt. Der geringste Teil der Bevölkerung verarbeitet leichter Informationen, die er hört, ist auditiv veranlagt und daran zu erkennen, dass er die Übungsanweisungen ganz hören und verstehen will. Wir sollten in unse-rem Unterricht die verschiedenen Sinneskanäle ausgewogen ansprechen (u. a. durch eine *sinnliche* Sprache), um alle Lerntypen zu erreichen.

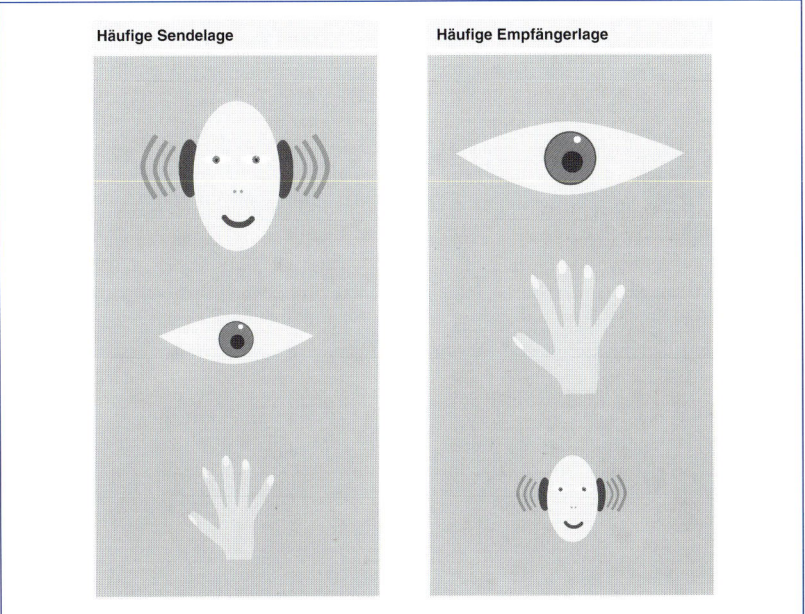

Abb. 11: Anpassung der Sende- an die Empfängerlage

Diese Grafik untermauert die Bedeutung des nonverbalen Cueings und damit der Körpersprache. Folgende Komponenten stehen uns zur nonverbalen Kommunikation zur Verfügung:

- Mimik
- Gestik
- Blickkontakt
- Haltung
- Dynamik
- Intensität.

Wenden wir uns zunächst der Körpersprache unter dem Aspekt des Cueings zu, das, was wir tun, um der Gruppe einen flüssigen Übungsverlauf zu garantieren.

Handzeichen
In der Aerobic hat sich im Laufe der Zeit eine richtige Fachsprache entwickelt. Standardisierte internationale Handzeichen und Symbole sowie sämtliche Komponenten der Körpersprache stehen zur Verfügung, um die Gruppe zu führen. Sie ermöglichen es dem Trainer, sich schnell und klar mitzuteilen. Schrittanweisungen, Raumwege, Dynamik und Intensität von Schrittmustern können auf diese Weise hervorragend nonverbal mitgeteilt werden. Große Bewegungsweite z. B. lässt sich durch Körpersprache viel wirkungsvoller demonstrieren als durch Worte.

Ein weiteres wichtiges Feld sind die Cues, die die korrekte Körperhaltung während des Trainings unterstützen, wie aufrechte Haltung, Halswirbelsäule strecken, Kinn nach hinten nehmen, Bauch anspannen, Knie gebeugt halten, tiefes Atmen usw. Viele Gesten können diese Inhalte sehr plastisch verdeutlichen!

Alle Cues werden rechtzeitig (s. Kap. 4.1.1.1 „Verbales Cueing"), deutlich, wenn möglich über Kopfhöhe, ruhig und sauber ausgeführt, damit auch Teilnehmer in den hinteren Reihen sie noch erkennen können. Standardisierte Zeichen sollten unverändert beibehalten werden, da die Teilnehmer so problemlos bei verschiedenen Trainern trainieren können.

Werden die Cueing-Zeichen neu eingeführt, so empfiehlt es sich, die Teilnehmer nach und nach daran zu gewöhnen. Vor jeder Stunde können 1-2 neue Zeichen erklärt und mit verbaler Unterstützung in der Stunde geübt werden. Konsequentes Anwenden der Zeichen wird schnellen Erfolg garantieren.

| **i** | Cues müssen rechtzeitig, deutlich, wenn möglich über Kopfhöhe, sicher und konsequent angewendet werden! |

Im Folgenden sind die Cues aus Sicht des Trainers bei **spiegelbildlichem Arbeiten** abgebildet (s. Kap. 4.1.2.1 „Trainerpositionierung").

Countdown

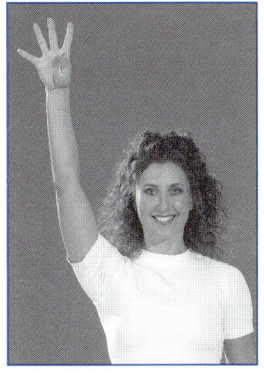 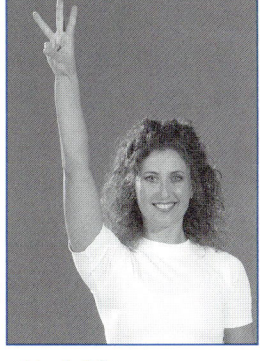 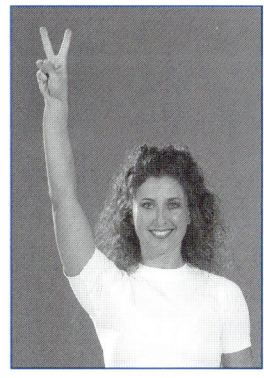

„Noch 4"   *„Noch 3"*   *„Noch 2"*

Richtungen/Raumwege

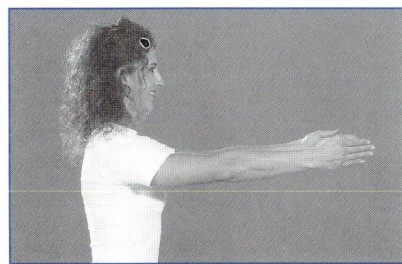 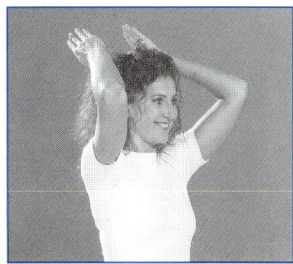

„Nach hinten"   *„Nach vorne"*

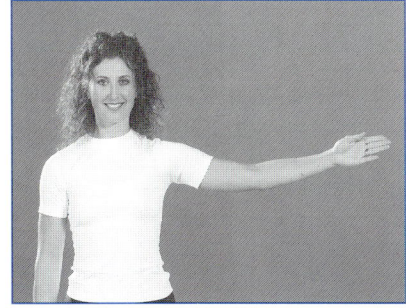 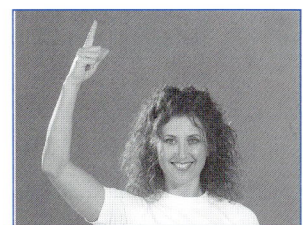

Circle (je nach Größe des Kreises, klein: Drehung um die eigene Achse; groß: Kreis als Raumweg)

„Zur Seite"

Allgemeines

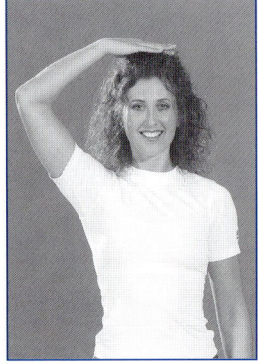

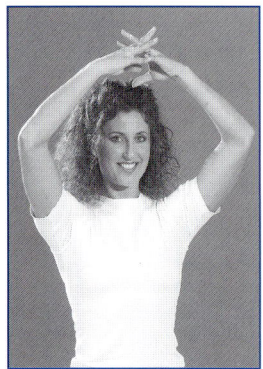

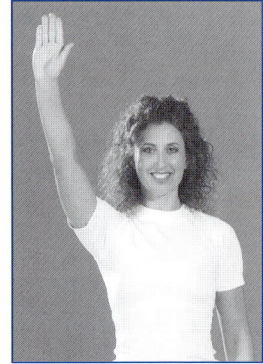

From the Top (alles von Anfang an wiederholen)

Teile zusammenfügen

Hold (in einer Haltebewegung bleiben)

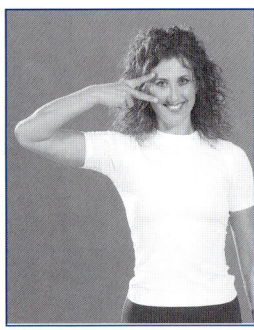

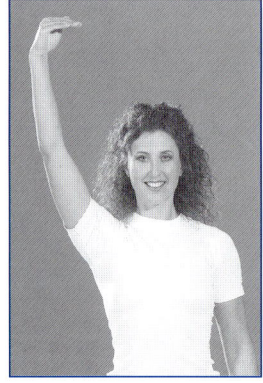

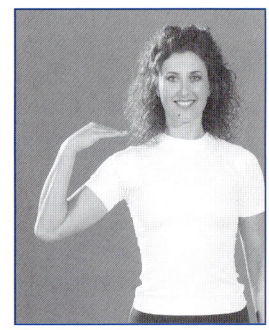

Visual Preview („Zuschauen", neue Bewegung wird gezeigt)

High-Impact

Low-Impact

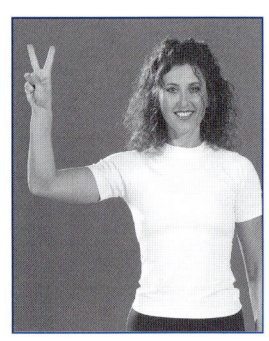

Anzahl, z. B. Double Leg Curl

Schrittmuster

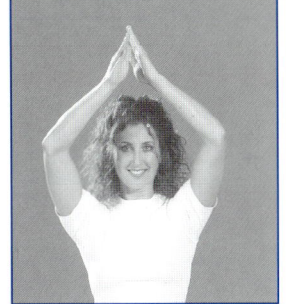

March

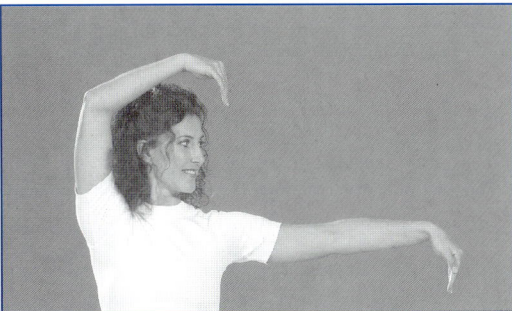

Step Touch

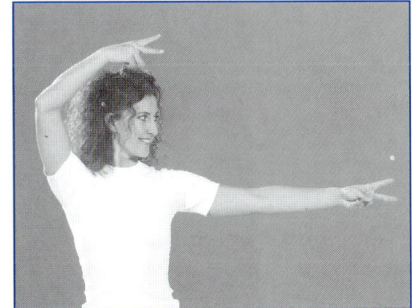

Double Step Touch

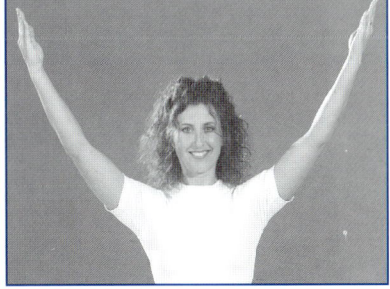

V-Step

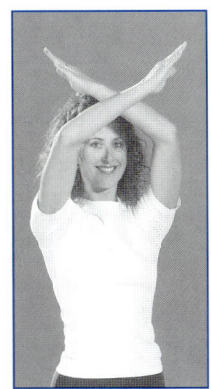

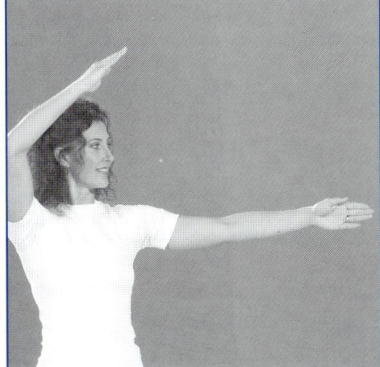

Grapevine (nach) rechts

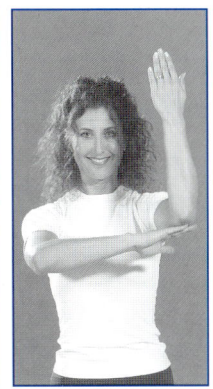

Step Leg Curl/Leg Curl

4.1.2 Motivation

Bei der Betrachtung des Cueings wurde besonders die Gestik herausgestellt. Die Körpersprache ist jedoch immer ein Zusammenspiel sämtlicher Komponenten und somit wirken Mimik, Haltung, Dynamik, Blickkontakt usw. bei jeder sichtbaren Handlung mit und haben großen Einfluss auf die Motivation der Teilnehmer.

Ein für die Motivation und Kommunikation besonders interessanter Faktor ist der **Blickkontakt**. Er gibt jedem Teilnehmer das Gefühl, beachtet zu werden und Teil der Gruppe zu sein. Er signalisiert Offenheit, Ehrlichkeit und Vertrauen. Ein direkter Augenkontakt drückt Kontaktfähigkeit und Entschlossenheit aus.

4.1.2.1 Trainerpositionierung

 Spiegelbildliches Unterrichten

Die positiven Wirkungen des Blickkontakts machen wir uns als Trainer während der Stunde zu Nutze, indem wir mit Blick zur Gruppe, d. h. **spiegelbildlich** unterrichten. Die Körpersprache des Trainers gelangt so zur vollen Geltung und der direkte Blick in die Augen der Teilnehmer fördert deren Motivation. Dies erfordert permanentes Umdenken des Trainers und stellt zu Beginn eine große Herausforderung dar. Er weist z. B. Bewegungsrichtungen nach rechts an, spricht „rechts", muss die Bewegung selbst nach links anzeigen und auch ausführen.

Aus Teilnehmersicht	Aus Trainersicht
Grapevine nach rechts	*Grapevine* nach links
Walk nach vorne	*Walk* nach hinten
Schrittmuster, die in sich einen Weg nach vorne oder hinten beschreiben (*V-Step*, *Mambo*, *Lunge*, u. a.), bilden Ausnahmen!! Sie werden sowohl vom Trainer wie Teilnehmer nach ihrer *Grundstruktur* ausgeführt.	
V-Step – nach vorne angesetzt	*V-Step* – nach vorne angesetzt
V-Step Reverse – nach hinten angesetzt	*V-Step Reverse* – nach hinten angesetzt
Mambo nach vorne angesetzt	*Mambo* nach vorne angesetzt

Tab. 9: Spiegelbildliches Arbeiten

Neben der spiegelbildlichen Darstellung der Bewegungsmuster ist die Positionierung des Trainers im Raum von entscheidender Bedeutung: zum einen aus funktioneller Sicht, zum anderen aus motivationaler Sicht.

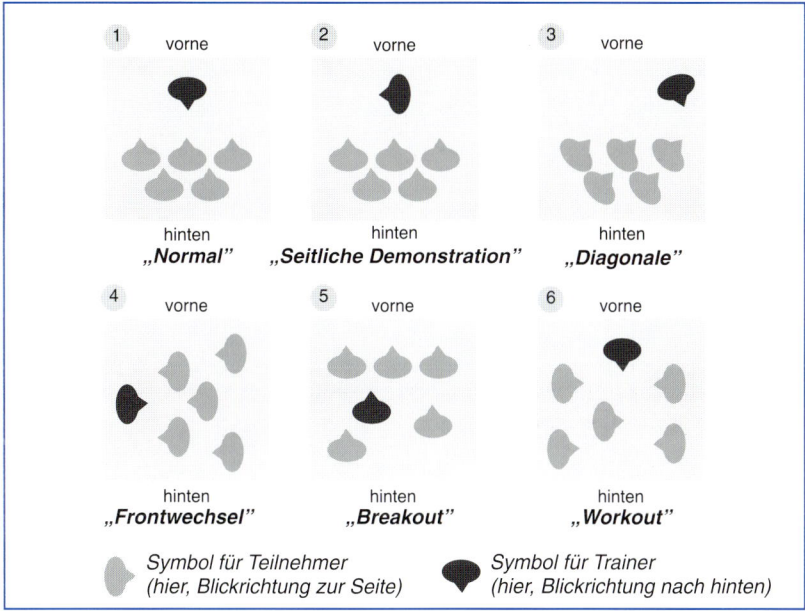

Abb. 12: Trainerpositionierungen

Trainerpositionierung im Raum

Einen Großteil der Stunde bewegt sich der Trainer vor der Gruppe zentriert, um möglichst allen Teilnehmern eine gute Sicht zu ermöglichen (s. Bild 1).

Die entscheidenden Merkmale einer Bewegung oder Übung müssen erkennbar sein! Wird z. B. die Pre-Stretch-Position für die Wadenmuskulatur demonstriert, ist es wichtig, die zu dehnende Wade und die Stellung des Fußes zu sehen. Die Betrachtung der Körperlinie gibt entscheidende Hinweise zur Übungsausführung. Der Trainer muss sich selbst um 90° drehen und das zu dehnende Bein der Gruppe demonstrieren. Ein weiteres Beispiel ist die Ausführung eines *Squats*. Hier sind die Positionierung der Wirbelsäule und der Knie wichtige Kriterien und müssen daher seitlich demonstriert werden (s. Bild 2).

Werden die Teilnehmer für eine längere Zeit in eine Diagonalbewegung geführt, ist es erforderlich, die Demonstration der Übung in der jeweiligen Ecke des Raums durchzuführen. Somit können alle Teilnehmer ihren Blick *nach vorne* richten und haben den Trainer vor sich (s. Bild 3).

Ein kompletter Frontwechsel der Gruppe während einer Choreografie beinhaltet einen wertvollen gruppendynamischen Prozess und bringt Abwechslung in die Stunde. Zum einen wird die Orientierungsfähigkeit der Teilnehmer trainiert, zum anderen entsteht eine neue erste Reihe. Wird dieser Orientierungswechsel in alle vier Raumrichtungen durchgeführt, erhalten viele unterschiedliche Teilnehmer die Möglichkeit, die Gruppe anzuführen. Der Trainer wandert jeweils mit und positioniert sich *vor* der Gruppe (Bild 4).

Das Verlassen der Trainerposition und das Wandern an die rechte oder linke Seite bringt Dynamik in das Trainerverhalten: Der Kontakt, auch zu Teilnehmern, die weiter entfernt stehen, kann intensiver und direkter aufgebaut werden.

„Breakout"

Ein besonders schönes motivationales Mittel ist das Breakout, das Herausziehen des Trainers aus der Rolle des Vermittlers und Bewegungsvorbildes. Er wendet sich der Gruppe zu, führt sie über verbale und nonverbale Cues und nutzt frei werdende Kapazitäten für sämtliche Möglichkeiten der Kommunikation. Das Mitmachen und Platzieren in der Gruppe, meist nach Erarbeiten der Choreografie am Ende der Cardiophase, holt ihn aus seiner Lehrer- und Vermittlungssituation heraus und gleicht ihn den Teilnehmern an. Dies fördert ganz besonders die soziale Beziehung zur Gruppe (Bild 5)!

> **i** Wähle einen sinnvollen Zeitpunkt für ein *Breakout*. Verlasse deine Vermittlungsrolle, wenn die Gruppe in ihrem Bewegungsablauf sicher ist und ihn alleine ausführen kann! Nutze das *Breakout* zur Motivation!

Positionierung der Gruppe

Neben der Trainerpositionierung ist auch die Positionierung der Gruppe entscheidend. Während in der Cardiophase hauptsächlich motivationale Gründe für eine Positionsveränderung der Gruppe sprechen, sind es im Workout funktionelle Gründe. Die Teilnehmer müssen ungehindert den visuellen Bewegungsinformationen des Trainers folgen können. Der Raum wird durch eine fiktive Mittellinie geteilt und die Teilnehmer jeweils mit Blickrichtung zu ihr ausgerichtet (Bild 6). Die Bewegungsanweisungen und die -übergänge müssen der unterschiedlichen Orientierung der Teilnehmer Rechnung tragen. Empfehlenswert sind Anweisungen unter Einbeziehung des Raums: „Hebe dein fensternahes Bein!", „Drehe dich zum Spiegel!"

Körperhaltung

Ebenso viel sagend wie der Blickkontakt ist die **Körperhaltung** des Aerobic-Trainers: Eine aufrechte Haltung spricht für eine positive Einstellung, Offenheit und Sicherheit. Als sekundärer Effekt wird dadurch die Atmung erleichtert.

Insgesamt betrachtet, wirkt ein gutes Bewegungsvorbild des Trainers, eine saubere technische Ausführung sowie eine gut eingesetzte Körpersprache aus vielen Gründen immer sehr motivierend auf die Teilnehmer.

> Nonverbales Cueing unterstreicht die Persönlichkeit des Trainers und fördert die Motivation der Teilnehmer. Es muss so viel wie möglich genutzt werden! **i**

Nachdem wir die Körpersprache und die Art und Weise des Sprechens als die beiden wichtigsten Erfolgsfaktoren der Kommunikation herausgefiltert haben, kommen wir nun zum Inhalt und zur Ausdrucksweise. Der Inhalt stellt die Basis der Kommunikation, die Art und Weise ihn auszudrücken, die Verstärkung, dar.

4.1.2.2 Feedback

Um den Lernprozess und vor allem den Spaß der Teilnehmer zu unterstützen, sind individuelle Informationen zu Lernfortschritten, Korrektur und Vermittlung von Erfolgserlebnissen entscheidend. Verbales wie nonverbales Feedback ist ein Teilbereich der motivationalen Möglichkeiten eines Aerobic-Trainers und kann in vielfältiger Weise gegeben werden:

Korrektur	„Halte deinen Arm bei der Übung leicht gebeugt."
Wertäußerung/Lob	„Gut gemacht! Super Abrolltechnik!"
Neutrale Äußerung	„Heute hast du 30 Wiederholungen geschafft!"

Greifen wir zur weiteren Betrachtung den Aspekt der Korrektur heraus.

Korrektur

Korrektur
Korrekturen sind wichtige Lernhilfen und enorm relevant für die Sicherheit der Teilnehmer. Sie sollen motivierend wirken und den Lernprozess anregen. Korrekturregeln helfen dem Aerobic-Trainer, professionell zu agieren:

1. Zuerst allgemeine Korrektur zur Gruppe gewendet anbringen.
2. Blickkontakt zum Teilnehmer aufnehmen und Korrektur wiederholen.
3. Über Umwege zum entsprechenden Teilnehmer gehen und Korrektur verbal/nonverbal anweisen.
4. Falls Punkt 1-3 noch zu keiner Verbesserung geführt haben, nach Rückfrage auch mit Körperkontakt korrigieren!

Positive Formulierung

Jede Verbesserung des Teilnehmers muss mit positiver Rückmeldung bestätigt werden!

Korrekturanweisungen, verbal wie nonverbal, konzentrieren sich auf das Zielbild und werden positiv dargestellt. Dadurch schenkt man dem wahren Ziel volle Beachtung und spart mühsame Gedankenumwege.

„Denke bitte **nicht** an den letzten schönen Urlaub! Denke **nicht** daran, wie du im Freien, mit Blick auf das Meer, an einer schönen Aerobic-Stunde teilgenommen hast! Denke **nicht** daran!"

Was ging in dir vor, als du diese Sätze gelesen hast? Ist es dir gelungen, nicht daran zu denken?

Negationen sind wertlose, demotivierende und störende Gewohnheiten, die meist genau das Gegenteil vom angestrebten Ziel bewirken. Positive Formulierungen schaffen dagegen eine wesentlich angenehmere Atmosphäre und führen zu schnellerem Lernerfolg!

Fehler in der Gruppe	Negative Formulierung	Positive Formulierung
Teilnehmer drückt das Knie durch.	Drücke das Knie nicht durch!	Halte das Knie leicht gebeugt!
Teilnehmer macht eine zu tiefe Kniebeuge.	Gehe nicht zu tief, nicht bis ganz runter!	Gehe mit dem Gesäß bis maximal Kniehöhe!

Tab. 10: Gegenüberstellung negativ und positiv geprägter Formulierungen

4.1.2.3 Interaktion

Ein hervorragendes Mittel der motivierenden Kommunikation ist die Interaktion mit der Gruppe. Das Gefühl, vor einer Gruppe zu stehen, viel von sich zu geben und selbst wenig oder nichts zurückzubekommen, ist ein gefürchtetes Gefühl bei Aerobic-Trainern. Vielleicht sind es auch immer dieselben Teilnehmer, die sich äußern und andere, die Angst haben, sich damit zu „outen". Dem lässt sich jedoch leicht abhelfen: Vor der Stunde werden Zeichen als Antwort auf Fragen mit der Gruppe vereinbart. Die Teilnehmer werden so aufgefordert, selbst etwas zu tun oder zu sagen, definieren für sich ein Mitspracherecht, wenn es z. B. um Wiederholungen geht.

Beispiel: „Wer möchte die Choreografie noch einmal wiederholen und üben, wer möchte gerne weiter erarbeiten?" Teilnehmer zeigen die zuvor vereinbarten Symbole, z. B. für das Wiederholen der Choreografie das Handzeichen *From the Top* und für das Weitererarbeiten *Daumen hoch*. Schon während des *Warm-ups* kann man das Antworten mit den Symbolen üben und die Interaktion auf diese Weise für die Teilnehmer in der Cardiophase zur Selbstverständlichkeit werden lassen.

Nachgefragt

Nachgefragt

1. Welche Komponenten der Kommunikation sind dir bekannt?
2. Was versteht man unter Cueing?
3. Welche Kriterien muss ein gutes Cueing erfüllen?
4. Welche Inhalte umfasst das verbale Cueing?
5. Welche Möglichkeiten des nonverbalen Cueings stehen dir zur Verfügung?
6. Unter welchen Bedingungen muss der Trainer seine Position im Raum verändern?
7. In welcher Reihenfolge sind Korrekturanweisungen vorzunehmen?

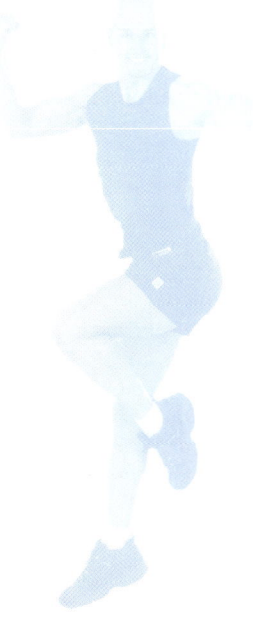

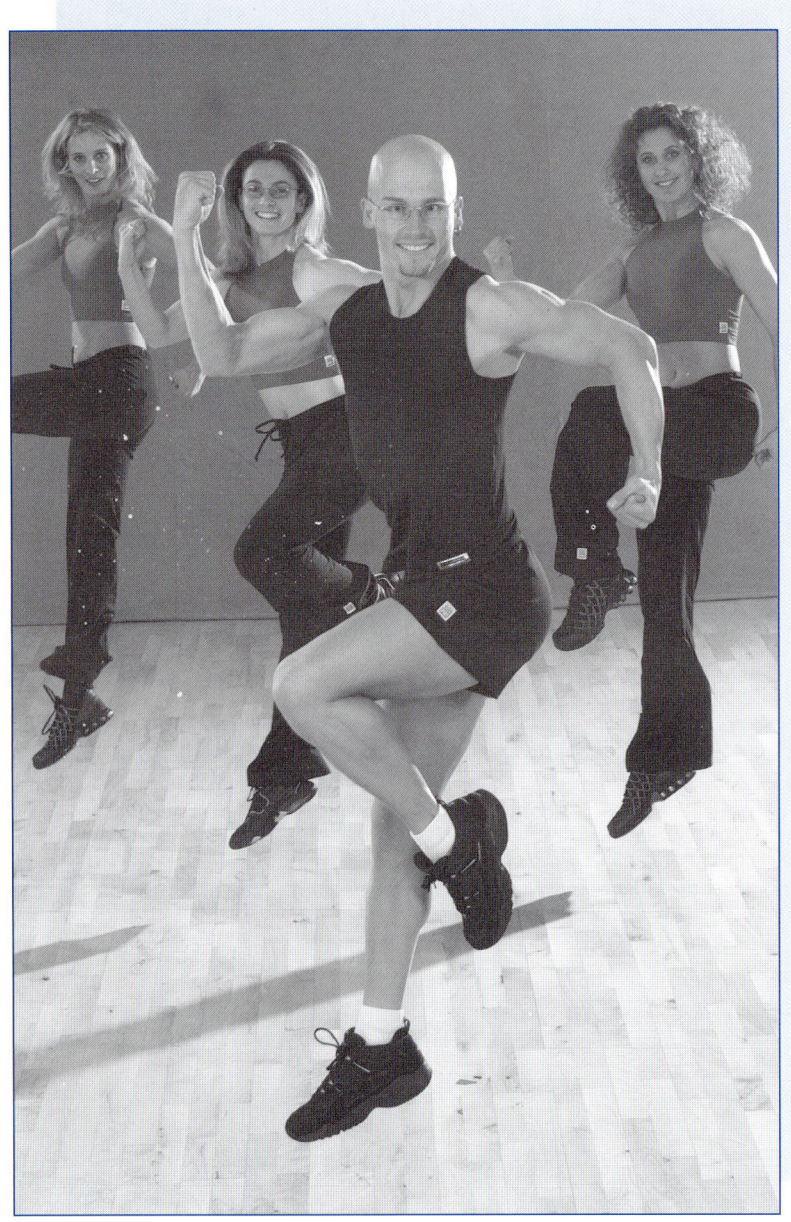

5 Herz-Kreislauf-Training und Intensitätssteuerung

Wir können uns glücklich schätzen, eine Sportart zu betreiben, in der das Herz-Kreislauf-Training einen sehr hohen Stellenwert einnimmt. Trotz verbesserter medizinischer Möglichkeiten und einem erheblich verbesserten Gesundheitsbewusstsein in der Bevölkerung stehen Herz-Kreislauf- und Gefäßerkrankungen immer noch an erster Stelle. Für uns ein Grund mehr, ein systematisches Herz-Kreislauf-Training in die Aerobic-Stunde zu integrieren.

Definition Ausdauer

5.1 Ausdauertraining im Überblick

Ausdauer ist eine konditionelle Fähigkeit, deren erreichbares Niveau anlage- und größtenteils trainingsbedingt ist. Sie ist eine komplexe Fähigkeit, bei der Bewegungsökonomie, Kraft und Schnelligkeit sowie Durchhaltevermögen zusammenspielen.

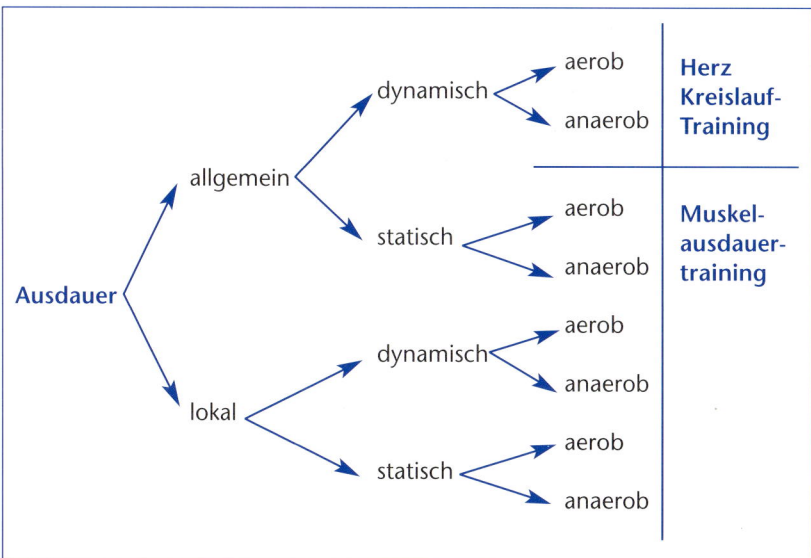

Abb. 13: Ausprägungen der Ausdauer

109

Primäres Ziel der Cardiophase im Aerobic-Training ist das Training der Grundlagenausdauer.

Die Grundlagenausdauer beschreibt die allgemeine, dynamische, aerobe Ausdauer.

- **Allgemeine Ausdauer** = mehr als ein Siebtel bis ein Sechstel der gesamten Skelettmuskulatur wird eingesetzt. In der Aerobic zählen die Ganzkörperbewegungen, z. B. *Step Touch*, *Knee Lift*, *Side to Side* dazu; allein über den Einsatz der Beinmuskulatur sind bereits ein Siebtel bis ein Sechstel der Skelettmuskulatur aktiv.
- **Dynamische Ausdauer** = dynamische Form der Muskelarbeit.
- **Aerobe Ausdauer** = aerobe Form der Energiebereitstellung (Verstoffwechslung von Fetten und Kohlenhydraten unter Sauerstoffverbrauch).

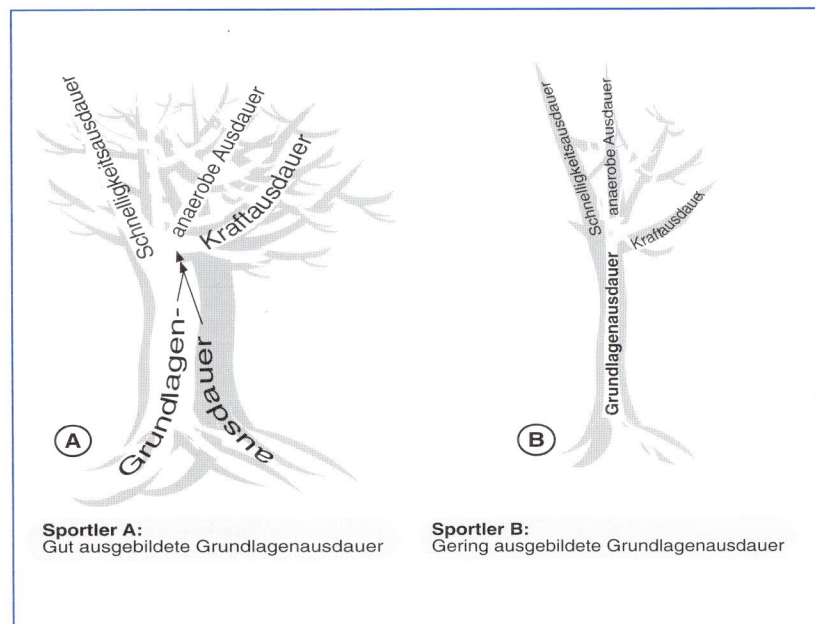

Sportler A:
Gut ausgebildete Grundlagenausdauer

Sportler B:
Gering ausgebildete Grundlagenausdauer

Abb. 14: Die Entwicklungsfähigkeit spezieller Ausdauerformen in Abhängigkeit von der Ausprägung der Grundlagenausdauer

Basis – die Grundlagenausdauer

Die *Grundlagenausdauer* bildet die Basis aller Ausdauerformen. Besitz ein Baum ein solides Wurzelwerk, kann ein breiter, hoher Stamm heranwachsen, der infolgedessen auch dicke, stabile Äste ausbilden kann. Genauso bildet eine gut ausgeprägte, spezielle Ausdauer wiederum eine gute Basis zur weiteren Spezialisierung, aufbauend auf die spezielle Ausdauerfähigkeit. Damit sichert sich der Sportler eine sehr gute Trainierbarkeit sportartspezifischer, spezieller Ausdauerformen und hat eine gute Grundlage für eine große Sportartenvielfalt gelegt.

Ein kleines Wurzelwerk kann nur einen entsprechend dünnen Stamm heranwachsen lassen. Damit dieser Stamm auf Grund seiner verschlechterten Standfestigkeit (hoher Stamm, kleines Wurzelwerk) nicht umkippt, bildet er auch nur ein kleines Astwerk aus. Das spezielle Ausdauertraining ist begrenzt. Ein Kraftausdauertraining, wie es Sportler A mit einer guten Grundlagenausdauer durchführen kann, ist für Sportler B undenkbar.

5.2 Die Wirkung des Ausdauertrainings

Physiologische Anpassungen

Allgemein bewirkt Ausdauertraining:

- Eine gute Ermüdungswiderstands- und Regenerationsfähigkeit.
- Eine hohe Trainingsverträglichkeit.
- Eine gute energetisch-muskuläre Voraussetzung für Dauerbelastungen.
- Eine Kompensation (Ausgleich) des beruflichen und umweltbedingten Stresses.

Im Einzelnen bedeutet das:

=> **Ausdauertraining bewirkt eine Ökonomisierung der Herzarbeit.**
(Der Körper zieht möglichst hohen Nutzen bei geringem Verbrauch oder Einsatz.)
- Erhöhtes Herzminutenvolumen (Erhöhung der Blutmenge, die pro Zeiteinheit in das Blutgefäßsystem gelangt).
- Reduzierung der Herzfrequenz (HF) in Ruhe und bei Belastung.
- Hypertrophie des Herzmuskels – Querschnittswachstum und damit einhergehende verbesserte Arbeitsleistung.

=> **Ausdauertraining bewirkt eine verbesserte Kapillarisierung** (Ort des Stoffaustauschs innerhalb der Muskulatur; Schnittstelle vom arteriellen zum venösen System).

lll

- Verbessertes Austauschsystem von Stoffwechselprodukten in der Muskulatur durch:
  - Querschnittswachstum der Kapillare.
  - Vermehrte Kapillaröffnung beim Training (gesteigerte Rekrutierung).
  - Teilweise Neubildungen nachgewiesen, Ausdifferenzierung bereits angelegter Kapillare (noch nicht wissenschaftlich belegte Aussage).

=> **Ausdauertraining steigert die aerobe Energiegewinnung.**
  - Durch die Erhöhung der Mitochondrienzahl und -größe gewährleisten diese als *Kraftwerke der Zelle* und Orte der aeroben Energiegewinnung die Steigerung der Energiegewinnung.

=> **Ausdauertraining erhöht das Blutvolumen.**
  - Vermehrung der Absolutmenge der im Blut befindlichen Puffersysteme (Puffersysteme können einer Übersäuerung des Körpers, z. B. durch die anfallende Milchsäure im Training, entgegenwirken). Damit ist eine geringe lokale und allgemeine körperliche Ermüdbarkeit gegeben.

=> **Ausdauertraining vergrößert die maximale aerobe Kapazität.**
  (VO_2 max = maximale Sauerstoffaufnahmefähigkeit pro Kilogramm Körpergewicht, als leistungsbestimmende und messbare individuelle Größe.)
  - Verbesserte Sauerstoffaufnahme und Weitertransport zum Ort des Verbrauchs (Muskelzelle).

 Energiespeicher (ATP/KP)

5.3 Energiegewinnung – *Fettkiller*

Muskelzellen verfügen über **Energiespeicher**, aus denen die Energie schnell und direkt für Muskelkontraktionen zur Verfügung gestellt werden kann. Die aus dem Abbau der Nährstoffe frei werdende Energie wird nicht direkt den energiebenötigenden Zellprozessen zugeführt, sondern zunächst in energiereichen Phosphatverbindungen gespeichert:

1. **A**denosin**T**ri**P**hosphat (ATP) und
2. **K**reatin**P**hosphat (KP)

Über die Abspaltung einer Phosphatgruppe vom ATP kann die gespeicherte Energie wieder zur Verfügung gestellt werden.

Das ATP stellt den kleineren Energiespeicher dar. Die bei der Spaltung von ATP in ADP + P frei gewordene Energie wird direkt an die energiebenötigenden Prozesse weitergeleitet.

$$ATP + H_2O = ADP + P + Energie$$

Der größere Energiespeicher (KP) kann durch schnelle Spaltung seiner Phosphatverbindung den ATP-Speicher wieder auffüllen. Das Kreatinphosphat zerfällt dabei in Kreatin und eine freie Phosphatgruppe, die zur Resynthese (Wiederherstellung) von ADP zu ATP genutzt werden kann.

$$KP + ADP \text{ (Kreatinkinase)} = Kreatin + ATP$$

Die gesamte Energiemenge beider energiereicher Verbindungen reicht etwa für 20 maximale Muskelkontraktionen. Da wir unserem Körper häufig längere muskuläre Arbeit abfordern, verlangt die Energiegewinnung nach weiteren energieliefernden Reaktionen, die den ATP-Haushalt versorgen.

Brennstoffe (Kohlenhydrate/Fette)

Die für die ATP-Resynthese benötigte Energie wird durch die biochemische Spaltung der als **Brennstoffe** fungierenden Nährstoffe bereitgestellt.

Brennstoffe sind:

- Kohlenhydrate
- Fett.

Energiegewinnung

Die **Energiegewinnung** aus den Kohlenhydraten kann sowohl mittels der aeroben (unter Sauerstoffverbrauch) Oxidation, als auch auf anaerobem (ohne Sauerstoff) Wege erfolgen. Fette werden ausschließlich über den aeroben Stoffwechselweg verbrannt.

	(1) Energiegewinnung durch die Spaltung des Phosphats aus der Verbindung Kreatinphosphat (KP)	(2) Anaerober Kohlenhydratstoffwechsel	(3) Aerober Kohlenhydratstoffwechsel	(4) Fettstoffwechsel
Grundstoff	KP + ADP = ATP + Kreatin	Energiegewinnung aus Kohlenhydraten (Zucker)	Energiegewinnung aus Kohlenhydraten (Zucker)	Energiegewinnung aus Fetten
Ort	Im Sarkoplasma	Im Sarkoplasma	In den Mitochondrien	In den Mitochondrien
Sauerstoff zur Energiegewinnung notwendig?	Nein – anaerob	Nein – anaerob	Ja – aerob	Ja – aerob
Produktion von Stoffwechselnebenprodukten bei der Energiegewinnung	Nein (kaum), die ersten sieben Sekunden alaktazide Phase – keine Laktatproduktion	Produktion von Laktat (Milchsäure): Übersäuerung des Muskels; mit steigender $H+$-Ionenkonzentration kommt es zur Muskelermüdung. Die Muskeltätigkeit wird reduziert, bis sie ganz eingestellt werden muss.	Nein (Energiestoffproduktion ist gleich dem Verbrauch)	Nein (Energiestoffproduktion ist gleich dem Verbrauch)
Geschwindigkeit der Reaktionsschritte bis zur Energiebereitstellung	Sehr schnell, direkte Abgabe einer freien Phospatgruppe an das ADP	Relativ schnell	Relativ langsam	Langsam
Mögliche Dauer der Energiegewinnung	Sehr kurz, max. 20 Sekunden	Maximum bei 45 Sekunden Belastung	Je nach Intensität 1-6 Std.	Ca. 14 Tage durchgängige Lowimpact-Aerobic
Energieausbeute	1 mol KP = 1 mol ATP	1 mol Glykogen = 3 mol ATP 1 mol Glucose = 2 mol ATP	1 mol Glucose/ Glykogen = 38/39 mol ATP	1 mol Fettsäure = 129 mol ATP

Tab. 11: Energiegewinnung

Eiweiß

Der Körper besitzt eine Notreserve über das körpereigene Eiweiß. Auch aus Eiweiß kann der Körper Energie gewinnen und in mechanische Energie umwandeln. Bei hochintensiver Arbeit, nach dem Entleeren der Kohlenhydratspeicher, stellt der Körper seine Energie aus dem Eiweiß zur Verfügung. Diese Reserve gilt es zu schützen, da Eiweiß wichtige Aufgaben beim Körperaufbau übernimmt.

Speichergröße und Durchflussrate

Der Energiespeicher KP und die Brennstoffe Kohlenhydrate und Fette unterscheiden sich vor allem in ihrer Speichergröße und in der möglichen Zeitspanne, in der Energie über diesen Speicher zur Verfügung gestellt werden kann. Die Geschwindigkeit der unterschiedlichen Reaktionsschritte bis hin zur ATP-Bildung und die pro Zeiteinheit zur Verfügung gestellte ATP-Menge, bezeichnen wir als *Durchflussrate*.

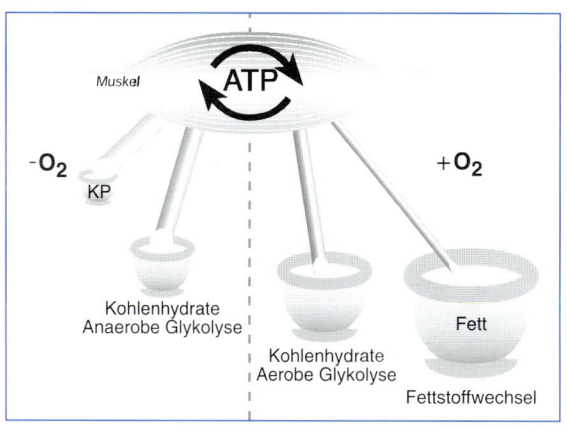

Abb. 15: Zusammenfassende Darstellung von Speichergröße und Durchflussrate der einzelnen Energielieferanten und Energiegewinnungssysteme (angelehnt an: TRUNZ, 2001)

Zur Veranschaulichung stellen wir uns vor, dass die Brennstoffe und der Energiespeicher KP unseres Körpers in verschieden großen Töpfen gespeichert sind. Die Töpfe sind über Schläuche mit dem Muskel, dem Ort des Verbrauchs, verbunden. Bei Muskelarbeit wird Energie aus den Töpfen durch die Schlauchleitungen zum Muskel transportiert. Sowohl die Töpfe sind unterschiedlich groß als auch die Schläuche unterschiedlich dick. Der Fettspeicher ist mit Abstand der größte Brennstoffspeicher. Seine Energiereserven reichen aus, um z. B. 14 Tage am Stück *Step Touch* zu machen. Hier sind durchschnittlich 100.000 kcal gespeichert. Der Energiegehalt des kleinen Kreatinphosphatspeichers (KP) reicht dagegen nur für eine sehr kurze Belastung. Der Durchmesser des Schlauchs bestimmt dessen Durchflussrate. Die größte Durchflussrate besitzt der Kreatinphosphatspeicher, der spontan Energie für hohe Intensitäten bereitstellen kann (z. B. reaktive Hocksprünge). Der große Fettspeicher liefert dagegen relativ wenig Energie pro Zeiteinheit, reicht also für Bewegungen niedriger bis mittlerer Intensität. Bildlich gesprochen führt nur ein sehr dünner Schlauch zu diesem großen Fettdepot. Pro Zeiteinheit kann nur sehr wenig Energie durch den Schlauch fließen und dem Körper zur Verfügung gestellt werden.

Bisher gingen Sportwissenschaftler davon aus, dass die Fettverbrennung am besten funktioniert, wenn im Bereich zwischen 60 und 70 % der maximalen Herzfrequenz trainiert wird. Aktuelle Untersuchungen haben zu differenzierteren Erkenntnissen geführt. Die Durchflussrate des Fettspeichers ist trainierbar. Systematisches Ausdauertraining vergrößert den Querschnitt der Zuleitung (des Schlauchs) zu den Fettdepots. Damit ist klar: Die *alte* Faustregel (60-70 % der HF_{max}) gilt nur für einige Menschen. Untrainierte könnten ihren absolut höchsten Wert in der Fettverbrennung bereits bei einem Drittel der maximalen Leistungsfähigkeit erreichen. Das Maximum der Energiegewinnung aus den Fettspeichern wird bei Trainierten erst bei höheren Belastungen erreicht. Das Spektrum der Intensität verschiedener Aktivitäten, die größtenteils über den Fettstoffwechsel abgedeckt werden, ist für Trainierte etwa doppelt so groß wie für Untrainierte.

Mit der Erhöhung der Durchflussrate der Fettdepots durch Ausdauertraining steigt nicht nur die vergrößerte Rekrutierung dieser hochwertigen Energiegeber unter Belastung. Auch in Ruhe ist der Anteil der Fettverbrennung bei Trainierten größer als bei Untrainierten. Während der durchschnittliche Energieverbrauch aus Fetten bei Untrainierten unter Ruhebedingungen bei ca. 50 % liegt, erreichen Ausdauertrainierte dagegen etwa 60 %. Bei leichter körperlicher Belastung kommt es bei Trainierten zu einem Anstieg des Fettverbrennungsanteils auf Werte bis zu 80 %. Untrainierte erreichen maximal 60 % (TRUNZ, 2001).
    Da der Fettstoffwechsel bei Trainierten sowohl anteilsmäßig höher als auch wesentlich länger (bei höheren Intensitäten) aktiv ist, können insgesamt sehr viel größere Fettkalorienmengen verbrannt werden.

 ### Fettverbrennung ab 30 Minuten?

Fatburning erst ab 30 Minuten Belastung?
In vielen Lehrbüchern steht bis heute, dass der Fettstoffwechsel erst nach 30 Minuten auf Touren kommt. Heute gilt diese Annahme als widerlegt. Bereits in den ersten Minuten einer Belastung und sogar in Ruhe ist der Fettstoffwechsel aktiv. Der Anteil der gewonnenen Energie aus dem Fettstoffwechsel im Verhältnis zu allen energieliefernden Prozessen liegt zu Beginn einer Belastung zwar nur bei 27 %, trotzdem ist eine Aktivität nachgewiesen. Im weiteren Verlauf der Belastung steigt der Anteil an. Der absolute Anstieg der Energiebereit-

stellung über den Fettstoffwechsel ist bei Untrainierten relativ flach. Bei gut grundlagenausdauertrainierten Personen steigt der Anteil der energieliefernden Prozesse aus dem Fettstoffwechsel dagegen verhältnismäßig schnell an.

Ähnlich wie am Beispiel des Fettstoffwechseltrainings erklärt, kann systematisches Training die Rekrutierungsfähigkeit eines jeden Energielieferanten verbessern.

Wird durch eine relativ hohe Trainingsintensität die Energie überwiegend über den anaeroben Kohlenhydratstoffwechsel zur Verfügung gestellt, so wird bei wiederholtem Trainingsreiz derselben Art:

• Durchflussrate
• und Absolutmenge der aus dem anaeroben Kohlenhydratstoffwechsel bereitgestellten Energie ansteigen.

Das Training der anaeroben Glykolyse ist zum Beispiel in der Sport-Aerobic (hochintensive Wettkampfkür von ca. zwei Minuten Dauer) von entscheidender Bedeutung. Eine verbesserte Energieausbeute über den anaeroben Stoffwechselweg und eine gesteigerte Laktattoleranz ermöglichen eine höhere Wettkampfleistung.

Energiebilanz – Kilokalorienumsatz

Interessant ist ein Blick auf die Energiebilanz in Bezug auf den Kilokalorienumsatz bei unterschiedlicher Dauer und Intensität der Belastung (reines Rechenexempel):

Tab. 12: Darstellung eines hypothetischen Kalorienverbrauchs bei unterschiedlichen Trainingszeiten und Intensitäten

Dauer der Belastung	Herz-frequenz-bereich (%)	Fett-kalorien (%)	Fett-kalorien (absolut) (kcal)	Kohlen-hydrat-kalorien (%)	Kohlen-hydrat-kalorien (absolut) (kcal)	Kalorien (Gesamt) (kcal)
1 Std.	60-70 %	75 %	300 kcal	25 %	100 kcal	400 kcal
1 Std.	70-85 %	50 %	300 kcal	50 %	300 kcal	600 kcal
40 Minuten	60-70 %	75 %	200 kcal	25 %	65 kcal	265 kcal
40 Minuten	70-85 %	50 %	200 kcal	50 %	200 kcal	400 kcal

Fatburner-Aerobic **unter der Lupe**
Zunächst stellt sich die Frage: „Was ist das Trainingsziel?"

Soll kurzfristig abgenommen werden und steht nur ein kurzes Zeitbudget zur Verfügung, zeigt die Tabelle, dass ein knallhartes Aerobic-Training mit hohen Pulswerten das Ziel erreicht. In relativ kurzer Zeit werden viele Kilokalorien verbrannt. Die Kalorien stammen zu gleichen Anteilen aus dem Kohlenhydrat- wie Fettstoffwechsel. Werden dabei mehr Kalorien verbraucht, als durch Nahrung wieder zugeführt werden, nimmt der Sportler durch diese negative Energiebilanz ab.

Vorsicht: Voraussetzung für das hochintensive Training ist eine gute Grundlagenausdauer. Untrainierte überfordern leicht das Herz-Kreislauf-System mit zu intensivem Training. Eine zu hohe Trainingsbelastung schadet auch dem Bewegungsapparat, was gesundheitliche Schäden nach sich zieht.

Besteht das Langzeitziel in einer verbesserten Rekrutierung der Energie aus dem Fettstoffwechsel bei Belastung und in Ruhe, so wählt der Sportler eine Belastung niedriger bis mittlerer Intensität mit langer Dauer. Die Energiebilanz, bezogen auf die verbrauchten Kilokalorien nach einer Unterrichtseinheit im Vergleich zu der hochintensiven Stunde, fällt schlechter aus. Langfristig verspricht dieser für den Körper schonendere Weg größeren Erfolg in Bezug auf das Körpergewicht, da der Grundumsatz des Fettstoffwechsels verbessert wird (*Schlauch*querschnitt hat sich vergrößert = Durchflussrate ist gestiegen).

 Zusammenfassung

Mit systematischer Trainingssteuerung kann auf verschiedene Faktoren im Energiebereitstellungssystem Einfluss genommen werden:

a) Durchflussrate der verschiedenen Energiespeicher: Bereitstellung einer vergrößerten Energiemenge pro Zeiteinheit.

b) Speichergröße: Vergrößerung der absoluten Energiemenge, die über den angesteuerten Energiespeicher (KP und Kohlenhydrate) zur Verfügung gestellt wird.

c) Rekrutierungszeit: Verkürzung der Anlaufzeit, bis der angesteuerte Energiespeicher in vollem Umfang genutzt wird.

5.4 Ausdauertrainingsmethoden

In der fitnessorientierten Aerobic kommen im Wesentlichen zwei unterschiedliche Methoden des Ausdauertrainings zur Anwendung, die die gezielte Ansteuerung der unterschiedlichen Energielieferanten ermöglichen:

- Dauermethode
- Intervallmethode

Dauermethode

5.4.1 Dauermethode

Definition: Kontinuierliche Belastung für das Herz-Kreislauf-System ohne Pause.

Die Verbesserung der aeroben Kapazität steht im Vordergrund. Die Energiegewinnung erfolgt demnach in erster Linie aus dem Fettstoffwechsel und/oder dem aeroben Kohlenhydratstoffwechsel.

Cholesterin

Positiv wirkt sich das Training über die Dauermethode für den Cholesterinspiegel aus. Nach einer Dauerbelastung im aeroben Stoffwechsel konnte eine Senkung des Cholesterinspiegels gemessen werden. Cholesterin ist ein Blutfett, welches maßgeblich an Arteriosklerose (Gefäßkrankheiten) und der Bildung von Gallensteinen beteiligt ist. Es besteht in Grundzügen aus zwei Anteilen: Das negative Cholesterin – das LDL (Low Density Lipidprotein) – setzt sich an der Wand der Blutgefäße fest und begünstigt die Arteriosklerose. Die positiv wirkende Gruppe – das HDL (High Density Lipidprotein) – wirkt als „Blutpolizei". Es kann an der Gefäßwand gebundene LDL-Moleküle wieder lösen. Die Produktion des positiven Cholesterins (HDL) steigt bei einer Trainingsdauer von mehr als 45 Minuten an. Das bewirkt ein verbessertes Verhältnis von HDL zu LDL. Damit ist ein großer Schritt in Richtung Vorsorge getan.

Zur Trainingsgestaltung mittels der Dauermethode

Belastungsumfang	Sehr groß
Belastungsdichte	Üben ohne Pause
Belastungsdauer	> 15 Minuten bis mehrere Stunden
Belastungsintensität	Je nach Trainingszustand: bei sehr Untrainierten knapp über der Ausgangsherzfrequenz, bei Trainierten sind weit höhere Herzfrequenzen möglich

Trainingssteuerung nach der Dauermethode

Trainingssteuerung in der Aerobic

Das Herz-Kreislauf-Training der Aerobic findet in der Cardiophase statt.

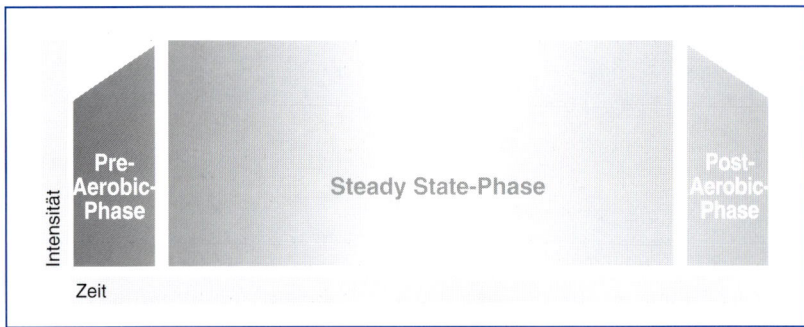

Abb.16: Modell zur Intensitätssteuerung in der Cardiophase nach der Dauermethode (schematische Darstellung)

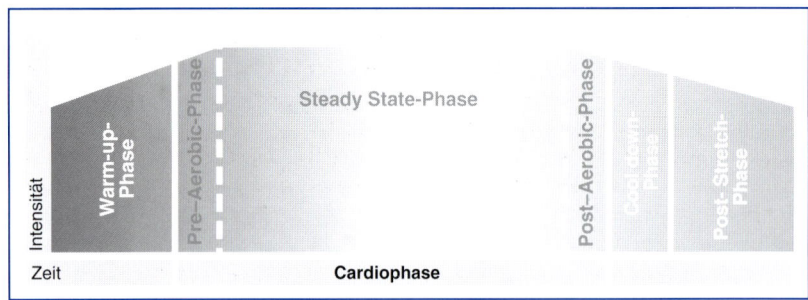

Abb. 17: Modell zur Übersicht der Intensitätssteuerung im Stundenverlauf einer Vier-Phasen-Stunde (schematische Darstellung)

Im Hinblick auf die gezielte Trainingsreizgestaltung zur Verbesserung der aeroben Energiegewinnungssysteme ist die Steady State-Phase von entscheidender Bedeutung.

Unter *Steady State* versteht man ein Gleichgewicht zwischen Energieverbrauch und Energiebereitstellung. Je länger das Training innerhalb der Steady State-Phase andauert, desto höher ist der Trainingsreiz zur Adaptation (Anpassung) des entsprechenden Energielieferanten. Je nach Trainingsintensität wird die Energiegewinnung über Kohlenhydrate oder Fette gefördert.

Beispiele sollen die Umsetzung der Dauermethode und die Rolle der Energiebereitstellungsformen verdeutlichen.

Beispiel A

Elke ist 40 Jahre alt und hat noch nie in ihrem Leben über einen längeren Zeitraum Sport getrieben. Sie ist leicht übergewichtig und plagt sich mit erhöhten Cholesterinwerten. Auf Empfehlung möchte Elke nun ihren Fettstoffwechsel trainieren, auf lange Sicht abnehmen und die Cholesterinwerte verbessern. Elke ist schon bei geringeren Alltagsbelastungen schnell ermüdet.

Empfehlung

Elke sollte zunächst 2 x in der Woche an einer *Fatburner*-Aerobic-Stunde teilnehmen. Die Trainingshäufigkeit in der Woche kann langsam gesteigert werden. Bereits nach einigen Wochen wird Elke 3 x in der Woche trainieren können. Die Belastungshäufigkeit wird auf maximal 6 x pro Woche limitiert. Ein Regenerationstag ohne Trainingsbelastung sollte eingehalten werden. In der *Fatburner*-Aerobic wird ein 40-minütiges Herz-Kreislauf-Training durchgeführt, welches die Teilnehmer ca. 30 Minuten in der Steady State-Phase bei gleich bleibender Belastung hält.

Elkes gewählte Intensität liegt zunächst nur gering über ihrer Ausgangsherzfrequenz. Bei gleich bleibender Intensität wird Elke schon nach einigen Wochen eine Senkung der Herzfrequenz bei der Belastung wahrnehmen. Das Fettstoffwechseltraining beginnt. Nach weiteren Wochen kontinuierlichen Trainings kann Elke die Intensität der Bewegung steigern. Die Energiebereitstellung über den Fettstoffwechsel hat sich verbessert.

Bereits nach einem Jahr stellen sich enorme Fortschritte bezüglich des Gewichts, des Cholesterinspiegels, der allgemeinen Verfassung und der Belastbarkeit ein.

Allgemeine Trainingsempfehlungen für Untrainierte und Einsteiger

Untrainierte/Einsteiger

Belastungen wählen, die sich im Bereich zwischen 36 und 65 % der individuellen maximalen Herzfrequenz befinden. Dies fordert Geduld und gegebenenfalls auch eine subjektive Unterforderung seitens des Teilnehmers. Häufig ist die Ausgangsherzfrequenz (Herzfrequenz bei normalen Alltagsbelastungen, Herzfrequenz zu Beginn des Trainings) schon oberhalb der 36 % der HF_{max}. Dann gilt es zunächst, durch ein sehr moderates Training die Herzfrequenz in Ruhe und damit auch die Ausgangsherzfrequenz zu senken.

Dieser langsame Einstieg begünstigt neben den Anpassungen des Herz-Kreislauf-Systems auch die Adaptationsphasen des passiven Bewegungsapparats. Das bedeutet, Knochen, Knorpel und der gesamte Kapsel-Band-Apparat können sich langsam der steigenden Belastung anpassen und werden somit vor Überlastungsschäden geschützt.

Eine sanfte Low-Impact-Stunde mit geringen Belastungsintensitäten bedeutet für Einsteiger einen schonenden Einstieg in die aerobicspezifischen Belastungen, das Anlegen einer gut ausgeprägten Grundlagenausdauer und die Erhöhung der Energiebereitstellung über den Fettstoffwechsel.

Beispiel B

Sabine, ebenfalls 40 Jahre alt, treibt ihr Leben lang bereits Sport. 3-4 x in der Woche fährt sie eine Stunde Rad, läuft oder macht Aerobic. Nun hat sie durch unkontrolliertes Essverhalten zugenommen und möchte diese Pfunde wieder loswerden und dies durch ihr Sportprogramm unterstützen.

Empfehlung

Sabine kann ihr Trainingspensum bedenkenlos um 2-3 Stunden in der Woche erhöhen. Ihr passiver Bewegungsapparat ist an die körperliche Belastung bereits angepasst. Durch die Erhöhung des Umfangs der Belastung wird sie eine Erhöhung des Kalorienumsatzes erreichen. Besucht Sabine dieselben Stunden wie Elke, wird sie sich viel mehr anstrengen können und die Energie immer noch aus ihrem Fettstoffwechsel rekrutieren. Bis zu 65-75 % ihrer maximalen Herzfrequenz (geschätzte Werte, die durch ein Testverfahren genau bestimmt werden müssten) kann Sabine sich belasten und die benötigte Energie zu sehr großen Anteilen aus dem Fettstoffwechsel rekrutieren.

Weiterhin gilt die Empfehlung, die Belastungen für das Herz-Kreislauf-System zu variieren. Neue Belastungsformen, wie zum Beispiel Intervalltraining, erhöhen den absoluten Kilokalorienverbrauch und setzen neue Trainingsreize (Prinzip der Belastungsvariation).

Allgemeine Trainingsempfehlungen für Trainierte

Trainierte Ausdauersportler

Da Trainierte ein Belastungsspektrum von bis zu 90 % der maximalen Herzfrequenz tolerieren, entscheidet hier die zur Verfügung stehende Zeit über die Wahl der Belastung.

Ist das Ziel, über einen langen Zeitraum (> 40 min) Ausdauertraining zu betreiben, sollte die Belastungsintensität bei ca. 75 % der individuellen maximalen Herzfrequenz liegen. Hier ist die maximale Ausbeute aus den Fettdepots erreicht.

Bei höheren Belastungen kommen zur Energiegewinnung aus den Fetten auch anaerob ablaufende Energiegewinnungsprozesse hinzu, die den Sportler durch anfallende Stoffwechselendprodukte vorzeitig zum Leistungsabbruch zwingen. Höhere Belastungen (75-90 % HF_{max}) werden für kürzere Zeitspannen gewählt (Cardiophase nur 10-12 Minuten oder Intervalltraining).

5.4.2 Intervallmethode

Definition: Planmäßiger Wechsel zwischen Belastung und aktiver Pause zum Herz-Kreislauf-Training.

Die Verbesserung der Energiegewinnung aus den Kohlenhydratspeichern steht bei dieser Trainingsform im Vordergrund.

Je nach Belastungsintensität in den Belastungsphasen werden die unterschiedlichen Bereitstellungsformen aktiviert:

Anaerobe Energiebereitstellung über die Kohlenhydrate:
- Verbesserung der Toleranz gegenüber höheren Belastungen (verbesserte Laktattoleranz).
- Verbesserte Energiebereitstellung über die anaerobe Glykolyse als Langzeitanpassung (intensives Intervalltraining).

Schwellenbereich (aerob/anaerobe Schwelle):
- Anheben der aerob/anaeroben Schwelle und damit eine längere Energiebereitstellung über die aerobe Glykolyse.

Aerobe Energiebereitstellung über Kohlenhydrate:
- Steigerung von Durchflussrate, Speichergröße und Rekrutierung über die aerobe Glykolyse (extensives Intervalltraining).

Allen gemein ist der Einfluss auf die Größe des Herzens. Durch die Trainingsgestaltung erfolgt in den Erholungsphasen ein erhöhter Blutrückstrom aus dem venösen System zum Herzen und bewirkt dort eine Dilatation (Erweiterung der Herzkammer). Dies hat auf Dauer eine Steigerung des Herzminutenvolumens zur Folge.

Trainingssteuerung in der Aerobic

Extensives Intervalltraining

Belastungsumfang	Hoch
Belastungsdichte	Zwischen den Belastungsphasen eine aktive Pausengestaltung von 3-5 Minuten bis zum Erreichen einer Herzfrequenz von 120-140 Schlägen/min *(lohnende Pause)*.
Belastungsdauer	Mittelzeitintervalle (MZI): Belastungszeiträume von 1-8 Minuten. Langzeitintervalle (LZI): Belastungszeiträume von 8-15 Minuten.
Belastungsintensität	Bis maximal 75 % der HF_{max}.

Anmerkung:

In der Trainingslehre sind auch kürzere Pausengestaltungen bekannt, die jedoch für das Trainingsziel in der Aerobic (Schulung der Grundlagenausdauer und der allgemeinen anaeroben Ausdauer) irrelevant sind.

Intensives Intervalltraining

Belastungsumfang	Relativ gering
Belastungsdichte	Zwischen den Belastungsphasen eine aktive Pausengestaltung von 3-5 Minuten bis zum Erreichen einer Herzfrequenz von 120-140 Schlägen/min (*lohnende Pause*).
Belastungsdauer	Kurzzeitintervalle (KZI): Belastungszeiträume von 15-60 Sekunden. Mittelzeitintervalle (MZI): Belastungszeiträume von 1-8 Minuten. Langzeitintervalle (LZI): Belastungszeiträume von 8-15 Minuten.
Belastungsintensität	Bis maximal 90 % der Herzfrequenzkapazität.

 Lohnende Pause

Die Pausengestaltung zwischen den Belastungsphasen ist aktiv und wird als *lohnende Pause* beschrieben.

Die Länge der lohnenden Pause schwankt je nach Trainingszustand. Je besser der Trainingszustand, desto kürzer die Pause. Als unterste Grenze werden im fitnessorientierten Aerobic-Training drei Minuten gewählt, denn ca. drei Minuten braucht der Kreatinphosphatspeicher zur Resynthese. Danach steht die Energie, die über die Spaltung des Phosphats gewonnen werden kann, wieder vollständig zur Verfügung.

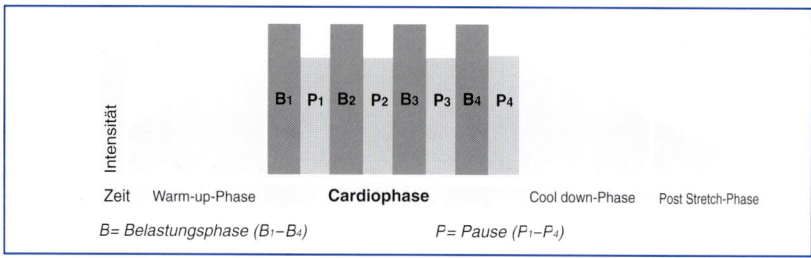

Abb. 18: Modell zur Intensitätssteuerung in der Cardiophase nach der Intervallmethode (schematische Darstellung)

Pausengestaltung

Wie schon erwähnt, erfolgt die Pausengestaltung *aktiv*, das bedeutet durch Bewegungen mit geminderter Intensität.

Das Ziel eines Intervalltrainings ist das Herz-Kreislauf-Training. Häufig beobachten wir in der Aerobic, dass die lohnenden Pausen des Intervalltrainings für Kräftigungseinheiten genutzt werden. Das birgt mehrere Gefahren, die zu gemindertem Trainingserfolg für das Herz-Kreislauf-System führen:

- Die Pausengestaltung wird zu lang.
  Beispiel: *Lateral Raise* mit Hanteln zum Kraftausdauertraining des M. deltoideus (Schultermuskel) aus der Haltebewegung *Step Touch*.
  Die Dauer des Trainings des M. deltoideus in vollem Umfang mit Variation dauert länger als die lohnende Pause für das Herz-Kreislauf-Training.

- Durch erneute (lokale) Belastung wird die Regenerationsphase in der Pause gestört – die Energiespeicher können in der folgenden Belastungsphase nicht neu genutzt werden.
  Beispiel: Abduktorentraining im Stand – Abspreizbewegung des Beins. Die Beinmuskulatur stellt im Intervalltraining die Hauptarbeitsmuskulatur dar.
  Die Pausen dienen der Regeneration dieser Muskulatur. Ein Krafttraining für dieselbe Muskulatur ist kontraproduktiv zur Regeneration. Statt Stoffwechselendprodukte aus der Muskulatur zu transportieren und für neue Energiebereitstellung zu sorgen, wird weiter in die Ermüdung trainiert. Für die folgende Herz-Kreislauf-Belastungsphase fehlt die nötige Energie.

- Die hauptbeanspruchte Muskulatur der Belastungsphase wird in der Kraftphase überwiegend statisch beansprucht und stört so die Regeneration:
  Beispiel: *Biceps Curls* (Unterarm *Curls*) mit Hanteln im offenen *Squat* (Stand).
  Die Arbeitsmuskulatur des Herz-Kreislauf-Intervalls (die Beine) arbeitet im *Squat* statisch. Statische Muskelarbeit mindert schon nach kurzer Dauer durch teilweisen Kapillarverschluss die Durchblutung. Eine Durchblutungsminderung verhindert eine optimale Regeneration in den Belastungspausen.

Aktive Pause beim Intervalltraining bedeutet eine deutliche Reduktion der Intensität: Bewegungen mit geringer Muskelspannung, wie z. B. ein Lockern der Muskulatur, Bewegungen mit geringem Raumweg oder geringer Bewegungsweite. Alle Bewegungen der Pausen sollen die Durchblutung fördern. Damit begünstigen sie den Abtransport von Stoffwechselendprodukten und verbessern die Bereitstellung von Nährstoffen für die folgende Belastungsphase.

5.5   Trainingsplanung als Weg zum Erfolg

Tipps zur Trainingsplanung

Ein hoher Trainingserfolg wird durch die klare Trennung von Unterrichtszielen erreicht:

- **Training des Herz-Kreislauf-Systems:**
  Intervalltraining oder Training nach der Dauermethode.

- **Training der Muskelkraft:**
  Z. B. über die Trainingsform Circuit oder ein Satztraining (s. Kap. 6. 1 „Krafttraining").

- **Training der Beweglichkeit:**
  Stretch-Training (s. Kap. 6. 2 „Beweglichkeitstraining").

 Jedem Stundenziel die volle Aufmerksamkeit schenken!

Sollen mehrere Ziele in ein und derselben Stunde erreicht werden, dann muss der Trainer sich im Vorfeld für ein Hauptziel und andere Nebenziele entscheiden.

Das Hauptziel der Stunde steht im Unterrichtsverlauf zu Beginn, damit die gesamte Energie für dieses Trainingsziel genutzt werden kann und sich die erwünschten Trainingserfolge einstellen.

Hauptziel: Herz-Kreislauf-Training
- Nach dem Warm-up beginnt das Training für das Herz-Kreislauf-System; Kraft- und Beweglichkeitstraining sind im Anschluss daran nur noch bedingt möglich.

Hauptziel: Kraftausdauertraining
- Nach dem Warm-up beginnt das Kraftausdauertraining; Herz-Kreislauf- und Beweglichkeitstraining sind danach nur noch bedingt möglich.

Hauptziel: Beweglichkeitstraining
- Nach dem Warm-up beginnt das Beweglichkeitstraining; Kraft- und Herz-Kreislauf-Training sind danach nicht zu empfehlen.

5.6   Intensitätssteuerung

Die geplante Intensitätssteuerung gibt dem Aerobic-Trainer die Möglichkeit zur gezielten Hauptenergiebereitstellung über Kohlenhydrate oder Fette.

5.6.1   Steuerung mittels Herzfrequenz

Wie zuvor, läuft der Fettstoffwechsel je nach Trainingszustand bei 36-75 % der maximalen Herzfrequenz optimal. Die Herzfrequenzkapazität beschreibt die maximale Herzfrequenz minus der Ruheherzfrequenz. Sie steht somit als individuelle Belastungsgröße. Insgesamt können Trainierte unter Ausnutzung aller Brennstoffe bis zu 90 % ihrer maximalen Herzfrequenzkapazität trainieren, bis eine Anhäufung von Laktat sie zum Leistungsabfall zwingt.

Als Trainer und Sportler stelle ich mir nun folgende Fragen:

a) Bei welchen Herzfrequenzen genau trainiere ich welchen Stoffwechselweg?

b) Woher kenne ich genau meinen Trainingszustand?

Beides kann genau ermittelt werden. Es gibt Testverfahren, die während unterschiedlicher Belastungsformen (Rad fahren, Laufen, Step-Aerobic) verschiedene Parameter sammeln:

Testparameter	Berechnungseinheit
Herzfrequenz	bpm
Sauerstoffaufnahmefähigkeit (VO_2 max)	mmol/kg Körpergewicht
Energieverbrauch	KJ/min – KJ gesamt
Glykogenabbau	%
Lipolyse	mmol/l
Glykolyse (Laktat)	mmol/l

Dieses leistungsdiagnostische Verfahren wird unter Laborbedingungen mit Einzelpersonen durchgeführt. Durch eine kontinuierliche Belastungssteigerung während des Testverfahrens und die Bestimmung der unterschiedlichen Messgrößen in jeder Phase der Belastung ist die genaue Ermittlung von Trainingszielbereichen möglich. Die maximale Herzfrequenz, genauso wie die verschiedenen Herzfrequenzbereiche für die unterschiedlichen Stoffwechselwege, werden klar protokolliert. Ein sehr individuelles Training mit sehr guten Trainingsergebnissen ist möglich.

Leider wird dieser hohe Aufwand im Breiten- und Freizeitsport selten prakti-ziert.

Um Trainingserfolge sowohl für Einsteiger als auch für Fortgeschrittene zu sichern, ist die Ermittlung der persönlichen maximalen Herzfrequenz als auch der Ausgangs- und Ruheherzfrequenz unerlässlich. Beschränken wir uns in der Trainingspraxis auf eine gemittelte maximale Herzfrequenz (wie z. B. 220 – Le-bensalter), müssen wir mit individuell großen Abweichungen rechnen. Die Pra-xis zeigt, dass Abweichungen von 20-50 bpm nicht die Ausnahme, sondern die Regel darstellen. Jedem Sportler, ob Fitness- oder Leistungssportler, ist (wie oben beschrieben) die genaue Ermittlung der persönlichen maximalen Herz-frequenz zu empfehlen. Abgesehen von vielen anderen leistungssteuernden Parametern, beschränken wir uns in der Aerobic auf die Herzfrequenz als Steuerungsgröße.

Im Folgenden werden wir zur Berechnung der Trainingsherzfrequenzen die Formel der Weltgesundheitsorganisation (WHO) zu Grunde legen:

220 – Lebensalter (LA) = HF maximal

Sportwissenschaftler in der ganzen Welt beschäftigen sich schon sehr lange mit dem Problem der Intensitätssteuerung über die Herzfrequenz. Die unter-schiedlichen Forschungsgruppen bieten eine Vielzahl von Formeln zur Berech-nung der Trainingsintensität an.

Allen gemein ist, dass die maximale Herzfrequenz nur hypothetisch ermit-telt wird.

Dabei bleibt unberücksichtigt:

- Geschlecht
  (Versuch der geschlechtlichen Berücksichtigung:
  bei Frauen: $226 - LA = HF_{max}$)
- Genetische Disposition
- Trainingszustand
- Trainingsart (Laufen/Aerobic/Schwimmen)

Es wurde versucht, individuelle Größen mit in die Berechnung zu integrieren. Leider ohne großen Erfolg.

Die alleinige Steuerung über die Herzfrequenz aus gemittelten Werten setzt gute Kenntnis über den momentanen Trainingszustand eines jeden voraus. Eine individuelle Beratung, das Kennenlernen des neuen Teilnehmers (Anam-nese) und die Anleitung zur Eigensteuerung wird unerlässlich.

Es bestehen zwei Möglichkeiten, die Herzfrequenz zu messen.

- Die Palpation – mit Mittel- und Zeigefinger werden die Pulsschläge am Handgelenk gezählt (10 s Herzschläge zählen und mit 6 multiplizieren = HF/Minute).
- Über POLAR-Herzfrequenzmessgeräte.
  Diese Geräte messen EKG-genau mittels eines Brustgurts und zeigen die Herzfrequenz während der gesamten Belastungsphase auf einer Uhr am Handgelenk.

Ein theoretisches Beispiel soll die Anwendung erklären (Rechenexempel):

- Errechnung der HF_{max}
  Männlich $220 - LA = HF_{max}$
  Weiblich $226 - LA = HF_{max}$

Beispiel 1: Elke (s.o.) 40 Jahre/untrainiert

HF_{max} 186 bpm (beats per minute/Schläge pro Minute)

Energiegewinnung über den Fettstoffwechsel:
-> ca. 40 % der HF_{max} = 75 bpm

Diese Herzfrequenz hat Elke bei ihren normalen Alltagsbewegungen schon überschritten. Elke wird selbst bei sehr gering intensiven Belastungsformen einen großen Teil der Energie über den Kohlenhydratstoffwechsel beziehen. Bevor eine optimale Rekrutierung und damit auch die Trainierbarkeit des Fettstoffwechsels gewährleistet ist, wird Elke zunächst ihre Herzfrequenz in Ruhe und bei Belastung mittels eines Herz-Kreislauf-Training senken müssen.

Das bedeutet für Elke lange Zeit ein Trainings mit sehr geringer Intensität nach der Dauermethode.

Nach einiger Zeit des Trainings wird Elke ihre Trainingsherzfrequenz entscheidend gesenkt haben und in unteren Herzfrequenzbereichen trainieren können. Über eine kontinuierliche Belastungssteigerung wird Elke nach weiterer Trainingszeit mit 60 % ihrer HF_{max} trainieren können und immer noch die Energie fast ausschließlich aus dem Fettstoffwechsel gewinnen:

- 60 % HF_{max} = 112 bpm

Nach langsamer, systematischer Steigerung der Trainingsintensität kann bei einem Training von 75 % der HF_{max} noch der Fettspeicher als Hauptenergielieferant dienen:

- 75 % HF_{max} = 140 bpm

129

• • • • •

Erfahrungswerte zeigen, dass Einsteiger wie Elke in der ersten Woche mit einer Trainingsherzfrequenz von 120-140 bpm beginnen. Das bedeutet ein Training mittels Energiegewinnung aus dem Kohlenhydratspeicher und gegebenenfalls sogar Training mit Laktatbildung. Dies erfordert entsprechende Regenerationsphasen. Bei gleich bleibender Belastung (sehr gering) fällt die Trainingsherzfrequenz und ein Training des Fettstoffwechsels wird möglich. Das Entscheidende für Elke ist die Steuerung der Intensität. Erst wenn ein Training mit sehr geringen Herzfrequenzen bei identischer Arbeitsleistung möglich ist, darf die Intensität gesteigert werden. Berücksichtigt Elke den anfänglichen Trainingsherzfrequenzabfall nicht und steigert sofort die Intensität bei gleich bleibender Herzfrequenz von 120-140 bpm, wird die Trainingsanpassung des Fettstoffwechsels für Elke ausbleiben. Das damit fehlende Grundlagenausdauertraining begrenzt Elke in ihrer Trainingsleistungsfähigkeit:

• Trainingsanpassungen stagnieren.
• Regenerationszeiten sind sehr lang.
• Bei erneuten Trainingsreizen während der Regenerationsphasen kommt es zum Leistungseinbruch und zur Schwächung des Immunsystems.

Eine gute Basis (Grundlagenausdauer) verkürzt die Regenerationszeit und gibt damit die Möglichkeit zur Steigerung der Trainingshäufigkeit. Trainierte Sportler können demnach Belastungen bis zu 90 % ihrer HF_{max} tolerieren. Das angefallene Laktat aus den anaeroben Stoffwechselwegen wird verhältnismäßig schnell wieder abgebaut werden und ein erneuter Trainingsreiz kann gefahrlos folgen.

Für unsere Praxis fordern diese Erkenntnisse ein sehr sorgsames und differenziertes Vorgehen. Für Anfänger gelten sowohl vom Trainingsumfang als auch von der Stundenauswahl her andere Voraussetzungen als für Trainierte.

Eine gute Beratung des *Neueinsteigers* sollte jedem Training vorausgehen.

Im Aerobic-Unterricht nach der Dauertrainingsmethode treffen wir sowohl Einsteiger als auch sehr gut trainierte Aerobic-Sportler an. Innerhalb einer Unterrichtsstunde muss sehr individuell angepasst die Intensität gesteuert werden, damit auch der Trainingsreiz dem Unterrichtsziel entsprechend erreicht wird. An den Trainer stellt das die Anforderung, zu informieren, verschiedene Levels (Intensitätsstufen) anzubieten und die Möglichkeit zur persönlichen Intensitätssteuerung zu bieten.

5.6.2 Aerobicspezifische Mittel zur Intensitätssteuerung

Mittel zur Intensitätssteuerung ◀◀

Fitnesssportler, die ihr Herz-Kreislauf-Training im Studio absolvieren, trainieren auf Rädern, an Step- und Rudergeräten und auf dem Laufband. Die Intensitätssteuerung erfolgt über elektronische Vorgaben oder mechanische Widerstände. Solche Mittel stehen uns in der Aerobic nicht zur Verfügung. Wir nutzen unseren Körper, unsere Muskulatur und setzen bewusst Arme und Beine unter Berücksichtigung biomechanischer Prinzipien ein.

5.6.2.1 Mittel zur Intensitätssteuerung bei heterogenen Gruppen

Im Zentrum der Intensitätssteuerung steht der Spannungsaufbau der Muskulatur. Durch die Erhöhung der Muskelaktivität steigt die Durchblutung in der Arbeitsmuskulatur, was letztendlich zum Herzfrequenzanstieg führt.

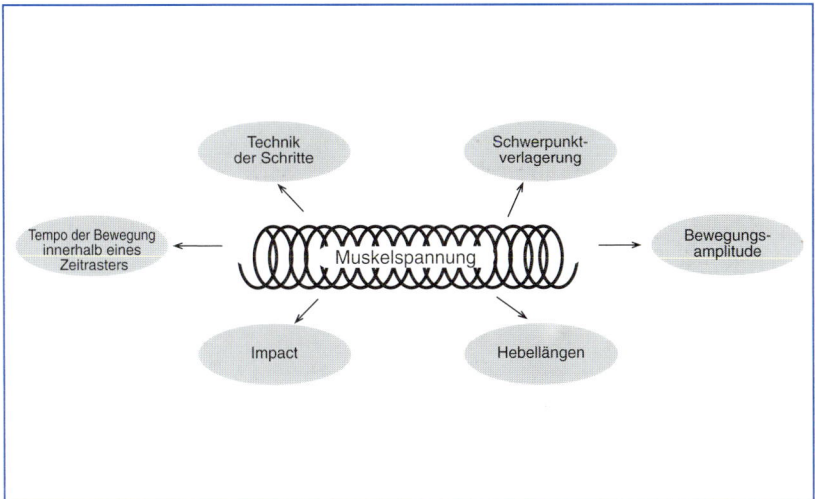

Abb. 19: Einflüsse der Muskelspannung auf die Intensität

> **i**
> Die Veränderung der Muskelspannung und der eingesetzte Muskelanteil steuern die Intensität beim Aerobic-Training.

Mittel zur Intensitätssteuerung	Geminderte Intensität	Gesteigerte Intensität
Technik der Schritte	Mit geringer Muskelspannung	Mit hoher Muskelspannung

> **i** Je größer die Muskelspannung, je klarer die Technik, desto höher die Intensität.

Schwerpunktverlagerung	Körperschwerpunkt bleibt unverändert auf einer Höhe. *Step Touch*	Körperschwerpunkt wird verlagert. Step Touch mit Tiefverlagerung.

> **i** Entgegen der Erdanziehungskraft muss der Körperschwerpunkt aktiv wieder gehoben werden.

Impact	Low-Impact Step Touch	High-Impact Scoop

> **i** Einhergehend mit sehr hohen Gelenkbelastungen (Aufprallbelastung für die Gelenke beträgt bei High-Impact-Bewegungen das 6-7fache des eigenen Körpergewichts); sinnvoll als letztes Mittel zur Intensitätssteuerung zu benutzen.

Bewegungsamplitude	Enger Schritt	Weiter/großer Schritt

> **i** Geht meist mit anderen Mitteln der Intensitätssteuerung einher.

Hebeleinsatz	Kurzer Hebel Knee Lift	Langer Hebel Leg Lift nach vorne

> **i** Hebeleinsatz zur Intensitätssteuerung ist in Kap. 6.1 „Krafttraining" beschrieben. Mit zunehmender Hebellänge wird die leistende Muskelkraft und Muskelspannung größer.

Tempo der Bewegung innerhalb eines Zeitrasters	Langsame Bewegungsausführung halbes Tempo/*slow motion* V-Step (8 Beats)	Normale oder gesteigerte Bewegungsgeschwindigkeit V-Step (4 Beats)

> **i** Eine oft benutzte Hilfe beim Choreografieaufbau, ist das Üben im halben Tempo. Diese Hilfe geht immer mit einem Intensitätsverlust einher. Ist dieser gewollt, ist es ein mögliches Mittel zur Steuerung, jedoch sehr selten zum Üben für die ganze Gruppe sinnvoll.

Genauso, wie das Tempo von *Slow Motion* auf die normale Bewegungsgeschwindigkeit verändert werden kann, kann die Geschwindigkeit eines Schritts verdoppelt werden. Ein *Straddle* wird intensiver, wenn er zum *Speedy* (schnell out, out, in, in) variiert. Sowohl das Tempo als auch in diesem Fall der Impact verändern die Intensität.		i

Raumweg	Am Ort (ots = on the spot) Step Touch ots	Im Raum: nach vorne, nach hinten, zur Seite, diagonal Step Touch nach vorne

Sehr häufig verändert ein hinzugenommener Raumweg die Intensität. Nicht alleine der Raumweg ist dafür verantwortlich. Gemeinsam mit diesem Mittel verändert sich oft die Bewegungsamplitude, der Muskelspannungsaufbau, die beteiligte Muskelmasse vergrößert sich, der Impact verändert sich usw. So gesehen also durchaus ein Mittel zur Intensitätssteigerung.		i

Erhöhung des Muskelanteils	Ohne Armbewegung	Mit Armbewegung

Bei Armbewegungen über Herzhöhe muss das Herz Blut *bergauf* transportieren. Dazu erhöht sich die Herzfrequenz. Diese kurzfristige Herzfrequenzerhöhung hat keinerlei Einfluss auf die Stoffwechselsituation, kann also außer Acht gelassen werden. Der Mechanismus des kurzfristigen Herzfrequenzanstiegs nennt man *Pressor Response*. Alle Armbewegungen unter Herzhöhe erhöhen den Muskelanteil der Arbeitsmuskulatur und ebenso proportional erhöht sich die Intensität der Bewegung.		i

Trainerverhalten

Eine große Vielfalt zur Intensitätssteuerung in großen Gruppen mit unterschiedlichem Leistungsniveau steht uns also zur Verfügung. Die Aufgabe des Aerobic-Trainers besteht darin,

- die genaue Erklärung der verschiedenen Steuerungsmöglichkeiten vor Beginn seiner Stunde abzugeben,
- das konsequente Erinnern während der Stunde sowie
- der Einsatz der Mittel zur Intensitätssteuerung.

Das Ziel liegt in der Hinführung zur Eigensteuerung der Teilnehmer, sodass mit etwas Trainingserfahrung jeder Teilnehmer sein Intensitätslevel selbst wählen und einen Teil der Verantwortung für das eigene Training übernehmen kann.

133

5.6.2.2 Mittel zur Intensitätssteuerung bei weit gehend homogenen Gruppen

Mittel zur Intensitätssteuerung	Geminderte Intensität	Gesteigerte Intensität
Musiktempo	Langsame Musik; innerhalb der unteren Hälfte des vorgegebenen Geschwindigkeitsbereichs.	Schnellere Musik; innerhalb der oberen Hälfte des vorgegebenen Geschwindigkeitsbereichs.
Die Musikgeschwindigkeit hat ausschließlich unter Beibehaltung der Körperspannung, der Schrittgröße, der korrekten Technik (Muskelanteil) eine Intensitätssteigerung zur Folge. Warnung vor zu hohen Tempi!!! Sehr häufig leidet die Technik und damit die Intensität. Zudem steigt die Gefahr einer Verletzung durch Fehlhaltungen und daraus resultierenden Überlastungen.		
Schrittauswahl	March Step Knee Lift	V-Step Repeater
Unter Anwendung oben genannter Prinzipien der Steuerung verändert sich z. B. durch die Hinzunahme eines Raumwegs, durch Veränderung des Hebels oder des Impacts usw. die Intensität. Häufig geht das mit einer neuen Schrittbezeichnung einher. March => Raumwegveränderung => V-Step. Step Knee Lift => Veränderung der Arbeitsweise der Muskulatur, Spannungssteigerung in der Muskulatur => Repeater. Allein über eine geplante Auswahl und Veränderung der Schritte gelingt dem Trainer eine sinnvolle Intensitätssteuerung im Stundenverlauf.		

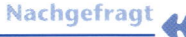
Nachgefragt

1. Beschreibe die Grundlagenausdauer.
2. Welche speziellen Ausdauerformen sind dir bekannt?
3. Welche physiologischen Anpassungen werden durch ein Training der Grundlagenausdauer bewirkt?
4. Was ist ATP?
5. Welches ist der größte Energiespeicher des Körpers?
6. Welcher Energiespeicher liefert dem Körper bei Belastungsbeginn schnell Energie?
7. Welche Ausdauertrainingsmethoden kennst du?
8. Mit wie viel Prozent meiner HF_{max} sollte ich als Einsteiger trainieren, um die Energie überwiegend aus dem Fettstoffwechsel zu rekrutieren?
9. Welche Mittel zur Intensitätssteuerung hat der Aerobic-Trainer bei heterogenen Gruppen?

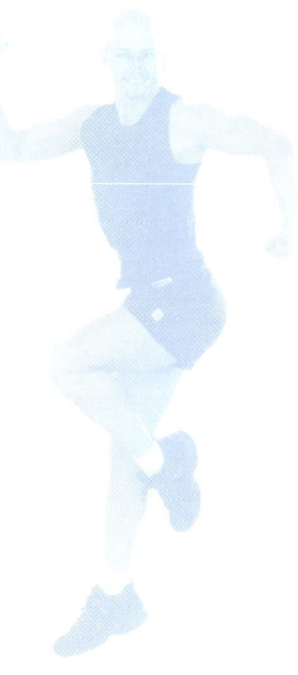

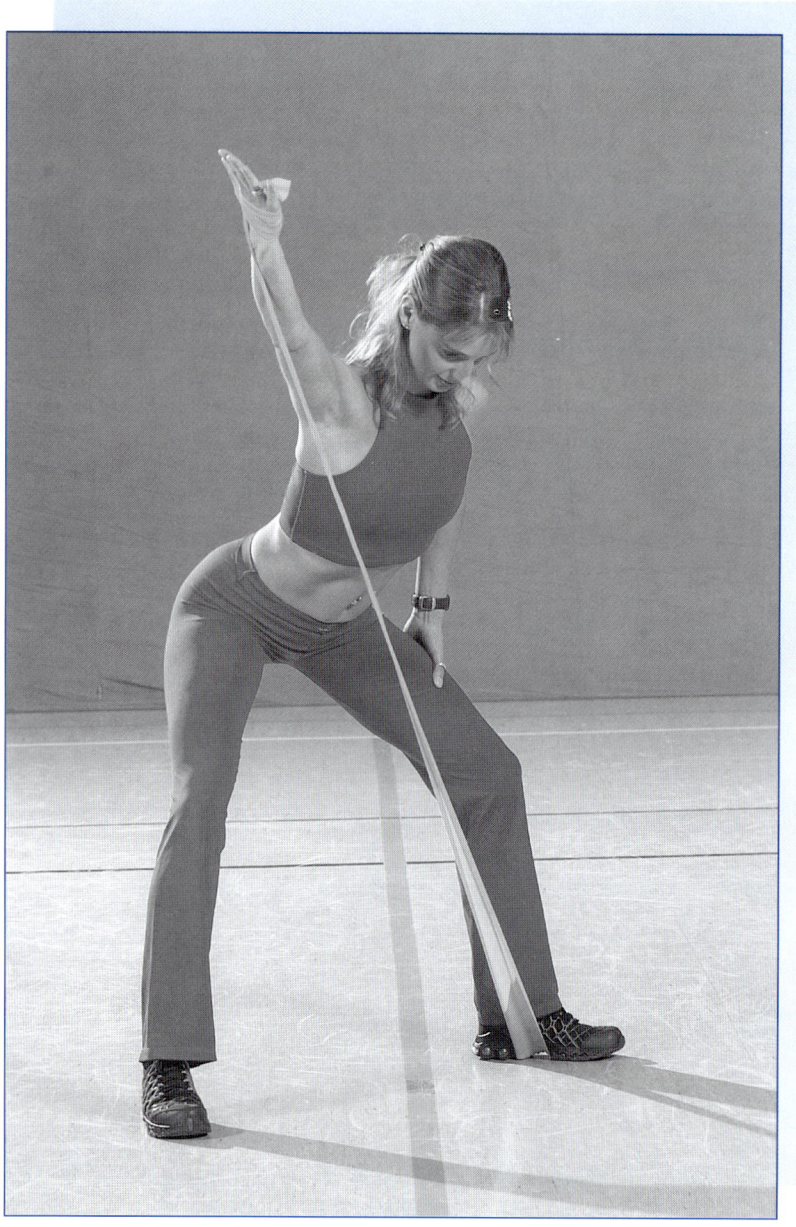

•••••

6 Workout

6.1 Krafttraining in Theorie und Praxis

Die Kraft spielt als Grundfähigkeit in vielen Sportarten eine große Rolle. Im Leistungssport bildet das Krafttraining seit Jahren einen festen Bestandteil des Trainingsprogramms, während seine positiven Einflüsse auf die Leistungssteigerung und das allgemeine Wohlbefinden im gesundheitsorientierten Sport sowie im Fitnessbereich lange unterbewertet wurden.

6.1.1 Ziele des Krafttrainings

Ziele

Im Gesundheits- und Fitnesstraining dient das regelmäßige Krafttraining dem Erhalt und der Steigerung der Leistungsfähigkeit sowie der Verbesserung der Belastbarkeit des Haltungs- und Bewegungsapparats. Für viele Fitnessbegeisterte ist die Körperformung ein wichtiges Trainingsziel. Ein ausgewogenes Krafttraining wirkt neuromuskulären Dysbalancen entgegen, die durch lang andauernde, einseitige Fehlbelastungen im Alltag oder durch Schonhaltungen entstanden sind. Untersuchungen ergaben, dass ab dem 30. Lebensjahr die Kraftfähigkeit des Menschen auf Grund der hormonellen Umstellung und der Reduzierung der Alltagsbelastung (Bewegungsmangel) kontinuierlich abnimmt. Durch regelmäßiges Krafttraining wird diesem Prozess entgegengewirkt.

Ziel Körperformung	• Definition der Muskulatur und der Körperform. • Aufbau qualitativ verbesserter Muskulatur => Erhöhung des Grundumsatzes => Verringerung des Körperfettanteils.
Präventive Ziele	• Haltungsverbesserung und Haltungsaufbau. • Erhalt und Verbesserung der Belastbarkeit des Stütz- und Bewegungsapparats. • Verringerung des Verletzungsrisikos im Sport und im Alltag. • Osteoporoseprävention. • Ausgleich von neuromuskulären Dysbalancen. • Kompensation der Kraftabnahme und Aufbau der Kraftfähigkeiten im fortschreitenden Alter.
Psychische Effekte	• Entwicklung von Körperbewusstsein. • Verbesserung der Körperwahrnehmung. • Steigerung des Selbstbewusstseins. • Verbesserung des körperlichen Wohlbefindens.

Tab. 13: Übersicht der Ziele im Krafttraining im Aerobic-Workout (verändert nach: BOECKH-BEHRENS & BUSKIES, 2000)

6.1.2   Grundlagen des Krafttrainings

6.1.2.1 Die Kraftfähigkeiten

 Motorische Grundkomponenten

In der Trainingspraxis unterscheidet man die Kraftfähigkeiten in

- Maximalkraft
- Schnellkraft
- Reaktivkraft
- Kraftausdauer.

Zum näheren Verständnis werden nachfolgend die vier Kraftfähigkeiten kurz erläutert:

 Maximalkraft

Maximalkraft ist die größtmögliche Kraft, die sowohl in dynamischer als auch in statischer Form willkürlich gegen einen Widerstand ausgeübt werden kann. Sie hängt vom Muskelquerschnitt und von der intramuskulären Koordination ab.

> **i** Der Muskelquerschnitt wird bestimmt durch die Anzahl und Dicke der Muskelfasern.
>
> Die intramuskuläre Koordination ist das Zusammenspiel der einzelnen Muskelfasern innerhalb eines Muskels.

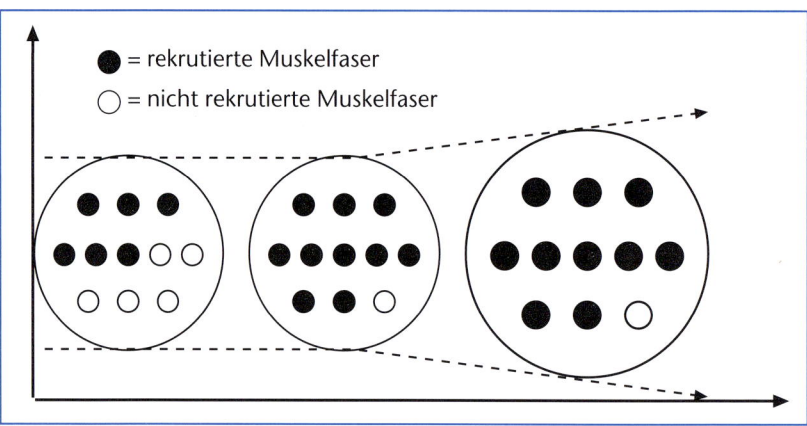

Abb. 20: Mechanismus des Krafttrainings (WEINECK, 2000)

Bevor es zum Dickenwachstum der Muskelfasern (Hypertrophie) kommt, verbessert sich im Trainingsprozess zuerst die intramuskuläre Koordination durch eine vermehrte Innervation von Muskelfasern.

Absolutkraft

Ein Teil der Kraft kann willentlich aktiviert werden (bei nicht speziell krafttrainierten Personen bis 70 %, bei Krafttrainierten bis 90 %). Der Rest wird als *autonome Reserve* oder *Kraftdefizit* bezeichnet. Diese steht uns nur in lebensbedrohlichen Situationen zur Verfügung. Maximalkraft plus autonome Reserve gibt die **Absolutkraft**.

Absolutkraft = autonome Reserve + Maximalkraft

Schnellkraft

Schnellkraft ist die Fähigkeit des neuromuskulären Systems, einen möglichst großen Kraftstoß innerhalb einer kurzen Zeit zu entfalten, d. h., den Körper oder Geräte mit möglichst großer Geschwindigkeit zu bewegen. Sie ist hauptsächlich abhängig von der intramuskulären Koordination.

Reaktivkraft

Reaktivkraft

„In Reaktivbewegungen, wie bspw. Niedersprüngen, Absprüngen mit Anlauf, schnellenden Liegestützen und schnellen Laufschritten tritt der sog. Dehnungs-Verkürzungs-Zyklus auf. Es kommt hierbei zunächst zu einer kurzen exzentrischen Dehnung der Muskulatur, verbunden mit einem eigenständigen Innervations- und Elastizitätsverhalten, dann zur konzentrischen Phase, in die die Wirkung der Voraktivierung, die gespeicherte elastische Spannungsenergie und Wirkung der Reflexinnervation aus der vorhergehenden Phase eingehen. Entscheidend für das Ergebnis sind hier neben den Faktoren Muskelfaserquerschnitt und Zusammensetzung, das Elastizitäts- und Innervationsverhalten von Muskeln, Sehnen und Bändern. Dieses Elastizitäts- und Innervationsverhalten wird auch als reaktive Spannungsfähigkeit bezeichnet, sie ist die Grundvoraussetzung der Reaktivkraft" (GROSSER & STARISCHKA & ZIMMERMANN, 2001).

„...Nach Bührle (1989) kann die Reaktivkraft auch als eine Sonderform bzw. als Teilkomponente der Schnellkraft gesehen werden (insbesondere bei Sprungformen)" (EHLENZ, 1998).

Kraftausdauer

Kraftausdauer ist die Widerstandsfähigkeit der Muskulatur gegenüber Ermüdung bei lang andauernden oder sich wiederholenden Kraftleistungen.

In der Trainingspraxis unterscheiden JANDA (1985) und SAHRMANN (1992) die Muskulatur in Stabilisatoren und Mobilisatoren. BERGMARK (2000) betrachtete die Muskulatur nach ihrer Lage und Funktion und unterteilte in lokale und globale Muskulatur. COMERFORD & NOTTRAM (2000) entwickelten beide Betrachtungsweisen weiter:

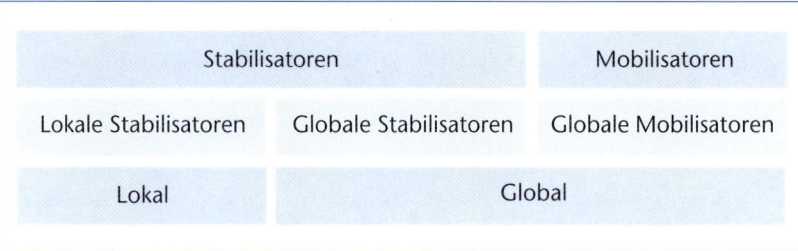

Stabilisatoren		Mobilisatoren
Lokale Stabilisatoren	Globale Stabilisatoren	Globale Mobilisatoren
Lokal	Global	

Abb. 21: Einteilung der Muskulatur in Stabilisatoren und Mobilisatoren (verändert nach: COMERFORD & NOTTRAM, 2000)

Stabilisatoren

- Muskeln mit stabilisierender Wirkung auf die Gelenke (Stabilisatoren). Sie sind eingelenkig, segmental und tief liegend. Sie arbeiten exzentrisch, um Bewegungen zu kontrollieren und haben statische Haltekapazität. Zum Beispiel: M. transversus abdominis. Ihre Ansteuerung gelingt bei Übungen mit einer Intensität bis annähernd 30 % der Maximalkraft.

Mobilisatoren

In der Sportwissenschaft wird zur Abgrenzung von Kraft und Ausdauer in der Regel erst von einer Intensität ab 30 % der Maximalkraft von Kraftausdauer gesprochen. Dies trifft nur auf das Kraftausdauertraining der Mobilisatoren zu.

- Muskeln mit bewegender Wirkung auf die Gelenke (Beweger/Mobilisatoren). Sie sind häufig zweigelenkig, multisegmental und oberflächlich liegend. Sie arbeiten konzentrisch mit Bewegungsbeschleunigung und entwickeln große Kraft. Diese werden durch Übungen im Kraftausdauerbereich ab einer Intensität von 30 % der Maximalkraft trainiert.

6.1.2.2 Arbeitsweisen der Muskulatur

Dynamische und statische Arbeitsweise der Muskulatur

Es wird zwischen einer **dynamischen** (bewegenden) und **statischen** (haltenden) Arbeitsweise der Muskulatur unterschieden. Dabei lässt sich die dynamische Arbeitsweise in **konzentrische** und **exzentrische** Muskelaktionen untergliedern.

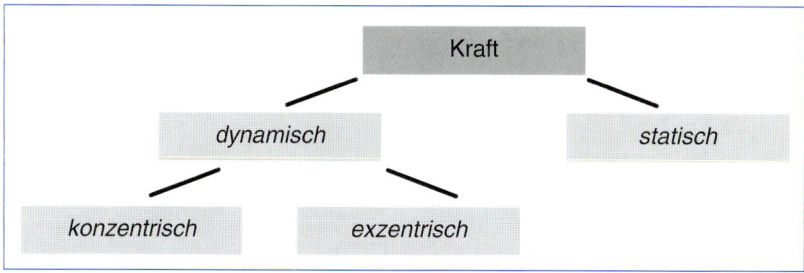

Abb. 22: Arbeitsweisen der Muskulatur

Die dynamisch-konzentrische Muskelarbeit wird als der positive Arbeitsweg der Muskulatur beschrieben. Man bezeichnet sie auch als *überwindende* Kraft. Hierbei verkürzt sich der Muskel während der Kraftleistung, d. h. Ansatz und Ursprung des Muskels nähern sich. Dabei ist die aufgewendete Kraft größer als der vorgegebene Widerstand (überwindende Muskelarbeit), zum Beispiel das Anheben einer Hantel.

Die dynamisch-exzentrische Arbeitsweise wird auch als *negative* bzw. *nachgebende* Kraft bezeichnet. Hierbei verlängert sich der Muskel unter Spannung, d. h. Ansatz und Ursprung entfernen sich voneinander. Die angewandte Kraft ist geringfügig geringer als der vorgegebene Widerstand (nachgebende Muskelarbeit), zum Beispiel das Absenken einer schweren Hantel. In der exzentrischen Phase entwickelt der Körper, je nach Muskel, 15-40 % höhere Kräfte als in der konzentrischen Phase der Muskelkontraktion (BOECKH-BEHRENS & BUSKIES, 2000). Kann ein Sportler beispielsweise beim *Biceps Curl* maximal eine 10 kg Hantel anheben (konzentrische Muskelarbeit), so kann er bei der exzentrischen Kraftleistung eine 14 kg Hantel kontrolliert absenken.

Die statische Arbeitsweise wird auch als *haltende* Kraft bezeichnet. Die Entfernung zwischen Ursprung und Ansatz bleibt gleich. Auf Grund dieser gleich bleibenden Muskellänge heißt diese Arbeitsweise auch *isometrisch*. Die angewandte Kraft ist dem vorgegebenen Widerstand gleich.

6.1.2.3 Trainingsprinzipien

Um die Ziele im Krafttraining zu erreichen, müssen in einem angemessenen Trainingsprozess verschiedene allgemeine Prinzipien beachtet werden. Hierzu gehören unter anderem:

Prinzip des trainingswirksamen Reizes

Prinzip des trainingswirksamen Reizes
Passe den Belastungsreiz immer dem aktuellen Trainingsziel an. Erst dann ist eine Leistungssteigerung zu erwarten.

So gilt für die Stabilisatoren das Training mit sehr geringer Intensität: Kraftaus-dauertraining bis 30 % der Maximalkraft – *Low Load*.

Für die Gruppe der Mobilisatoren lautet die Empfehlung: Steigere die Trainingsintensität! Überschreite die untere Grenze zum Kraftausdauertraing von 30 % der Maximalkraft – *High Load*! Orientiere dich an der Obergrenze von 50 % der Maximalkraft! Wird diese Grenze überschritten, zielt das Training in eine andere Kraftfähigkeit (z. B. zum Muskelaufbautraining). Bei sehr hohen Trainingsbelastungen ohne vorherige Adaptationsphase besteht die Gefahr des **Übertrainings** (Leistungsstagnation oder Leistungsrückgang) oder der Überlastung der passiven Strukturen.

Steuere die Trainingsintensität ganz klar nach Trainingszielen! Erst dann ist eine Leistungssteigerung zu erwarten.

Prinzip der Superkompensation

Prinzip der Superkompensation

Der menschliche Organismus reagiert auf körperliche Belastungen mit biologischen Anpassungsvorgängen (Adaptationen).

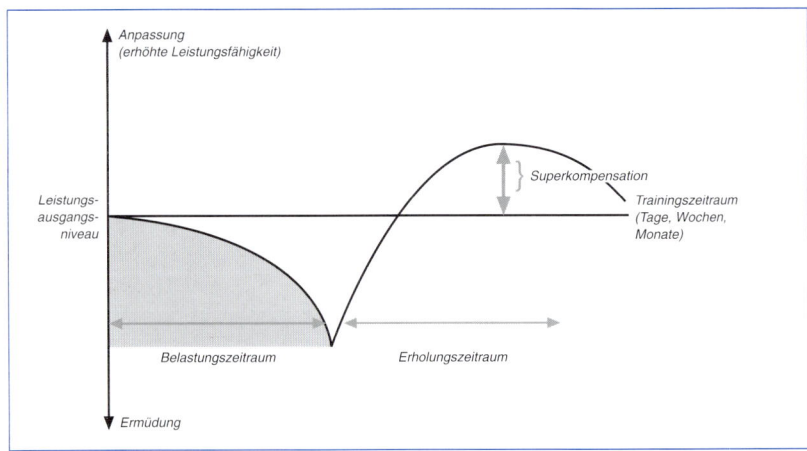

Abb. 23: Modell der Superkompensation (verändert nach: BOECKH-BEHRENS & BUSKIES, 2000)

Das Modell zeigt beispielhaft die Leistungssteigerung nach dem Prinzip der Superkompensation. Jeder Trainingsreiz löst in den beanspruchten Strukturen eine Anpassungsreaktion über das Ausgangsniveau hinaus aus. Somit ist die belastete Struktur (in diesem Fall der Energiespeicher) auf eine erneute Beanspruchung besser vorbereitet. Dabei ist zu beachten, dass die Anpassungen durch das Training sehr individuell sind und von vielen weiteren Faktoren wie zum Beispiel Alter, Geschlecht, Trainingszustand abhängen. Jede belastete Struktur benötigt unterschiedliche Regenerationszeiten, um eine Superkompensation zu gewährleisten. Für das Kraftausdauertraining im Aerobic-Training empfehlen wir eine Regenerationszeit von mindestens 24-72 Stunden.

Prinzip der progressiven Belastungssteigerung

Prinzip der progressiven Belastungssteigerung

Die Geschichte von Milon von Kroton (500 v. Chr.)
„Milon hat jeden Tag ein junges Kälbchen, das nicht laufen wollte, auf seinen Schultern zur Weide getragen. Mit der Zeit wurde das junge Tier ständig schwerer und schließlich konnte Milon einen ausgewachsenen Stier tragen. Durch seine Kraft war er im olympischen Ringkampf lange Jahre unbesiegt"
(verändert nach: GOTTLOB, 2001).

Im Verlaufe eines regelmäßigen Krafttrainings nimmt die Kraftfähigkeit zu. Die gewählten Gewichte (Widerstände) werden in Abhängigkeit vom Trainingsziel dem neuen Leistungsniveau kontinuierlich angepasst. Bleiben die Trainingsbelastungen über einen längeren Zeitraum konstant, verlieren sie ihre Wirksamkeit hinsichtlich der Leistungssteigerung. Gleich bleibende Belastungen tragen somit lediglich zum Erhalt der Leistungsfähigkeit bei.

Prinzip der Belastungsvariation

Prinzip der Belastungsvariation
Ab einer bestimmten Leistungshöhe stellt die Belastungsvariation eine Voraussetzung zur weiteren Leistungssteigerung dar. Sie sollte vor allem dann zur Anwendung gebracht werden, wenn mit der progressiven Belastungssteigerung keine weitere Leistungsverbesserung zu erreichen ist.

Dies kann wie folgt geschehen:

- Anwendung von verschiedenen Rhythmusvariationen (Veränderung der Bewegungsgeschwindigkeit).
- Wechsel der Trainingsform (Satztraining oder Circuittraining, Wechsel vom Bauch-Beine-Po-Training zum Langhanteltraining).
- Veränderung der Wiederholungszahl (20 WH oder 40 WH).
- Veränderung der Übungsauswahl (Schwierigkeitsgrad durch Hebel oder Zusatzgeräte verändern).

6.1.3 Trainingssteuerung und Methoden des Kraftausdauertrainings

Im gesundheitsorientierten Aerobic-Training ist vor allem das Kraftausdauertraining von Bedeutung.

Durch gezieltes Einsetzen von Wiederholungszahl, Zeitumfang und Intensität erreichen wir die optimalen Trainingsziele:

Trainingsziel	Wiederholungsanzahl	Zeitumfang	Intensität
Maximalkraft	Niedrig	Kurz	Maximal
Muskelaufbau	Mittel	Mittel	Mittel-hoch
Kraftausdauer (Mobilisatoren)	Hoch	Lang	Niedrig
Stabilisatorentraining	Niedrig	Kurz	*Super*niedrig

Folgende Trainingsparameter gilt es, für die Trainingssteuerung im Kraftausdauertraining im Besonderen zu betrachten:

- Belastungsintensität (Anstrengungsgrad einer Übung).
- Belastungsdauer (Zeitspanne eines Satzes).
- Belastungsumfang (Widerstand x Wiederholungen in einem Satz).
- Belastungsdichte (Pausenzeiten zwischen den Sätzen).
- Trainingshäufigkeit (Trainingseinheiten pro Woche).

6.1.3.1 Belastungsintensität

 Belastungsintensität

Am Anfang eines Krafttrainings bei Neueinstieg oder nach langer Trainingspause steht das Stabilisatorentraining. Mit sehr geringen Trainingsintensitäten (*Low Load*) wird ein Ansteuerungstraining (Körperspannungstraining in instabilen Positionen) durchgeführt. Erst nach erfolgreicher Rekrutierung der Stabilisatoren kann ein Mobilisatorentraining angeschlossen werden. Vernachlässigt der Trainingsprozess diese erste Phase der Anpassung, überlagert im weiteren Trainingsverlauf die Aktivität der Mobilisatoren die Ansteuerung der Stabilisatoren. Ein Training ohne vorherige Ansteuerung der Stabilisatoren ist die Folge, was Gelenkverletzungen durch Gelenk- und Wirbelsäuleninstabilitäten nach sich ziehen kann.

Auch in der Stundenplanung steht das koordinativ anspruchsvolle Stabilisatorentraining zu Beginn der Kräftigungseinheit.

Im Anschluss folgt das Training der Mobilisatoren. Gesteigerte Intensitäten von 30-50 % der Maximalkraft (*High Load*) rufen die Anpassungserscheinungen für die Mobilisatoren hervor.

In der trainingswissenschaftlichen Literatur wird die Trainingsintensität als % der Maximalkraft beschrieben. In unseren Aerobic-Stunden ist diese Vorgehensweise zum Scheitern verurteilt. Es besteht im Aerobic-Training keine Möglichkeit für die Anwendung von Maximalkrafttests. Zur Messung der Maximalkraft bedarf es einer Geräteanordnung, in der es möglich ist, mit nur einer Wiederholung ein maximales Gewicht zu bewältigen. Vom Gewichtsmaximum werden prozentual die Trainingsgewichte errechnet. Nehmen wir an, die Maximalkraftleistung eines Sportlers beim Latissimustraining am Fitnessgerät ist 100 kg. Seine extensive Kraftausdauerfähigkeit trainiert er mit 30 % der Maximalbelastung, d. h., er macht 40 Wiederholungen mit 30 kg. Eine solche Kiloeinteilung ist in der Aerobic nicht praktikabel. Meist arbeiten wir mit dem eigenen Körpergewicht oder einem Gummiwiderstand (z. B. Physioband). Eine klare Prozentangabe der Maximalkraft ist daher nicht möglich.

Wiederholungsmaximum

Wiederholungsmaximum (WHmax)

Ein Wiederholungsmaximum beschreibt den Widerstand, der mit einer festgelegten Wiederholungszahl bewältigt werden kann, jedoch keine weitere Wiederholung zulässt.

Zwischen Trainingsintensität und maximaler Wiederholungszahl besteht ein Zusammenhang.

Wie bereits erläutert, beschreibt eine einmalige Wiederholung einer Übung mit dem individuell größtmöglichen Gewicht die Maximalkraft. Ein Maximalkrafttraining wird mit submaximalen Widerständen bei ca. 80 % der maximalen Leistungsfähigkeit mit ca. acht Wiederholungen durchgeführt.

Mit Abnahme der Trainingsintensität (% der Maximalkraft) erhöhen sich im weiteren Verlauf die möglichen Wiederholungszahlen. Bei einem Krafteinsatz von 50 % der Maximalkraft (intensives Kraftausdauertraining) sind ca. 20 Wiederholungen bis zur Muskelermüdung möglich. Bei einer 30 %igen Trainingsintensität (extensives Kraftausdauertraining) können hingegen 40 Wiederholungen ein und derselben Übung durchgeführt werden, bevor sich eine Muskelermüdung einstellt.

% der Maximalkraft	100 ...	80 ...	75 ...	60 ...	50 ...	30 ...
Individuelle maximale Wiederholungszahl	1 ...	8 ...	10 ...	16 ...	20 ...	40

Tab. 14: Wahl der Belastungsintensität (verändert nach: FLECK & KRAEMER, 1987)

Eine Intensitätssteuerung über das Wiederholungsmaximum einer Übung wird möglich.

> ℹ️ Ein Wiederholungsmaximum beschreibt eine **festgelegte** Wiederholungszahl einer Übung bis zur Muskelermüdung.

Nach dem Durchlaufen der Wiederholungen ist die muskuläre Ermüdung erreicht. Es wird ein Widerstand gewählt, der für die genannte Wiederholungszahl (z. B. 20 WH) bewältigt werden kann, jedoch keine weitere Wiederholung (21 WH) zulässt.

In einer Trainingseinheit mit einer Gruppe muss das Wiederholungsmaximum für alle Übenden gleich sein, damit ein einheitliches Trainingsziel gesichert ist. Dies stellt an den Trainer die Aufgabe, mehrere Schwierigkeitsstufen (Levels) für die unterschiedlichen Leistungsniveaus in der Gruppe anzubieten. Eine gute Erklärung der unterschiedlichen Steuerungsmöglichkeiten innerhalb einer Übung motiviert den Teilnehmer zur Eigensteuerung. Durch die vorherige Angabe des Wiederholungsmaximums oder bei Rhythmusvariationen einer Übung, durch die Angabe der Trainingszeit (s. Kap. 6.1.3.2 „Belastungsdauer"), können die Trainierenden auch noch im Übungsverlauf in eine leichtere oder intensivere Schwierigkeitsstufe wechseln. Wichtig allein bleibt, dass die individuelle Ermüdung beim Erreichen des Wiederholungsmaximums bei jedem Teilnehmer in der Gruppe gleichermaßen erreicht ist.

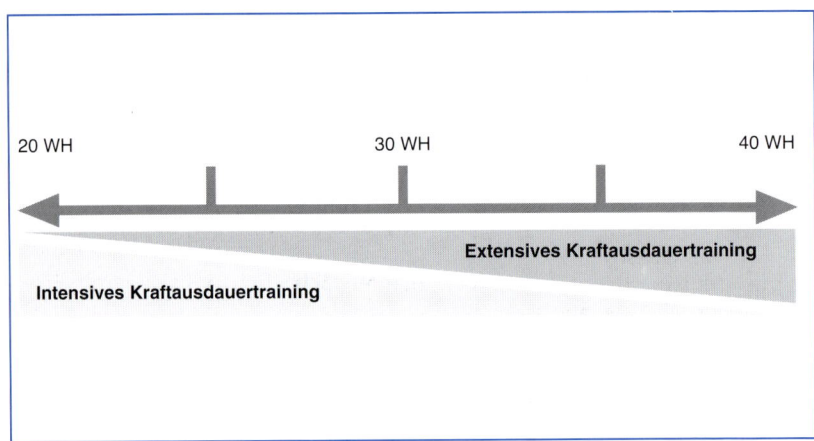

Abb. 24: Kontinuum der Wiederholungszahlen im extensiven und intensiven Kraftausdauertraining für die Mobilisatoren

Differenzierung der Übungen

Beispiel 1
Beim Abduktorentraining in der Seitlage entsteht bei einer heterogenen Gruppe folgende Situation:

- Einige Teilnehmer sind bei korrekter Ausführung überfordert und schaffen deshalb keine 20 Wiederholungen.
- Einige Teilnehmer sind gut ausgelastet und schaffen 20-40 Wiederholungen.
- Einige Teilnehmer sind unterfordert und schaffen mehr als 40 Wiederholungen.

Für das Trainingsziel ziehen wir folgenden Schluss: Alle Teilnehmer, die unterhalb der 20 WH-Grenze ermüdet sind, lagen im Trainingsbereich für den Muskelaufbau, weniger für den Bereich Kraftausdauer. Diejenigen, die bei 40 Wiederholungen aufhörten, jedoch mehr geschafft hätten, laufen Gefahr, auf Dauer unterschwellig zu trainieren. Der mangelnde Trainingsreiz würde langfristig keine weitere Anpassung hervorrufen.

Damit möglichst viele Teilnehmer zielgerecht trainieren, muss die Grundübung differenziert werden. In diesem Beispiel ist das durch die Hinzunahme eines Gummiwiderstands möglich:

Stufe 1: Das Spielbein ist in Verlängerung des Oberkörpers ausgestreckt.
Stufe 2: Das Spielbein ist in Verlängerung des Oberkörpers ausgestreckt und ein Physioband ist um die Beine fixiert.
Stufe 3: Veränderung des Stärkegrads des Physiobands.

Beispiel 2
Der Deltamuskel (mittlerer Anteil/Pars acrominalis) wird durch Seitheben der Arme mit einer 2-kg-Hantel in der Gruppe trainiert.

Auch hier entsteht eine heterogene Situation, was die Zielvorgabe der Wiederholungen betrifft.

Der Trainer sollte den Teilnehmern mehrere Schwierigkeitsgrade, zum Erreichen der Zielvorgabe, anbieten:

Stufe 1: *Upright Row:* Die Arme werden gebeugt bis zur Schulterhöhe angehoben, Ellbogen zeigen zur Seite, dabei bleibt die Schulter tief, die Hanteln berühren sich.
Stufe 2: Seitheben mit kurzem Hebel: Arme werden bis zur Schulterhöhe zur Seite geführt, dabei sind die Arme im Ellbogengelenk 90° angewinkelt (horizontale U-Halte).

147

Stufe 3: Seitheben der Arme bis zur Schulterhöhe mit ausgestreckten Armen (langer Hebel), Ellbogen leicht gebeugt.

Gleichzeitig besteht bei dieser Übung auch die Möglichkeit, das Gewicht der Hanteln entsprechend zu verändern.

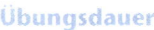

Schwierigkeitsstufen (Level)

Folgende Regeln sind beim Anbieten von verschiedenen Schwierigkeitsstufen zu beachten:

- Die Übungsvarianten sollten vor Beginn des Satzes erläutert und demonstriert werden.
- Der Teilnehmer entscheidet selbstständig, welche Variante zu welcher Zeit angebracht ist.
- Entsprechend den persönlichen Kraftreserven im Trainingssatz, wird mit der individuell gewählten schwierigsten Variante begonnen und es darf so weit erleichtert werden, dass die Zielwiederholungszahl erreicht werden kann. Zeigt sich zum Ende der Belastung eine Kraftreserve, kann jederzeit das Schwierigkeitslevel auch wieder angehoben werden.

6.1.3.2 Belastungsdauer

Übungsdauer

Der Intensitätssteuerung über das Wiederholungsmaximum liegt eine kontinuierliche Bewegungsgeschwindigkeit bei konstantem Bewegungsradius zu Grunde. Im Kraftausdauertraining wird sowohl der Rhythmus als auch der Bewegungsradius einer Übung variiert.

Eine Intensitätssteuerung über die Übungsdauer (Minutenangabe) wird notwendig.

Bei einer Musikgeschwindigkeit von 123 bpm dauert eine Bewegungswiederholung ca.vier 4 Sekunden (8 Beats), d.h. die Übungsdauer bei 20-40 WH liegt zwischen 1,5 und 2,5 Minuten.

Dieses Zeitraster wird für die Übungen zu Grunde gelegt. Innerhalb des Zeitrahmens können verschiedene Rhythmusvariationen (s. Kap. 6.1.4.3 „Arbeit mit der Musik") und Veränderungen des Bewegungsradius angeboten werden.

6.1.3.3 Belastungsdichte

Neben der Belastungsintensität ist die Pausenlänge zwischen den Sätzen einer Übung von entscheidender Bedeutung.

Zwei Trainingsmethoden sind für das Kraftausdauertraining in der Aerobic interessant:

Satztraining und **Circuittraining**.

Satztraining

Satztraining

Definition: Ein Satz bedeutet *einen* Übungsdurchgang bis zum Erreichen des Wiederholungsmaximums oder der Zeitvorgabe. Im Satztraining werden meist mehrere Sätze einer Übung mit entsprechender Pausenlänge hintereinander ausgeführt.

Im Kraftausdauertraining sind 2-4 Sätze mit einer Pausenlänge bis zu einer Minute interessant.

Einsatztraining

Das Einsatztraining ist eine verbreitete Variante in der Aerobic-Stunde. Beim Einsatztraining sind folgende Aspekte in der Trainingsanwendung zu beachten:

- Bei Untrainierten bietet das Einsatztraining in den ersten Trainingswochen den optimalen Trainingseinstieg.
- Der Zeitersparnisfaktor ist hoch, so kann in einer Trainingseinheit ein Ganzkörperprogramm mit vielen verschiedenen Übungen absolviert werden.
- Ein Nachteil liegt in der schnellen Stagnation der Leistung.
- Es erfüllt die Anforderungen zum Aufbau und Erhalt einer Muskelkraft, die den normalen Alltagsbelastungen gerecht wird.

Mehrsatztraining

Das Mehrsatztraining ermöglicht eine Leistungssteigerung über eine solide Basiskraft hinaus.

Circuittraining

Circuittraining

Im Circuittraining wird von einer Übung zur nächsten gewechselt und je ein Satz ausgeführt. Alle Übungen sind unmittelbar aneinander gereiht, ohne dass eine definierte Pause eingehalten wird. Es werden 2-3 Durchgänge mit 6-12 Übungsstationen pro Trainingseinheit durchlaufen.

Es ist sowohl ein Training in der offenen Gruppenaufstellung als auch im traditionellen Kreistraining möglich. Bei der Anordnung der Stationen im Kreis können die Teilnehmer alleine, zu zweit oder in kleinen Gruppen von einer Station zur anderen wechseln.

Die undefinierte Pausenlänge legt zwei Grundprinzipien zu Grunde. Eines davon muss Anwendung finden, damit ein trainingswirksamer Wechsel der Muskelgruppen gewährleistet ist:

- Trainiere aufeinander folgend nur entfernt liegende Muskelgruppen (Oberkörper/Unterkörper).
- Trainiere Agonist und Antagonist nacheinander.

Station 1: Seitheben mit Hanteln/Schultermuskulatur.
Station 2: *Squat* mit Physioband/Beinmuskulatur.
Station 3: *Flys* mit Hanteln in Rückenlage/Brustmuskulatur.
Station 4: Schräge *Crunches*/schräge Bauchmuskulatur.
Station 5: *Triceps Extensions* mit Hanteln/Armmuskulatur.
Station 6: Abspreizen des Beins im Stand gegen das Physioband/Beinmuskulatur.

 Planungshilfen für ein Circuittraining

Hilfen zur Planung eines Circuittainings in Kreisform:

- Aufbau der Stationen je nach Gerätebedarf vor Stundenbeginn und gemeinsamer Abbau mit der Gruppe am Stundenende (Zeitaufwand für Auf- und Abbau in den Stundenablauf einplanen).
- Besprechung der Stationen unter Bekanntgabe der Belastungs- sowie der Pausenzeiten.
- Erklären der Stationsreihenfolge (z. B. Wechsel im Uhrzeigersinn).
- Hinweise zur Bewegungsausführung geben (für jede Übung eine Karte anlegen mit Abbildung und kurzer Übungsbeschreibung als Erinnerungshilfe für die Teilnehmer an den Stationen).
- Sicherung der Bewegungsausführung durch Selbst- oder Partnerkontrolle erleichtern (Trainerkontrolle ist in dieser Organisationsform sehr schwer möglich).

6.1.3.4 Trainingshäufigkeit

 Trainingshäufigkeit

Die Trainingshäufigkeit bezeichnet die Anzahl der Trainingseinheiten pro Woche. Untrainierte Personen sollten nach kurzer Anpassungszeit zwei Trainingseinheiten pro Woche zur Leistungssteigerung durchführen. Bei besser trainierten Fitnesssportlern reicht dies nicht mehr aus. Sie sollten 3 x pro Woche ihre Kraftfähigkeiten trainieren. Im Leistungssport kann dies bis zum sechsmaligen Training pro Woche ausgebaut werden. Ein Regenerationstag ist Pflicht.

Hierbei kommt es zu einem so genannten *Splitt-Training*, dabei werden in jeder Trainingseinheit andere Schwerpunkte gesetzt: z. B. einen Tag Schwerpunkt Beinmuskulatur und Rückenmuskulatur, am anderen Tag Brustmuskulatur und Bauchmuskeln. Es besteht auch die Möglichkeit, die Trainingseinheiten mit unterschiedlichen Trainingsintensitäten oder, je nach Zielsportart, mit verschiedenen Trainingsschwerpunkten zu gestaltet. Jeder Trainer sollte seinen Teilnehmern ihren Fitnesslevels entsprechend, Empfehlungen für die Trainingshäufigkeit geben, damit das gesetzte Trainingsziel erreicht wird.

	Montag	Dienstag	Mittwoch	Donnerstag	Freitag	Samstag	Sonntag
Gesundheits-sportler	O		X		X		
Fitness-sportler	X		X		X	O	
Leistungs-sportler	X	X	X	X	X	X	

X = Trainingseinheit   O = zusätzliche Trainingseinheit

Tab. 15: Möglichkeiten der Trainingshäufigkeit, je nach Trainingszustand

6.1.4   Wichtige Faktoren zur Unterrichtspraxis

Bevor einige wichtige Hinweise zur Unterrichtspraxis gegeben werden, die jeder Trainer bei der Planung seiner Unterrichtsstunde beachten sollte, möchten wir zwei Trainingsprinzipien der Bewegungsausführung in den Vordergrund rücken:

6.1.4.1 Grundsätzliche Aspekte

Continuous Tension

1. Continuous Tension

Das wohl wichtigste Trainingsprinzip im Krafttraining ist das Aufrechterhalten der Muskelspannung während des gesamten Bewegungsablaufs. Bei kompletten Bewegungsabläufen empfindet der Trainierende nicht alle Abschnitte als gleich schwer. Auf Grund der sich verändernden Hebelverhältnisse ist in einigen Phasen der Bewegungen ein reduzierter Krafteinsatz notwendig.

Beispiel

Biceps Curls mit Hantel – bei aufrechtem Stand und angelegtem Ellbogen in der Taille entwickelt der M. biceps brachii bei einer Winkelstellung von 90° im

Ellbogengelenk seine größte Kraft. Bei jeder Abweichung von diesem Winkel nach oben oder nach unten reagiert der Muskel mit einer Verringerung seiner Spannung durch den sich verkürzenden Hebel. Nah an der Gelenkstreckung unten (nah am Körperlot) und in maximaler Beugestellung entwickelt der Muskel seine geringste Spannung.

Bei Zugübungen mit elastischem Widerstand liegt der Bewegungsabschnitt mit reduziertem Krafteinsatz im ersten Teil der Bewegung, da auf Grund des zunehmenden Widerstands des benutzten elastischen Widerstands ebenso die Muskelspannung steigt.

Beispiel

Training der Rückenstrecker und Außenrotatoren in Vorneige mit dem Physioband – nah am Bewegungsende (s. S. 166), bei über den Kopf in die Diagonale gestrecktem Arm, ist der Punkt der höchsten Muskelspannung.

Bei Druck- oder Stützübungen und Kniebeugen liegt die erleichterte Bewegungsphase in großen Gelenkstellungen, d. h. bei der Annäherung an die Gelenkstreckung.

„Wenn das Ziel die Steigerung der Trainingseffektivität ist, müssen Bewegungsabschnitte mit reduziertem Krafteinsatz vermieden werden" (BOECK-BEHRENS & BUSKIES, 2000).

 Range of Motion (ROM)

2. Full Range of Motion (Range of Motion = ROM)

Ein zweites Trainingsprinzip beschreibt die Bewegungsausführung über den gesamten zur Verfügung stehenden Bewegungsradius (bei Beibehaltung der muskulären Führung im Gelenk).

In unterschiedlichen Gelenkstellungen werden unterschiedliche Muskelfasern aktiviert. Damit der Muskel in allen seinen Anteilen trainiert wird und das Nervennetz, welches den Muskel inneviert, möglichst umfangreich verschaltet ist, wird die größtmögliche Bewegungsweite genutzt.

Folgende Frage drängt sich auf:

Wie kann ein trainingswirksamer Reiz gesetzt werden, der beide Trainingsprinzipien berücksichtigt?

Oberste Trainingspriorität erhält das *Dauerspannungsprinzip – Continuous Tension*. Ist der Spannungsaufbau in der Muskulatur in jeder Teilbewegung gewährleistet, kommt das zweite Prinzip – *Full Range of Motion* – zur Anwendung.

Tipps für die Trainingspraxis:

- Trainiere nach dem Prinzip der Dauerspannung.
  - Wähle ausschließlich Übungen, die dieses erste Trainingsgebot beherzigen.
  - Nutze die Punkte des maximalen Spannungsaufbaus über Rhythmusveränderungen und Einschränkung der Bewegungsamplitude.
- Trainiere ebenso nach dem Prinzip *Full Range of Motion* und nutze, unter Anwendung des Trainingsprinzip 1, die gesamte sinnvolle Bewegungsamplitude bei einer Übung aus.
- Nutze als Hauptarbeitsmittel bei Übungen mit dem eigenen Körpergewicht und bei Übungen mit Hanteln die Schwerkraft. => Die Erdanziehungskraft bildet den Trainingswiderstand bei der Übungsdurchführung, zum Beispiel wird beim *Biceps Curl* die Hantel gegen die Schwerkraft angehoben.
- Achte bei der Arbeit mit einem Gummiwiderstand (z. B. Physioband) darauf, dass der Zugwiderstand des Bandes der Zugrichtung des Muskels entspricht. => Zum Beispiel beim Training der Brustmuskulatur durch einen *Chest Press* mit dem Physioband kontrahiert sich die Brustmuskulatur gegen den Zugwiderstand des Bandes.
- Arbeite nach folgendem Prinzip:
  „Die korrekte Ausführung der Übungen hat oberste Priorität."
  Arbeite mit hoher Übungsqualität (Spannung).
- Organisiere deine Teilnehmer sinnvoll (s. Kap. 4.1.2.1 „Trainerpositionierung").
- Welche Zusatzgeräte werden eingesetzt? Beachte die entsprechenden Sicherheitsregeln.
- Achte auf rücken- und gelenkgerechtes Hinlegen, Hinsetzen und Aufstehen!
- Plane deine Übergänge!
- Erläutere und demonstriere die Übung und ihre Variationen klar und deutlich.
- Gebe deinen Teilnehmern während des Trainings Feedback: Wie viele Wiederholungen noch zu schaffen sind, welche Varianten für welches Level geeignet sind und gib ihnen Korrekturhinweise zur Bewegungsausführung.
- Wähle sinnvoll die zu trainierenden Muskelgruppen (Stabilisatoren oder Mobilisatoren).
- Wähle geeignete Übungen und Übungsschwerpunkte.
- Beachte die unterschiedliche Arbeitsweise der Muskulatur (statisch, dynamisch, exzentrisch, konzentrisch).

6.1.4.2 Zusatzgeräte

Einsatz von Zusatzgeräten

Das **Physioband** ist ein Latexband, welches unter Zugbelastung mit zunehmender Länge einen größeren Widerstand bietet, einsetzbar im Fitness- und Therapiebereich. Es ist sowohl offen als auch geschlossen mit einem Fixierclip nutzbar und ist in verschiedenen Stärken erhältlich.

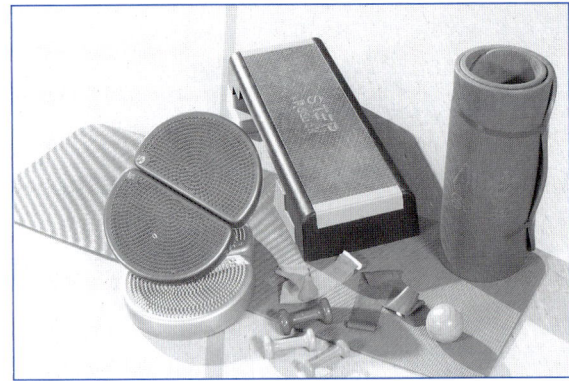

Zusatzgeräte

Das **Step**, ein überaus vielseitiges Trainingsgerät, etabliert als Ausdauergerät im Step-Training und als Trainingshilfsmittel im Kräftigungsbereich. Durch seine Höhenverstellbarkeit kann das Step variantenreich zum Sitzen, Liegen und im Stand genutzt werden.

Hanteln gibt es in verschiedenen Gewichtsstufen. Sie werden vorrangig bei Kräftigungsübungen für die oberen Extremitäten eingesetzt. Alternativ hierzu können die *Stonies* von TOGU eingesetzt werden.

Das **Aero Step XL** von TOGU ist ein Luftkissen, bestehend aus zwei getrennten Kammern und Massagenoppen. Einsetzbar für verschiedene Zielgruppen und unterschiedliche Übungen im Sensomotoriktraining, zur Gleichgewichtsschulung oder im Krafttraining.

Beim Einsatz von Zusatzgeräten sind folgende Regeln zu beachten:

- Überprüfe vor dem Gebrauch das Physioband auf Defekte (kleine Löcher u. Ä.).
- Achte auf die Stabilisierung der Handgelenke beim Einsatz von Gewichten (z. B. Hanteln).
- Achte auf eine sichere Lagerung der Geräte (z. B. während des Warm-ups, während anderer Übungen).

154

• Beachte beim Training mit dem **Aero Step XL:** Maximal 10-15 Minuten der Gesamttrainingszeit im Workout sollte der **Aero Step XL** zum Einsatz kommen. Die Übungsausführung sollte ohne **Aero Step XL** beherrscht werden, bevor die Übung mit **Aero Step XL** durchgeführt wird. Bei Ermüdung die Übung abbrechen und ohne **Aero Step** weitertrainieren. Durch die labile Trainingsfläche, die der **Aero Step XL** bietet, wird hauptsächlich die Sensomotorik angesprochen sowie die Stabilisations- und Mobilisationseffekte für die beanspruchten Muskeln und Gelenke, wenn diese durch blitzschnelle Reaktionen auf den Gleichgewichtsverlust reagieren müssen. Es kommt zu einer Verbesserung der Koordination und der Körperwahrnehmung.

6.1.4.3 Arbeit mit der Musik

Arbeit mit der Musik

Wie in jeder Phase der Aerobic-Stunde wird auch im Workout die Musikstruktur genutzt. Musik unterstützt den Bewegungsablauf und wirkt motivierend bei der Kraftanstrengung. Der Downbeat verleiht einer Bewegung einen Spannungsschub in der Muskulatur. Der Aerobic-Trainer nutzt diesen Bewegungsakzent bewusst zur Betonung des konzentrischen Arbeitswegs der Muskulatur, um die Bewegungsqualität zu sichern.

> **i**
> Wird während der nachgebenden Muskelarbeit ein Akzent gesetzt, zeigt die Trainingspraxis oft ein schwungvolles Arbeiten in den Gelenkanschlag hinein. Die Folgen sind Spannungsverlust der Muskulatur und eine hohe Gelenkbelastung.

Rhythmusvariationen

Der Einsatz von Rhythmusvariationen innerhalb einer musikalischen Phrase wirkt sich positiv auf die Rekrutierung der verschiedenen Muskelfasern aus. Bei Halteübungen (statische Muskelarbeit) werden vermehrt ST-Fasern (*Slow Twitch*) aktiviert. Je schneller die Bewegung wird, desto mehr verschiebt sich das Rekrutierungsverhältnis in Richtung der schnell zuckenden Muskelfasern – FT (*Fast Twitch*). Die Bewegungsgeschwindigkeit nimmt also Einfluss auf die Muskelfaseraktivierung innerhalb eines Muskels.

Das Training der Abduktoren könnte in der Seitlage zur Musik folgendermaßen aussehen.

155

Beispiel 1

Beat	1	2	3	4	5	6	7	8
Bewegung	Das Bein heben		Das Bein senken		Das Bein heben		Das Bein senken	
Arbeitsweise der Muskulatur	Dynamisch-konzentrisch		Dynamisch-exzentrisch		Dynamisch-konzentrisch		Dynamisch-exzentrisch	
Cue	Hoch		Tief		Hoch		Tief	

Beispiel 2

Beat		1	2	3	4	5	6	7	8
Bewegung		Das Bein heben				Das Bein senken			
Arbeitsweise der Muskulatur		Dynamisch-konzentrisch				Dynamisch-exzentrisch			
Cue	1. Var.	Hoch		Hoch		Tief		Tief	
	2. Var.	Hoch				Tief			

Beispiel 3

Beat		1	2	3	4	5	6	7	8
Bewegung		Das Bein heben						Das Bein senken	
Arbeitsweise der Muskulatur		Dynamisch-konzentrisch						Dynamisch-exzentrisch	
Cue	1. Var.	Hoch		Hoch		Hoch		Tief	
	2. Var.	Hoch						Tief	

Beispiel 4

Beat		1	2	3	4	5	6	7	8
Bewegung		Das Bein heben		Das Bein senken					
Arbeitsweise der Muskulatur		Dynamisch-konzentrisch		Dynamisch-exzentrisch					
Cue	1. Var.	Hoch		Tief		Tief		Tief	
	2. Var.	Hoch		Tief					

Beispiel 5

Beat		1	2	3	4	5	6	7	8
Bewegung		Das Bein heben		Das Bein halten		Das Bein halten		Das Bein senken	
Arbeitsweise der Muskulatur		Dynamisch-konzentrisch		Statisch		Statisch		Dynamisch-exzentrisch	
Cue	1. Var.	Hoch		Halten		Halten		Tief	
	2. Var.	Hoch		Halten				Tief	

6.1.5 Prioritätenkatalog der Muskulatur

Um zielgerichtet und effektiv die Trainingszeit im Workout für den Haltungsaufbau und zum Training der Kraftausdauer zu nutzen, muss der Trainer entscheiden, welche Muskelgruppen trainiert werden sollen und eine entsprechende Übungsauswahl treffen. Dabei kann die nachfolgende Einteilung der Muskulatur nach Trainingsprioritäten helfen. Muskeln, die zur Haltungsverbesserung und Rumpfstabilität beitragen, erhielten hierbei den Vorrang.

Muskeln der ersten Priorität

Erste Priorität:
Funktionsgruppe im Sinne der Körperaufrichtung:
Extensoren (Strecker), Außenrotatoren und Abduktoren

Muskel	Muskelanteile	Hauptfunktion
M. erector spinae (langer Rückenstrecker)	M. iliocostalis M. longissimus M. spinalis M. semispinalis M. multifidus Mm. intertransversarii Mm. interspinales Mm. rotatores	• Extension der WS • Lateralflexion der WS • Rotation der WS • Unterstützt die aufrechte Haltung!
M. trapezius (Trapezmuskel)	Pars transversus (mittlerer Anteil)	• Nähert die Schulterblätter der WS • Unterstützt die aufrechte Haltung!
	Pars ascendens (aufsteigender Anteil)	• Senkt die Schulterblätter. • Unterstützt die aufrechte Haltung!
Außenrotatoren	M. infraspinatus M. teres minor M. supraspinatus Unterstützend: M. deltoideus (Pars spinalis/hinterer Anteil)	• Außenrotation • Fixieren und stabilisieren den Oberarm in der Gelenkpfanne. • Schützen vor Schulterverletzungen. • Unterstützen die aufrechte Haltung!

Muskel	Muskelanteile	Hauptfunktion
Abduktoren	M. glutaeus minimus (kleiner Gesäßmuskel) M. glutaeus medius (mittlerer Gesäßmuskel) Anteilig: kranialer Teil (oberer Teil) des M. glutaeus maximus (großer Gesäßmuskel)	• Stabilisation des Hüftgelenks. • Abduktion des Beins
M. quadriceps femoris (vierköpfiger Ober- schenkelmuskel)	M. vastus medialis geringfügig beteiligt M. vastus lateralis (Kniestabilisatoren)	• Stabilisation des Kniegelenks • Führen der Patella (Kniescheibe) • Extension im Kniegelenk
Bauchmuskeln	M. transversus abdominis (querer Bauchmuskel) M. obliquus internus (schräger innerer Bauchmuskel)	• Bauchpresse • Spannung der Bauch- wand (formt die Taille) • Schützen die Eingeweide • Entlasten die WS erheblich (Thoraco- lumbale Verspannung).
Beckenboden- muskulatur	M. levator ani (innere Schicht) M. transversus perinei superficialis (mittlere Schicht) M. bulbospongiosus M. sphincter ani externus (äußere Schicht)	• Halt der Eingeweide. • Muskulärer Abschluss des Bauchraums nach unten. • Stütz der Genital- organe. • Schließen der Öffnungen von Harnröhre, Scheide und Enddarm und deren Halt in ihrer normalen Lage.

●●●●●

Zweite Priorität

Muskel	Muskelanteile	Hauptfunktion
M. glutaeus maximus (großer Gesäßmuskel)		• Extension im Hüftgelenk • Außenrotation
Bauchmuskeln	M. rectus abdominis (gerader Bauchmuskel)	• Beckenaufrichtung • Ventralflexion der WS • Hebt das Becken => nähert die Rippenbögen dem Schambein bzw. umgekehrt.
	M. obliquus externus (schräger äußerer Bauchmuskel)	• Lateralflexion • Rotation => ipsilateral (zur gleichen Seite); => kontralateral (zur Gegenseite).
M. latissimus dorsi (breiter Rückenmuskel)		• Adduktion des Arms zum Rumpf • Retroversion • Innenrotation des Arms
M. rhomboideus (Rautenmuskel)	M. rhomboideus minor M. rhomboideus major	• Fixiert das Schulterblatt am Rumpf. • Rotiert das Schulterblatt einwärts.

 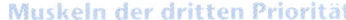
Dritte Priorität

Muskel	Muskelanteile	Hauptfunktion
M. biceps brachii (zweiköpfiger Oberarmmuskel)		• Flexion im Ellbogengelenk • Supination des Unterarms • Anteversion des Arms

Muskel	Muskelanteile	Hauptfunktion
M. triceps brachii (dreiköpfiger Oberarmmuskel)		• Extension im Ellbogengelenk • Retroversion des Arms • Adduktion des Arms
M. deltoideus (Schultermuskel)	Pars acrominalis (mittlerer)	• Abduktion des Arms
	Pars spinalis (hinterer)	• Retroversion des Arms
M. tibialis anterior (vorderer Schienbeinmuskel)		• Dorsalflexion im Sprunggelenk • Supination des Fußes

Muskeln der vierten Priorität

Vierte Priorität

Muskel	Muskelanteile	Hauptfunktion
M. pectoralis major (großer Brustmuskel)		• Adduktion des Arms aus allen Ebenen • Innenrotation des Arms
M. ischiocrurale (rückwärtige Oberschenkelmuskulatur)	M. biceps femoris M. semitendinosus M. semimembranosus	• Flexion im Kniegelenk • Extension im Hüftgelenk
Adduktoren	M. pectineus M. adductor brevis M. adducor longus M. adductor magnus M. gracilis	• Adduktion des Beins im Hüftgelenk • Hüftgelenks-stabilisation

• • • • •

Fünfte Priorität

Muskel	Muskelanteile	Hauptfunktion
M. triceps surae (dreiköpfiger Wadenmuskel)	M. gastrocnemius (Zwillingswadenmuskel)	• Plantarflexion im Fußgelenk • Flexion im Kniegelenk
	M. soleus (Schollenmuskel)	• Plantarflexion • Supination
M. quadriceps femoris (vierköpfiger Oberschenkelmuskel)	M. rectus femoris (gerader Oberschenkel-muskel, Kniestrecker)	• Extension im Kniegelenk • Flexion im Hüftgelenk
	M. vastus lateralis M. vastus intermedius (eingelenkige Knie-strecker + Stabilisatoren)	• Extension im Kniegelenk
M. trapezius (Trapezmuskel)	Pars descendens (absteigender Anteil)	• Elevation der Schulter
M. deltoideus (Schultermuskel)	Pars clavicularis (vorderer Anteil)	• Anteversion des Arms • Innenrotation des Arms

Anmerkung: Alle Fachbegriffe zu den Bewegungen der Extremitäten und des Rumpfes sind in Kap. 8 „Glossar" erklärt.

Nachgefragt

1. Welche Kraftfähigkeiten werden in der fitnessorientierten Aerobic trainiert?
2. Mit welcher Trainingsintensität werden die Muskeln der Gruppe der Stabilisatoren trainiert?
3. Welche Trainingsintensität liegt beim Kraftausdauertraining der Mobilisatoren zu Grunde?
4. Welche Arbeitsweisen der Muskulatur sind dir bekannt?
5. Beschreibe das Prinzip der Belastungsvariation.
6. Was besagt das Wiederholungsmaximum in Bezug auf das Kraftausdauertraining?
7. Nenne drei Levels zur Intensitätssteuerung in heterogenen Gruppen beim Abduktorentraining in Seitlage.
8. Welche Trainingsmethoden zum Kraftausdauertraining kennst du?
9. Was besagt das Prinzip *Continuous Tension*?

6.1.6 Übungskatalog (Krafttraining)

Die wichtigste Regel in der Durchführung von Muskelkräftigungsübungen lautet: Die korrekte Ausführung der Übungen hat oberste Priorität. Daher sollten wir uns die wichtigsten Grundsätze der Haltung vor der Durchführung einer Übung in Erinnerung rufen. Hierzu zählen:

- Baue Grundspannung in der Muskulatur auf (Brustbeinhebung; Rumpfmuskeln anspannen).
- Achte auf die Beinführung (Beinlinie).
- Stehe mit Drei-Punkte-Belastung (Großzehenballe, Kleinzehenballe, Ferse).
- Sorge für eine muskuläre Sicherung der Gelenke (kleine Beugestellung).
- Achte auf eine korrekte Armführung (30° vor der Frontalebene; maximal 80° Abduktion).
- Nutze das Aufrichten aus der Rumpfvorneige zum Stand als Spannungsübung.
- Beim Aufrollen immer abstützen.
- Demonstriere stets alle Übungen mit optimaler Muskelspannung (geführte Bewegungen).

Legende:
Wirkung: ••• hoch   •• mittel   • gering
Schwierigkeitsgrad: ••• schwer   •• mittel   • leicht

Erste Priorität

 Erste Übungspriorität

M. erector spinae (langer Rückenstrecker)

 Langer Rückenstrecker, Schwerpunkt: LWS

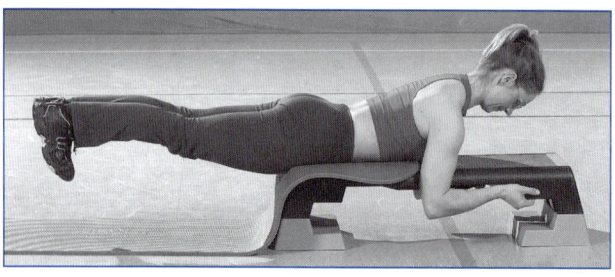

Endposition

Bewegungsbeschreibung:
Lege dich bauchwärts auf das Längsstep, fixiere die Hände unter dem Step – übe dabei einen Zug aus, sodass die Rückenmuskulatur voraktiviert ist. Halte den Kopf in Verlängerung der Wirbelsäule und blicke dabei zum Step.

Spanne den M. transversus abdominis (queren Bauchmuskel) an und fixiere die Schulterblätter am Rumpf. Beuge die Beine im Kniegelenk und hebe sie leicht vom Boden ab.

Schiebe die Fersen nach hinten, strecke dabei die Beine in Verlängerung des Körpers aus (Endposition) und führe die Beine wieder in die Ausgangsposition zurück.

> **i**
>
> Neben der Spannung der tiefen Rückenmuskulatur wird die synergistische Arbeit von M. glutaeus maximus und Mm. ischiocrurale (rückwärtige Oberschenkelmuskulatur) trainiert.

Empfohlene Arbeitsweise der Muskulatur: Dynamisch und statisch.
Hilfsmittel: Step
Wirkung: ••• Schwierigkeitsgrad: ••

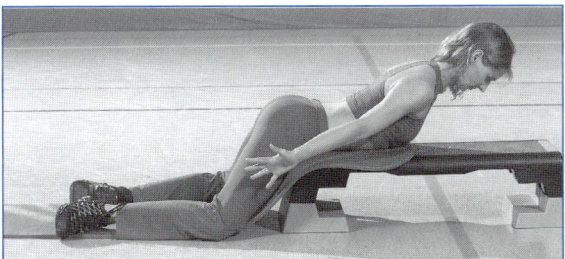

Endposition

Bewegungsbeschreibung:
Lege dich bauchwärts auf das Längsstep. Beuge die Hüfte am Step-Ende. Deine Knie sind am Boden abgelegt. Bringe die Knie leicht nach außen, dabei zeigen die Fußspitzen nach außen und die Fersen kannst du nach innen ablegen (Froschposition). Baue eine Längsspannung auf. Dein Oberkörper ist minimal angehoben, das Brustbein gehoben und der Kopf in Verlängerung der Halswirbelsäule getragen. Halte deine Arme außenrotiert neben dem Körper. Nun hebe den Oberkörper ein paar Zentimeter über die Ausgangsposition an (Endposition) und senke ihn in die Ausgangsposition zurück.

> **i**
>
> Bei der Extension der Wirbelsäule aus der neutralen Position kommt es zur Spannungszunahme in der Muskulatur. Solange die Aktivität der Rückenmuskulatur aufrechterhalten bleibt, gilt eine Extension der Wirbelsäule über das natürliche Maß hinaus als gesichert.

Empfohlene Arbeitsweise der Muskulatur: Dynamisch und statisch.
Hilfsmittel: Step
Wirkung: •• Schwierigkeitsgrad: ••

Langer Rückenstrecker mit Schwerpunkt Brustwirbelsäule

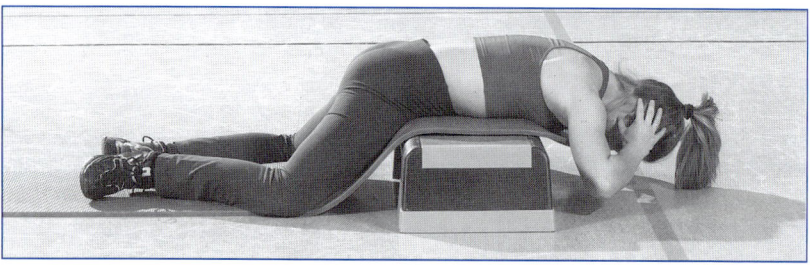

Anfangsposition

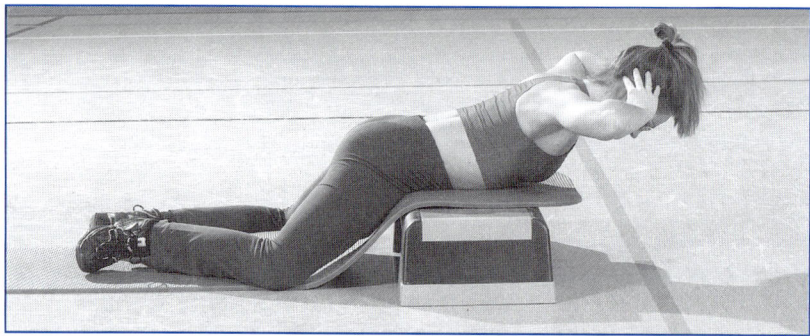

Endposition

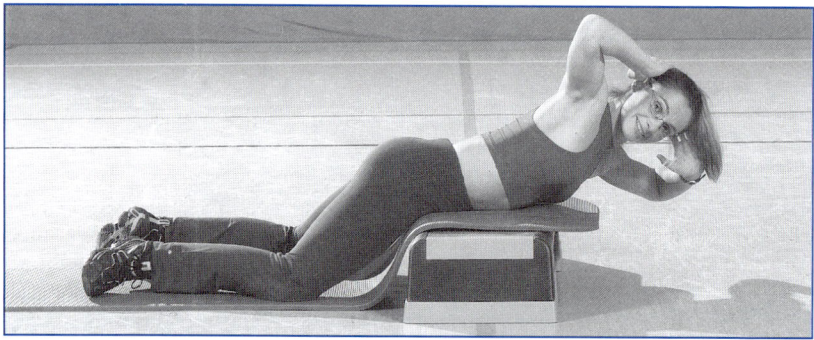

Übungsvariation: Mit Rotation der Wirbelsäule in der Endposition

Bewegungsausführung:

Lege dich bauchwärts über das quer gestellte Step. Deine Hüftbeuge bildet den Abschluss mit dem Step. Die Beine sind leicht gespreizt und die Hüfte außenrotiert, die Knie liegen am Boden (Froschposition). Deine Hände liegen am Hinterkopf an, der Oberkörper ist dabei leicht nach unten geneigt (Ausgangsposition). Rolle zunächst die Wirbelsäule auf, bis sie gestreckt ist. Dann führe die Ellbogen nach außen (Endposition). Erst die Ellbogen und dann den Rumpf wieder in die Ausgangsposition senken.

> **i**
> Bei der Bewegungsausführung kommt es zu einer Brustwirbelsäulenrundung und -aufrichtung. => Das segmentale Aufrichten bei der Übungsausführung ist entscheidend (langsam, Wirbel für Wirbel).

Empfohlene Arbeitsweise der Muskulatur: Dynamisch.
Hilfsmittel: Step
Wirkung: ••• Schwierigkeitsgrad: •

Langer Rückenstrecker, gesamt

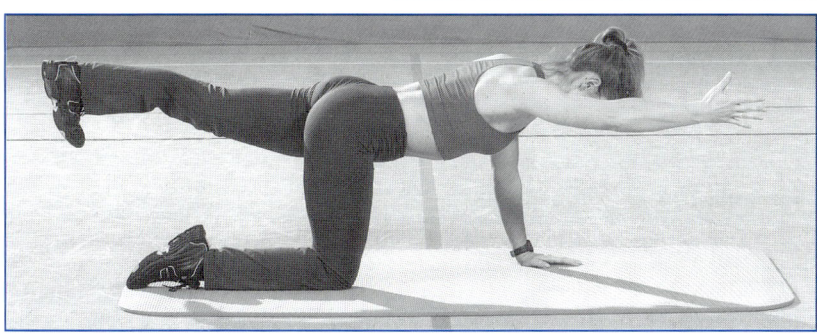

Endposition

Bewegungsausführung:
Begebe dich in den Vierfüßlerstand auf die Matte, drehe die Hände leicht nach außen. Die Ellbogen zeigen zum Körper. Trage deinen Kopf in Verlängerung der Wirbelsäule. Spanne deinen M. transversus abdominis (querer Bauchmuskel) und M. obliquus internus abdominis (innerer, schräger Bauchmuskel) an. Hebe ein Bein und den gegenüberliegenden Arm bis zur Horizontalen an und führe sie nur kurz über den Boden zurück. Halte dabei die Wirbelsäule ruhig.

> **i**
> Bei dieser Übung wird die gesamte Stabilität der Rumpfmuskulatur trainiert.

Empfohlene Arbeitsweise der Muskulatur: Dynamisch und statisch.
Hilfsmittel: Keine
Wirkung: • Schwierigkeitsgrad: •••
Übungsvariation: Übungsausführung in der Bauchlage.

Gesamte aufrichtende Rückenmuskulatur

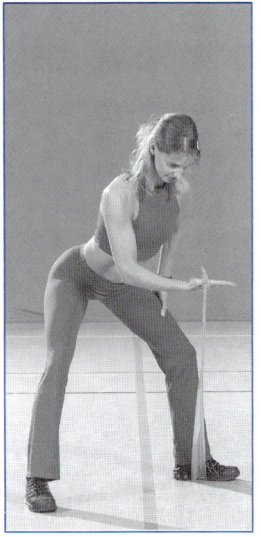 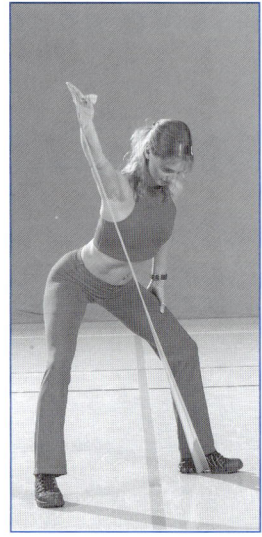 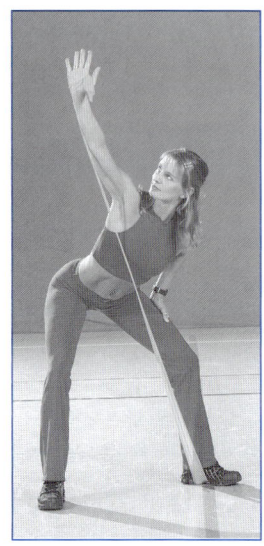

Anfangsposition   *Endposition*   *Übungsvariante*

Bewegungsausführung:
Öffne die Beine zur *Squat*-Position: Deine Knie stehen über den Sprunggelen-
ken und zeigen in Richtung der Fußspitzen. Beuge deine Hüfte und trage deinen Oberkörper vorgeneigt. Fixiere ein Physioband unter dem linken Fuß.
Stütze den gleichseitigen Arm am Oberschenkel ab. Der gegenseitige Arm
fasst mit supinierter Hand das andere Ende des Physiobandes und bringt es vor
dem Körper auf Bauchnabelhöhe unter Spannung (Anfangsposition). Führe
diesen Arm schräg nach vorn oben (Endposition) und senke ihn wieder in die
Ausgangsposition zurück.

> **i** Bei der Übungsdurchführung muss die physiologische Schwingung der
> Wirbelsäule erhalten bleiben.

Empfohlene Arbeitsweise der Muskulatur: Dynamisch und statisch.
Hilfsmittel: Physioband
Wirkung: ••• Schwierigkeitsgrad: •••
Übungsvariation: • Bewegungsausführung mit beiden Armen.
                    • Bewegungsausführung mit Rotation des Rumpfs.

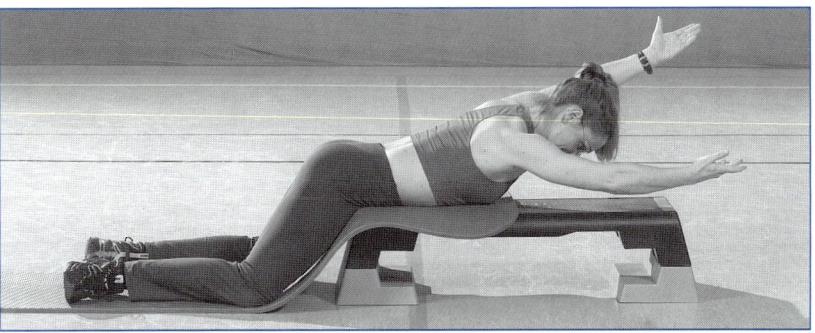

Bewegungsausführung:
Lege dich bauchwärts auf das Längsstep. Deine Hüfte schließt mit dem Step-Ende ab und die Knie befinden sich am Boden und sind leicht nach außen gedreht (Froschposition). Blick zum Step. Hebe leicht dein Brustbein, aktiviere deine Rückenmuskulatur. Strecke beide Arme lang, diagonal nach vorne aus, dabei die Handflächen supinieren (nach oben zur Decke drehen). Hebe und senke wechselseitig die Arme mit kleinen Bewegungen (s. Bild).

> **i**
>
> Bei dieser Übung wird im Besonderen die Zwischenwirbelmuskulatur angesprochen.

Empfohlene Arbeitsweise der Muskulatur: Dynamisch.
Hilfsmittel: Step
Wirkung: ••• Schwierigkeitsgrad: ••
Übungsvariation: Bewegungsausführung in der *Squat*-Position mit leichter Oberkörpervorlage.

M. trapezius (Trapezmuskel)
=> mittlerer und aufsteigender Anteil

Schulterblattfixatoren

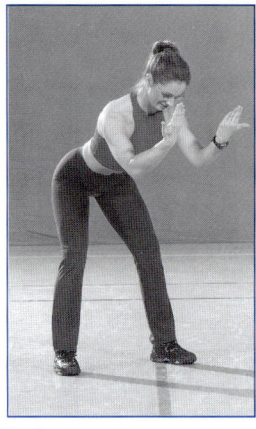

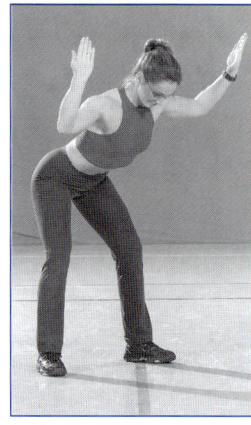

Anfangsposition
Butterfly Reverse

Endposition
Butterfly Reverse

Bewegungsausführung:
Stehe in der *Squat*-Position, dein Oberkörper ist diagonal nach vorne geneigt. Die Knie stehen über dem Sprunggelenk und zeigen in Richtung der Fußspitzen (Beinlinie). Beide Arme sind vor dem Körper rechtwinklig gebeugt und die Handflächen zeigen nach oben zur Decke. Halte deine Rumpfspannung aufrecht. Führe die Arme nach hinten-oben (Endposition), dabei nähern sich deine Schulterblätter der Wirbelsäule an (*Butterfly Reverse*). Führe deine Ellbogen immer auf einer Ebene knapp unterhalb der Schulterhöhe.

Empfohlene Arbeitsweise der Muskulatur: Dynamisch und statisch.
Hilfsmittel: Mit oder ohne Hanteln
Wirkung: ●●● **Schwierigkeitsgrad:** ●●
Übungsvariation: Bewegungsausführung in Bauchlage auf dem Step.

Außenrotatoren der Schulter

Außenrotatoren der Schulter

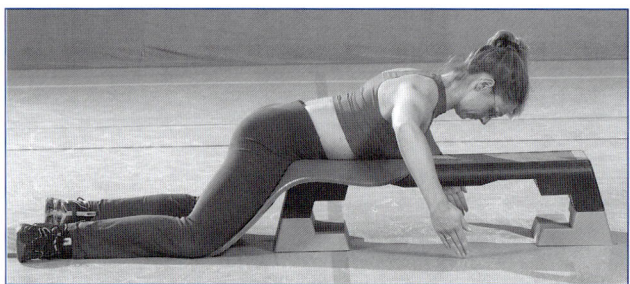

Anfangsposition

●●●●●

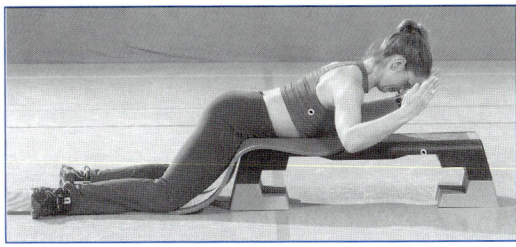

Endposition

Bewegungsausführung:
Lege dich bauchwärts auf das Längsstep. Positioniere deine Beine in der *Froschposition*. Hebe den Kopf und blicke zum Step. Aktiviere deine Rücken- muskulatur und richte den Oberkörper minimal auf. Die Arme befinden sich in der U-Halte, dabei zeigen die Fingerspitzen in Richtung Boden (Anfangsposition). Lasse deinen Unterarm um deinen Oberarm und das Ellbogengelenk rotieren. Das bedeutet, der Oberarm und das Ellbogengelenk bleiben stabil, während der Unterarm angehoben wird. In der Endposition soll dein Handgelenk höher gehoben sein als dein Ellbogengelenk. Führe den Unterarm und deine Hand wieder in die Ausgangsposition zurück.

> Fixiere während der gesamten Übung deine Schulterblätter aktiv am Rumpf. **i**

Empfohlene Arbeitsweise der Muskulatur: Dynamisch.
Wirkung: ••• Schwierigkeitsgrad: •
Übungsvariation: Bewegungsausführung mit zusätzlicher Rotation des Rumpfs. Bewegungsausführung im Stand (*Squat* mit diagonal getragenem Oberkörper).

Partnerübung mit dem Physioband

Bewegungsausführung:
Steht in geöffneter Grundposition (s. Kap. 2.2 „Körperhaltung") seitlich nebeneinander. Fixiert den äußeren Oberarm am Oberkörper und winkelt den Unterarm auf 90° an, das Physioband ist zwischen euch gespannt.
　　Führt die Unterarme bei supinierter Handstellung (Handfläche zeigt nach oben) nach hinten-außen. Haltet die Rumpfspannung.

> Die Spannung des Bandes muss während des gesamten Übungsablaufs erhalten bleiben. **i**

Empfohlene Arbeitsweise der Muskulatur: Dynamisch.
Hilfsmittel: Physioband
Wirkung: ••• Schwierigkeitsgrad: •
Übungsvariation: Gleiche Bewegungsausführung mit beidseitiger Außenrotation (Einzelübung).

Abduktoren (Beinabspreizer)

Abduktoren

Bewegungsausführung:
Lege dich in die Seitlage auf die Matte, winkele beide Beine leicht an. Lege deinen Kopf auf dem ausgestreckten Arm ab. Der obere Arm stützt leicht außenrotiert vor dem Körper (Fingerspitzen zeigen vom Körper weg). Spanne M. transversus abdominis (querer Bauchmuskel) und M. obliquus internus abdominis (innerer, schräger Bauchmuskel) an. Strecke das obere Bein in Verlängerung des Rumpfs aus, ziehe die Fußspitzen zum Körper und drehe deine Fußspitze Richtung Boden – die Ferse soll der höchste Punkt in der Bewegungsausführung sein. Hebe und senke das Bein.

 Achte auf eine gute Rumpfspannung und halte das Becken stabil.

Empfohlene Arbeitsweise der Muskulatur: Dynamisch.
Hilfsmittel: Keine
Wirkung: ●● Schwierigkeitsgrad: ●

Bewegungsausführung:
Stehe in stabiler Grundposition. Halte die Arme seitlich neben dem Körper, deine Handflächen zeigen nach vorne und deine Arme sind außenrotiert. Spreize ein Bein leicht zur Seite ab, baue dabei die Längsspannung im Körper auf. Aus dieser Ausgangsposition das Bein weiter zur Seite abspreizen (Endposition) und wieder in die Ausgangsposition zurückführen.

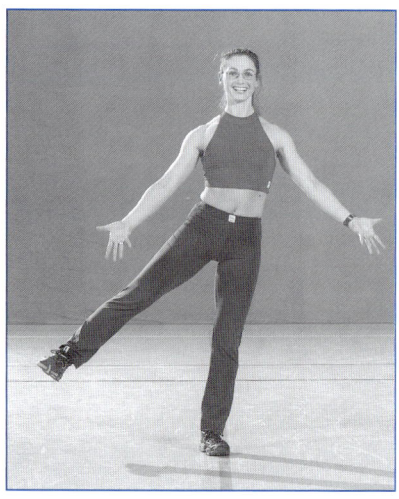

Endposition

 Während die Abduktoren des Spielbeins dynamisch gekräftigt werden, arbeiten die Abduktoren des Standbeins statisch, um das Becken vor dem Absinken zur Spielbeinseite zu bewahren.

Empfohlene Arbeitsweise der Muskulatur: Dynamisch.
Hilfsmittel: Keine
Wirkung: ●●● Schwierigkeitsgrad: ●●●
Übungsvariation: Gleiche Bewegungsausführung mit Einsatz des Physiobandes.

• • • • •

M. quadriceps femoris (vierköpfiger Oberschenkelmuskel)
=> M. vastus medialis/M. vastus lateralis

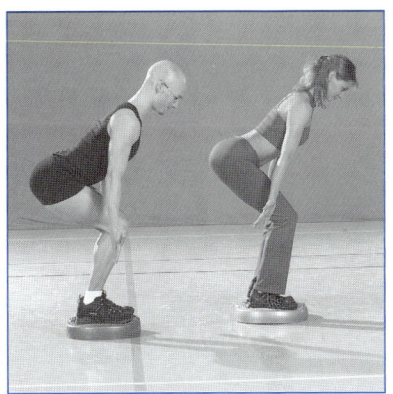

Endposition
Squat auf dem Aero Step XL

Bewegungsbeschreibung:
Stehe beidbeinig auf dem quer ge-stellten *Aero Step XL*. Halte deine Arme seitlich neben dem Oberkörper. Rotiere sie leicht nach außen, die Handflächen zeigen nach vorne. Baue deine Längsspannung auf und verteile das Gewicht gleichmäßig auf beiden Füßen. Übe *Squats* unter Beibehal-tung der exakten Beinlinie. Beuge bis maximal 90° im Kniegelenk.

> **i**
> Die Übung auf dem *Aero Step XL* be-wirkt vorrangig eine Irritation der Muskulatur um das Kniegelenk und zielt auf die Stabilisation des Gelenks.

Empfohlene Arbeitsweise der Muskulatur: Dynamisch.
Hilfsmittel: *Aero Step XL*
Wirkung: •• Schwierigkeitsgrad: ••

Front Squat

Bewegungsbeschreibung:
Mache einen großen Ausfallschritt auf das *Aero Step XL*. Dabei befindet sich das vordere Bein auf dem *Aero Step*. Das Knie ist leicht gebeugt und direkt über dem Sprunggelenk. Stelle das hintere Bein weit nach hinten, sodass die Ferse oben bleibt. Deine Arme sind leicht nach außen rotiert am Rumpf fixiert. Halte Rumpfspannung. Nun senke das hintere Knie bis kurz über den Boden (Aus-gangsposition). Strecke und beuge das vordere Bein.

> **i**
> Durch den einbeinigen Ausfallschritt auf der labilen Fläche des *Aero Steps XL* ist die Anforderung an die Muskulatur zur Stabilisation des Kniegelenks wesentlich größer als im beidbeinigen *Squat*.

Empfohlene Arbeitsweise der Muskulatur: Dynamisch.
Hilfsmittel: *Aero Step XL*
Wirkung: ••• Schwierigkeitsgrad: ••

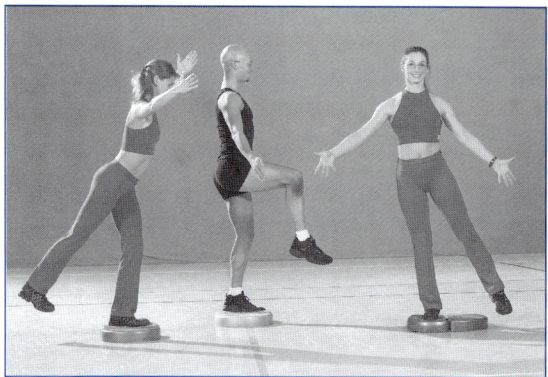

Bewegungsbeschreibung:
Stehe mit einem Bein auf dem *Aero Step XL*, baue eine stabile Körperlängsspannung auf. Führe ein Bein in eine der nachfolgenden Positionen – *Knee Lift*, *Lift Back*, *Lift Side* usw. Halte die Positionen für einen kurzen Moment und verändere sie wieder.

Einbeinstand

> **i** Training der Stabilisatoren des Knie- und Hüftgelenks, hervorragende Möglichkeit zur Gleichgewichtsschulung.

Empfohlene Arbeitsweise der Muskulatur: Statisch (bedingt dynamisch).
Hilfsmittel: *Aero Step XL*
Wirkung: ••• **Schwierigkeitsgrad:** ••
Übungsvariation: Versuche, die verschiedenen Beinbewegungen miteinander zu kombinieren.

Bauchmuskeln
=> M. transversus abdominis/M. obliquus internus abdominis

 Bauchmuskulatur – Stabilisatorentraining

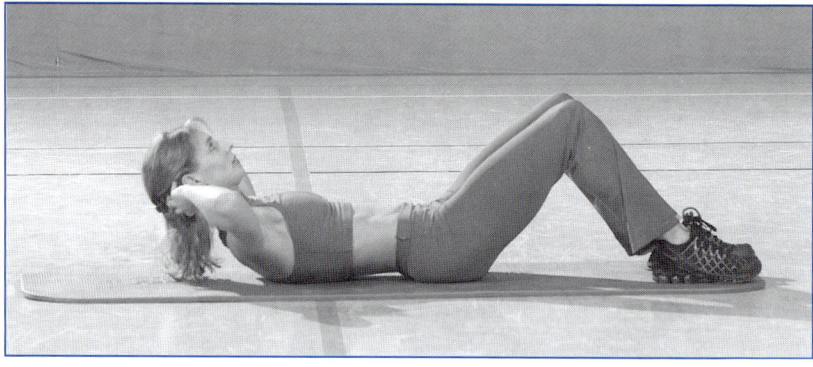

Ansteuerung des queren Bauchmuskels (M. transversus abdominis)

●●●●●

Bewegungsbeschreibung:

Lege dich mit dem Rücken auf die Matte. Stelle die Beine an, dabei sind sie hüftbreit geöffnet. Dein Körpergewicht lastet auf dem Kreuzbein und den Schulterblättern. Behalte deine physiologische Lendenlordose bei.

In dieser Position übe zunächst nur das Nachinnenziehen deiner Bauchmuskeln unter Zuhilfenahme der Phase des Ausatmens.

Nach dem Stabilisationsaufbau hebe deinen Kopf und den Schultergürtel leicht vom Boden ab (s. Bild). Verstärke damit den Zug deiner Bauchmuskeln nach innen, Richtung Wirbelsäule.

> **i**
> Während des gesamten Bewegungsablaufs bleibt die natürliche Lordose der Lendenwirbelsäule erhalten.

Empfohlene Arbeitsweise der Muskulatur: Statisch.
Hilfsmittel: Keine
Wirkung: ●●● Schwierigkeitsgrad: ●●

Achterkreise im Einbeinstand

Bewegungsausführung:

Stehe auf einem Bein, neige deinen Oberkörper diagonal zur Seite. Spreize das Spielbein leicht zur Seite, sodass dein Bein und der Rumpf eine Diagonale bilden. Strecke deine Arme diagonal nach vorn oben. Baue eine stabile Körperlängsspannung auf. Beschreibe mit deinem Spielbein Achterkreise von vorne nach hinten und umgekehrt.

Empfohlene Arbeitsweise der Muskulatur: Statisch.
Hilfsmittel: Keine
Wirkung: ●●● Schwierigkeitsgrad: ●●

Ganzkörperstabilisatoren ◀◀

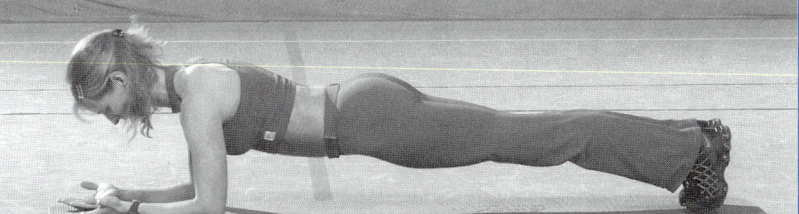

Endposition Unterarmliegestütz

173

Bewegungsbeschreibung:

Gehe in den Vierfüßerlstand auf der Matte. Stütze die Unterarme auf, dabei zeigen die Handflächen nach oben. Deine Knie befinden sich zum Übungsaufbau unter deinem Becken am Boden. Baue Körperlängsspannung auf und halte deinen Kopf in der Verlängerung deiner Halswirbelsäule. Wandere mit beiden Füßen nach hinten, bis die Liegestützposition im Unterarmstütz erreicht ist. Der ganze Körper bildet eine Linie. Halte diese Position (Endposition).

 Eine ideale Übung zur Ansteuerung der gesamten Rumpfmuskulatur. Diese Form der Ausführung kann auf viele Stützpositionen übertragen werden.

Empfohlene Arbeitsweise der Muskulatur: Statisch.
Hilfsmittel: Keine
Wirkung: ●●**Schwierigkeitsgrad:** ●●●
Übungsvariationen: Die gleiche Übung mit dem kurzen Hebel, dabei sind die Beine gebeugt. Und die Knie schweben frei über dem Boden.

Beckenbodenmuskulatur (innere, mittlere und äußere Schicht)

 Beckenboden

Ein gut funktionierender Beckenboden ist mit verantwortlich für ein gutes Körpergefühl und eine gute Haltung. Die inneren Organe lasten auf dem Beckenboden. Husten, Niesen oder Pressen erhöhen den intraabdominalen Druck sogar. Eine schlechte, gebeugte Körperhaltung führt zu verstärkter Belastung des Beckenbodens.

Durch eine aufrechte Haltung im Verbund mit einem sinnvollen Beckenbodentraining wird:

- die aufrechte Haltung unterstützt.
- die Wirbelsäule entlastet.
- der Bauch flacher.
- die Taille schmaler und
- zeitweiligen oder dauerhaften Inkontinenzen oder Prostatabeschwerden entgegengewirkt.

Das Training gestaltet sich in drei Stufen:

Die erste Stufe beinhaltet ausschließlich Wahrnehmungsübungen, zur Bewusstmachung der Lage und der Funktion der Beckenbodenmuskulatur. Dabei werden die Muskeln bewusst ohne Beteiligung der Hilfsmuskeln angespannt.

Ausgangsposition:
Aufrechter Sitz.

Beschreibung verschiedener Wahrnehmungsübungen:

- Spüre die vier knöchernen Punkte – Sitzbeinhöcker rechts und links, Schambein und Steißbein. Dazwischen liegt unsere Beckenbodenmuskulatur.
- Versuche, die rechte und linke Seite der Schamlippen zusammenzuklappen oder den Penis/die Hoden in den Körper zu ziehen.
- Ziehe die Sitzbeinhöcker zueinander, ohne die Gesäßmuskeln anzuspannen.
- Nähere das Schambein dem Steißbein an, stelle dir dabei eine Sogwirkung nach innen vor.

Bei der zweiten Stufe werden die Hilfsmuskeln mit eingesetzt, die die Beckenbodenmuskulatur unterstützen. Dies sind die Adduktoren, Gesäßmuskeln und die Bauchmuskulatur. Atme während der gesamten Übungsdauer gleichmäßig ein und aus.

Ausgangsposition:
Sitzend, kann aber auch in andere Positionen übertragen werden.

Übungsbeschreibung:

- *Päckchen packen:* Spanne nacheinander die Muskelschichten des Beckenbodens an, spanne zuerst den Achtermuskel (ziehe Scheide und After zusammen), bringe anschließend die Sitzbeinhöcker zusammen. Dann führe vom Gefühl her Steißbein und Schambein zusammen.
- *Aufzug fahren:* Stelle dir vor, du fährst in die erste, zweite, dritte Etage. Der Aufzug hat die gleiche Geschwindigkeit beim Aufwärts- wie beim Abwärtsfahren.
- Stelle dir vor, du sitzt auf einem Kirschkissen. In Gedanken saugen wir die Kirschen in uns hinein und spüren, wie der Beckenboden sich schließt.

Die dritte Stufe sollte erst in Angriff genommen werden, wenn sich die Beckenbodenmuskulatur spürbar gekräftigt hat und die Muskulatur automatisch aktiviert werden kann.

Das Beckenbodentraining kann während der dritten Übungsphase bei der Durchführung verschiedenster Übungen integriert werden. Zum Beispiel bei Übungen im Vierfüßlerstand, Übungen in der Rückenlage usw.

Arbeitsweise der Muskulatur: Statisch.
Hilfsmittel: Keine
Wirkung: ●●● Schwierigkeitsgrad: ●●●

Zweite Priorität

 Zweite Übungspriorität

M. glutaeus maximus (großer Gesäßmuskel)

 Großer Gesäßmuskel

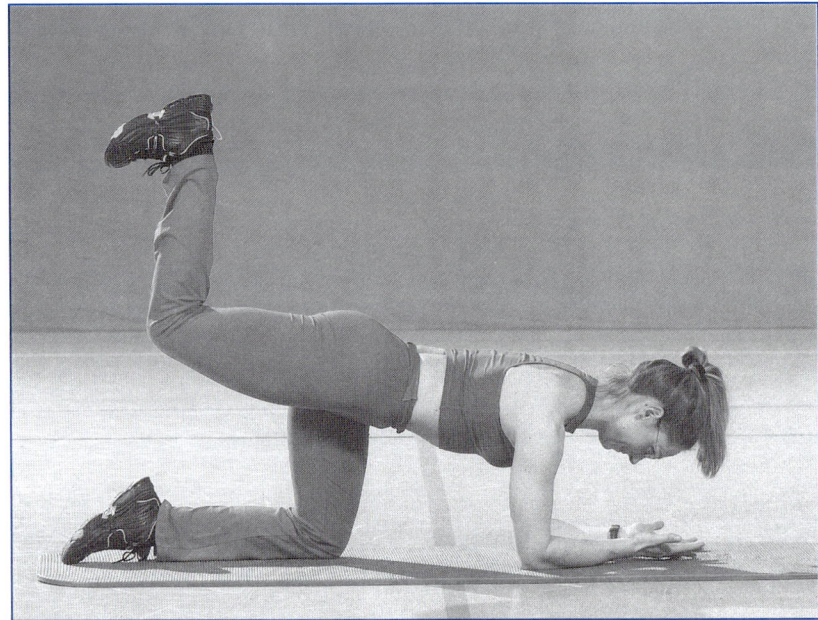

Endposition

Bewegungsbeschreibung:

Gehe in den Vierfüßlerstand auf der Matte. Stütze deine Unterarme auf, dabei zeigen die Handflächen nach oben. Die Knie befinden sich unter dem Becken am Boden. Baue Körperlängsspannung auf und trage deinen Kopf in Verlängerung der Wirbelsäule. Löse jetzt ein Bein etwas vom Boden und beuge es 90° im Kniegelenk, die Fußspitze ist angezogen. Hebe das gebeugte Bein bis zur Hüftstreckung an (Endposition) und senke es wieder in die Ausgangsstellung zurück.

Empfohlene Arbeitsweise der Muskulatur: Dynamisch.
Hilfsmittel: Keine
Wirkung: •• Schwierigkeitsgrad: •

● ● ● ● ●

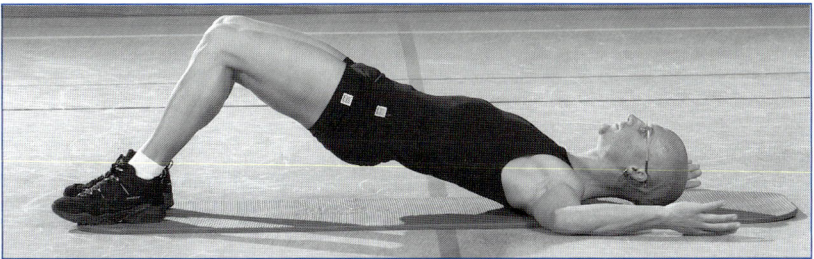

Endposition Beckenlift

Bewegungsbeschreibung:
Lege dich in die Rückenlage auf die Matte und stelle deine Beine auf. Deine Arme befinden sich auf Schulterhöhe in der U-Halte. Steuere den M. transversus abdominis (querer Bauchmuskel) an und hebe dein Becken etwas vom Boden ab (Ausgangsposition). Führe dein Becken nach oben und strecke dich in der Hüfte. Halte während der gesamten Übungsdurchführung die physiologische Stellung deiner Wirbelsäule bei.

> **i**
>
> Je weiter die Füße vom Rumpf entfernt am Boden aufgestellt sind, desto mehr verlagert sich der Trainingsschwerpunkt auf die ischiocrurale Muskelgruppe. Die Arbeitsweise der ischiocruralen Muskulatur ist statisch. Auf Grund der mit dieser Arbeitsweise verbundenen Minderversorgung der Muskulatur kann es zu Krämpfen kommen. In diesem Fall sollte die Übungsposition kurz verlassen werden. Lockere die Beine und stelle die Füße näher an den Rumpf.

Empfohlene Arbeitsweise der Muskulatur: Dynamisch.
Hilfsmittel: Keine
Wirkung: ●●● Schwierigkeitsgrad: ●●
Übungsvariation: Einbeiniger Beckenlift => zusätzliches Abduktorentraining für die Standbeinseite (Stabilisationstraining).

Große Gesäß- und Beinmuskeln

Squat mit Physioband

Bewegungsbeschreibung:
Stehe mittig auf dem Physioband. Deine Füße sind mindestens schulterbreit geöffnet. Das Physioband verläuft über den Rücken bis zur Schulter. Fixiere das Physioband mit den Händen über den Schultern. Übe beidbeinige *Squats*. Sorge für eine exakte Beinlinie und eine Drei-Punkte-Belastung der Füße.

Empfohlene Arbeitsweise der Muskulatur: Dynamisch.
Hilfsmittel: Physioband
Wirkung: ●● Schwierigkeitsgrad: ●

Bauchmuskeln
(M. rectus abdominis, M. obliquus externus)

➡ Gerade und schräge Bauchmuskeln

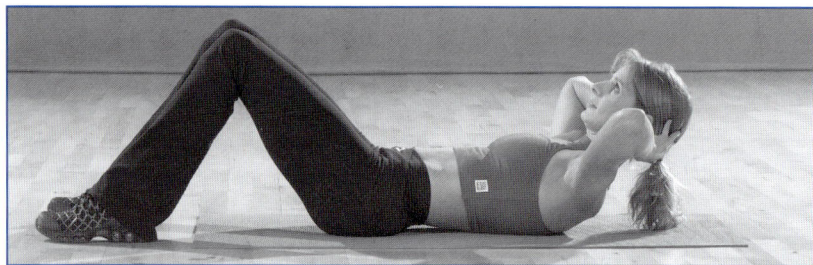

Stufe 1

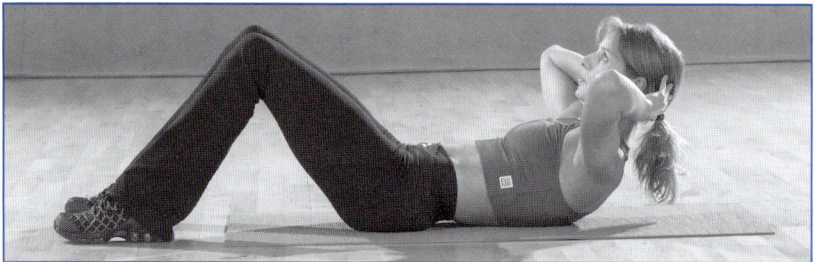

Stufe 2

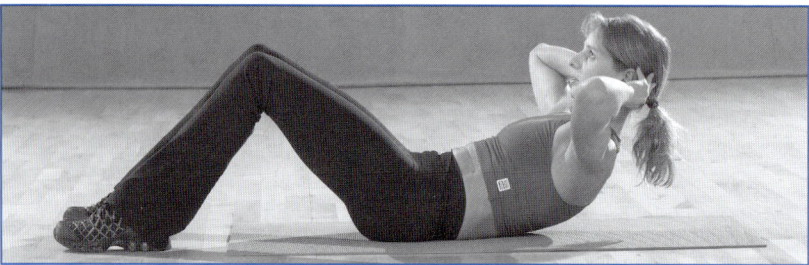

Stufe 3

Funktionscrunch

Bewegungsbeschreibung:
Lege dich auf den Rücken, stelle deine Füße auf und halte deine physiologische Stellung der Wirbelsäule bei. Der Funktionscrunch verläuft in mehreren Stufen:

●●●●●

Stufe 1: Voraktivierung des M. transversus abdominis und M. obliquus inter-nus abdominis (s. Bauchmuskeltraining in der ersten Prioritätenfolge, S. 172).

Stufe 2: Hebe deinen Kopf und deinen Schultergürtel an. Führe kleine Auf-rollbewegungen aus dem Bereich der Brustwirbelsäule aus und halte dabei deine physiologische Lendenwirbelsäulenlordose bei.

Stufe 3: Lege deine Lendenwirbelsäule auf der Matte ab und rolle deinen Oberkörper langsam auf, bis nur noch die Lendenwirbelsäule die Matte berührt.

Trage deine Hände während der Übungsfolge neben dem Körper, verschränke sie vor dem Rumpf oder lege sie an deinen Kopf.

> **i**
>
> Zum Training der einzelnen Kompartimente des geraden Bauchmuskels (M. rectus abdominis) müssen die einzelnen Übungsphasen klar differenziert werden.

Hilfsmittel: *Aero Step XL* und ohne
Wirkung: ●●● **Schwierigkeitsgrad:** ●●●
Übungsvariation: Gleiche Übung mit Rotation. Mithilfe der Rotationswirkung der schrägen Bauchmuskulatur (M. obliquus externus abdominis).

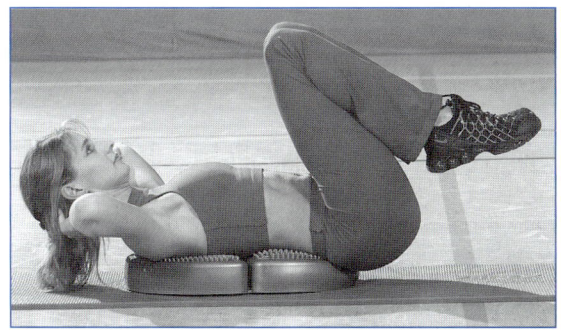

Bewegungsbeschreibung:
Lege dich mit dem Rücken auf das *Aero Step XL*. Dein oberer Beckenkamm liegt dabei noch auf, dein Kreuzbein hinter dem *Aero Step*. Deine Hände tragen deinen in Verlängerung der Halswirbelsäule gehaltenen Kopf. Löse deine gebeugten Beine nach-

Anfangsposition Reverse Crunch (Beckenlift) mit dem Aero Step XL

einander vom Boden ab. Baue Grundspannung auf, aktiviere deine Bauchstabilisatoren und hebe dein Becken minimal über den Boden ab. Nun hebe dein Becken noch ein wenig weiter und senke es in die Ausgangsstellung zurück.

Empfohlene Arbeitsweise der Muskulatur: **Dynamisch.**
Hilfsmittel: *Aero Step XL* und ohne
Wirkung: ●●● **Schwierigkeitsgrad:** ●●●

M. latissimus dorsi (breiter Rückenmuskel)

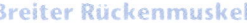
Breiter Rückenmuskel

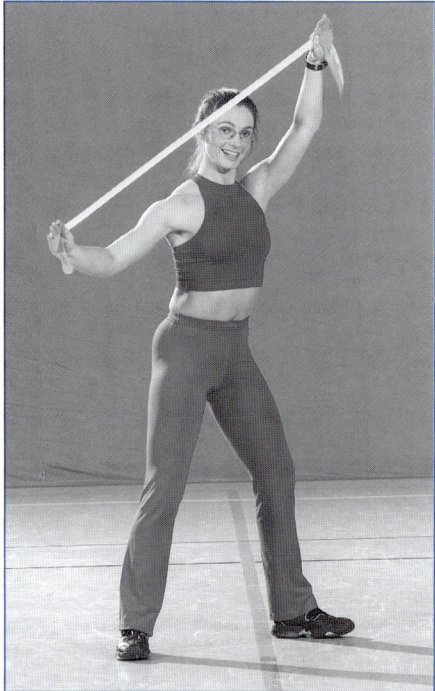

Bewegungsbeschreibung:
Deine Beine sind unter Einhaltung der Beinlinie mehr als schulterbreit geöffnet und leicht gebeugt. Fixiere das Physioband unter Spannung zwischen beiden Händen. Führe die Arme diagonal nach vorn oben über Kopfhöhe (Ausgangsposition). Ziehe das Physioband einseitig schräg nach hinten unten (Endposition). Der andere Arm bleibt über dem Kopf fixiert.

Empfohlene Arbeitsweise der Muskulatur: Dynamisch.
Hilfsmittel: Physioband
Wirkung: ••
Schwierigkeitsgrad: •

Endposition Lastzug einarmig

Beidarmiges Rudern mit Partner

Bewegungsbeschreibung:
Stellt euch in einer kleinen Schrittstellung gegenüber auf. Fasst euer eigenes Physioband, nachdem ihr sie ineinander verschlungen habt, an den jeweiligen Enden.

Streckt eure Arme vor dem Körper knapp unter Schulterhöhe aus (Ausgangsposition). Schon jetzt steht das Gummiband unter Spannung. Zieht nun mit gestreckten Armen das Physioband nach unten-hinten. Haltet eure Rumpfspannung aufrecht.

Empfohlene Arbeitsweise der Muskulatur: Dynamisch.
Hilfsmittel: Physioband
Wirkung: ••• **Schwierigkeitsgrad:** •

• • • • •

M. rhomboideus (Rautenmuskel)

Schulterblattfixatoren – Rautenmuskel

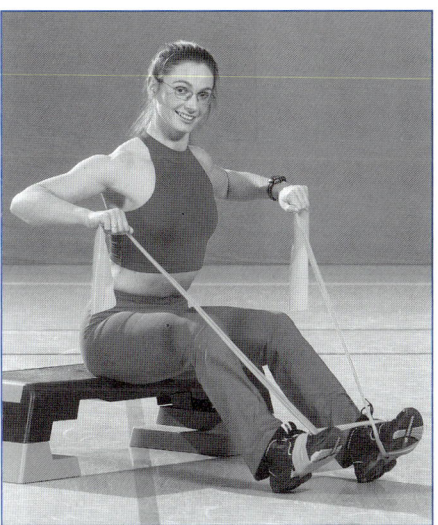

Bewegungsbeschreibung:
Setze dich auf das quer gestellte Step. Fixiere ein Physioband hinter den aufgestellten Füßen und fasse es unter Spannung mit ausgestreckten Armen vor deinem Körper (Ausgangsposition). Beuge deine Arme und ziehe deine Ellbogen knapp unter Schulterhöhe nach hinten und deine Schulterblätter Richtung Wirbelsäule.

Endposition Row Back

i

Der hintere Anteil des Schultermuskels (M. deltoideus) und Teile des Trapezmuskels (M. trapezius) arbeiten synergistisch.

Empfohlene Arbeitsweise der Muskulatur: Dynamisch.
Hilfsmittel: Physioband
Wirkung: • Schwierigkeitsgrad: ••

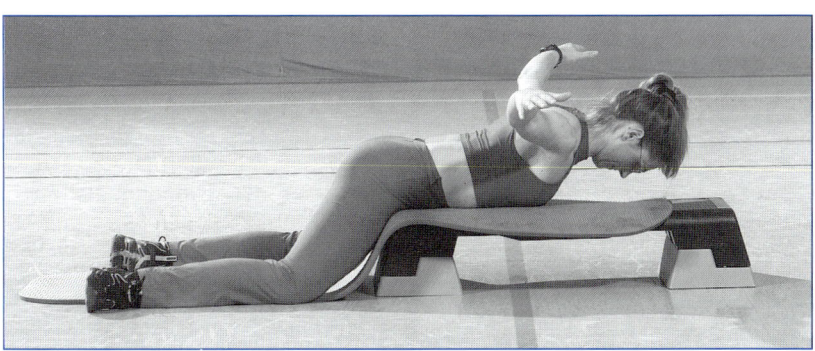

Endposition Schulterblattadduktion

Bewegungsbeschreibung:
Lege dich bauchwärts bis zum Becken auf das längs gestellte Step. Bringe die Beine in die *Froschposition* (s. o.). Hebe deinen Oberkörper minimal an, baue Rumpfspannung auf und trage deinen Kopf in Verlängerung der Halswirbelsäule. Führe deine Arme gestreckt kurz unterhalb der Schulterhöhe in die Seithalte. Ziehe jetzt die Schulterblätter zusammen in Richtung der Wirbelsäule (Endposition). Die Arme folgen passiv der Schulterblattbewegung.

Empfohlene Arbeitsweise der Muskulatur: Dynamisch und statisch.
Hilfsmittel: Keine
Wirkung: •• Schwierigkeitsgrad: •••
Übungsvariation: Durch Hebelveränderung der Arme.

Dritte Priorität

 Dritte Übungspriorität

M. biceps brachii (zweiköpfiger Oberarmmuskel)

Biceps Curl mit Hanteln

 Oberarmbeuger

Bewegungsbeschreibung:
Stehe im schulterbreiten Stand – Grundhaltung – und baue Körperlängsspannung auf. Fasse die Hanteln im Untergriff und fixiere die Oberarme am Rumpf. Beuge und strecke (muskuläre Führung sichern!) die Arme im Ellbogengelenk.

> **i** Beachte den optimalen Weg gegen die Schwerkraft unter Anwendung des Trainingsprinzips *Continuous Tension*.

Empfohlene Arbeitsweise der Muskulatur: Dynamisch.
Hilfsmittel: Hanteln, alternativ Physioband
Wirkung: ••• Schwierigkeitsgrad: •

Biceps Raise mit Hanteln

Bewegungsbeschreibung:
Stelle dich in die schulterbreite Grundstellung und baue Körperlängsspannung auf. Deine Unterarme sind 90° angewinkelt, dabei zeigen die Handflächen mit den Hanteln zur Decke (Untergriff). Fixiere die Oberarme am Rumpf (Ausgangsposition).
Hebe die Arme parallel und führe die Oberarme bis zur Horizontalen (Endposition).

••••• ——————————————————————————————

> Bei dieser Anteversion des gebeugten Arms arbeitet der vordere Anteil des Schultermuskels (M. deltoideus) synergistisch. **i**

Empfohlene Arbeitsweise der Muskulatur: Dynamisch.
Hilfsmittel: Hanteln
Wirkung: ••• Schwierigkeitsgrad: •

M. triceps brachii (dreiköpfiger Oberarmmuskel)

Oberarmstrecker

Triceps Extension mit der Hantel

Bewegungsbeschreibung:
Stehe in einer etwa hüftbreiten Schrittstellung und führe deinen Oberkörper in eine Diagonale vor deinen Körper. Die gleichseitige Hand des vorne aufgestellten Beins stützt auf dem Oberschenkel außenrotiert ab.

Halte mit der anderen Hand eine Hantel, beuge den Arm und führe ihn nach hinten – Retroversion (Ausgangsposition). Halte den Oberarm adduziert und fixiert, strecke dein Ellbogengelenk und führe deinen Unterarm weiter nach hinten (Endposition).

> Achte bei der Retroversion des Arms auf nach unten fixierte Schultern. **i**

Empfohlene Arbeitsweise der Muskulatur: Dynamisch.
Hilfsmittel: Hanteln
Wirkung: ••• Schwierigkeitsgrad: •

Triceps-Liegestütz

Bewegungsausführung:
Gehe in die Liegestützposition am Boden. Die Hände sind unter den Schultern auf Brusthöhe gestützt, Fingerspitzen zeigen nach vorne (Richtung Kopf). Bringe deinen ganzen Körper in Körperlängsspannung und senke ihn bis kurz über den Boden ab (Ausgangsposition).

Aus dieser Position strecke und beuge deine Arme. Halte deine Arme während der gesamten Übungsausführung eng am Rumpf fixiert (adduziert).

Empfohlene Arbeitsweise der Muskulatur: Dynamisch.
Hilfsmittel: Keine
Wirkung: ••• Schwierigkeitsgrad: •••
Übungsvariation: Üben mit verkürztem Hebel mit Auflage oberhalb des Knies auf den Oberschenkelknorren (einfachere Übungsvariante).

M. deltoideus (Schultermuskel)
=> Pars acrominalis/Pars spinalis

 Schultermuskel

Lateral Raise

Bewegungsbeschreibung:
Stelle dich in die Grundstellung und halte die Arme seitlich neben deinem Körper (Ausgangsposition).

Hebe die Arme seitlich bis knapp unter Schulterhöhe (80°) an (Endposition). Deine Hände bleiben seitlich immer im Blickfeld (30° Adduktion).

Empfohlene Arbeitsweise der Muskulatur: Dynamisch.
Hilfsmittel: Hanteln, alternativ Physioband/Tube
Wirkung: ●●● Schwierigkeitsgrad: ●●
Übungsvariation: Diese Übung kann durch verschiedene Hebel der Arme variiert werden.

---

i Der hintere Anteil (Pars spinalis) des M. deltoideus wird bei allen Übungen für die Rotatorenmanschette (s. Übungen Außenrotatoren der Schulter, S. 168) mit trainiert!

M. tibialis anterior
(vorderer Schienbeinmuskel)

 Vorderer Schienbeinmuskel

Bewegungsausführung:
Stehe mit beiden Beinen auf dem Step. Baue Körperlängsspannung auf. Löse einen Fuß vom Step und klemme die Fußspitze unter das Step. Nutze das Step als Widerlager und ziehe die Fußspitze gegen den Widerstand nach oben.

Empfohlene Arbeitsweise der Muskulatur: Statisch.
Hilfsmittel: Step
Wirkung: ● Schwierigkeitsgrad: ●
Übungsvariation: In sitzender Position. Anziehen der Fußspitze (Dorsalflexion) gegen einen elastischen Widerstand (Physioband) oder gegen den Zug eines Partners.

• • • • •

Vierte Priorität

Vierte Übungspriorität

M. pectoralis major (großer Brustmuskel)

Liegestütz

Großer Brustmuskel

Bewegungsbeschreibung:
Gehe in die Liegestützposition und baue eine Körperlängsspannung auf. Stütze deine Hände etwas mehr als schulterbreit auf Höhe deiner Schultern. Rotiere deine Hände leicht auswärts.

Senke deinen gestreckten Körper in eine tiefere Ausgangsstellung. Von dort hebst du deinen Körper wieder, bis deine Ellbogengelenke nur noch in einer minimalen Beugestellung gesichert sind.

> **i**
> Die leichte Außenrotation der Hände unterstützt die aufgerichtete Körperhaltung bei der Übung.

Empfohlene Arbeitsweise der Muskulatur: Dynamisch.
Hilfsmittel: Keine
Wirkung: ••• Schwierigkeitsgrad: •••
Übungsvariation: Üben des Liegestützes mit verkürztem Hebel.
Dabei werden die Unterschenkel vom Boden gelöst und das Körpergewicht lastet vor den Knien auf dem Oberschenkel (einfachere Übungsvariante).

> **i**
> Auf Grund der hohen stabilisierenden Wirkung vieler anderer Muskeln (Ganzkörperstabilisation) sollte der Übung mit komplett gestrecktem Körper immer Vorrang gegeben werden, auch wenn dies mit einer Einschränkung des Bewegungsradius einhergehen muss.

Flys mit Hanteln

Bewegungsbeschreibung:
Lege dich in Rückenlage auf das Step. Stelle deine Füße nahe an das Step oder lege einen Fuß auf den anderen Oberschenkel ab. Strecke die Arme knapp unter Schulterhöhe zur Seite aus (berücksichtige die muskuläre Führung des Ellbogengelenks). Fasse die Hanteln im Untergriff (Ausgangsposition). Führe nun die Arme gestreckt bis fast in die Senkrechte (Endposition).

Empfohlene Arbeitsweise der Muskulatur: Dynamisch.
Hilfsmittel: Hanteln
Wirkung: •• Schwierigkeitsgrad: •

185

Mm. ischiocrurale (rückwärtige Oberschenkelmuskulatur)

Hintere Oberschenkelmuskulatur

Partnerübung:
Hip Extension mit dem Physioband

Bewegungsbeschreibung:
Stellt euch gegenüber auf und fasst euch an den Schultern. Das Physioband ist mit einem Clip zum Ring verschlossen.

Partner A: Stelle dich in die Grundposition und fixiere das Gummiband um deine Knöchel.

Partner B (Übender): Lege einen Teil des Physiobandes um eine Ferse und löse das Bein gestreckt nach hinten vom Boden ab. Dein anderes Bein stabilisiert dich (Ausgangsposition). Führe das angehobene Bein noch weiter nach hinten. Bei leichter Oberkörpervorlage führst du dein Spielbein bis zur Hüftstreckung (Endposition). Halte eine sehr gute Rumpfspannung.

> **i** Der große Gesäßmuskel (M. glutaeus maximus) arbeitet synergistisch.

Empfohlene Arbeitsweise der Muskulatur: Dynamisch.
Hilfsmittel: Physioband
Wirkung: •• Schwierigkeitsgrad: •

Adduktoren (Beinanzieher)

Adduktoren

Bewegungsbeschreibung:
Lege dich in Seitlage auf die Matte und stelle das obere Bein vor deinem Körper auf. Stütze dich ebenso mit deinem oberen Arm vor dem Körper ab. Hebe das untere Bein in Verlängerung deines Körpers minimal über den Boden ab (Ausgangsposition). Von dort führe es weiter nach oben, bis sich auch der Oberschenkel von der Matte löst (Endposition).

Empfohlene Arbeitsweise der Muskulatur: Dynamisch.
Hilfsmittel: Keine
Wirkung: •• Schwierigkeitsgrad: •

• • • • •

Fünfte Priorität

M. triceps surae
(dreiköpfiger Wadenmuskel)

Bewegungsbeschreibung:
Stehe mit den Fußballen auf dem Rand des Steps und fasse die Schultern eines gegenüberstehenden Partners oder lehne gegen eine Wand, um dein Gleichgewicht zu halten. Löse einen Fuß vom Step, dabei baue deine Längsspannung auf. Senke nun die Ferse deines Standbeins (Ausgangsposition). Drücke dich mit fast gestrecktem Bein in den Hochzehenstand (Endposition).

Empfohlene Arbeitsweise der Muskulatur: Dynamisch.
Hilfsmittel: Step und Partner, als Partnerersatz kann auch eine Wand dienen.
Wirkung: ••• Schwierigkeitsgrad: •
Übungsvariation: Die Übung beidbeinig ausführen (leichtere Variante).

M. quadriceps femoris (vierköpfiger Oberschenkelmuskel)
=> M. rectus femoris (gerader Oberschenkelmuskel)

Knee Extension

Bewegungsbeschreibung:
Sitze im Unterarmstütz rücklings, dabei zeigen die Handflächen zur Decke. Baue eine Körperlängsspannung auf. Das Physioband ist mit einem Clip zum Ring verschlossen und um beide Füße fixiert. Löse ein Bein leicht vom Boden (Ausgangsposition). Führe deinen Unterschenkel gegen den Widerstand des Bandes nach oben in Kniestreckung. Halte deine Knie im Übungsverlauf immer direkt nebeneinander.

Empfohlene Arbeitsweise der Muskulatur: Dynamisch.
Hilfsmittel: Physioband, Gewichtsmanschetten.
Wirkung: •• Schwierigkeitsgrad: ••

M. trapezius (Trapezmuskel)
=> Pars descendens (absteigender, oberer Anteil)

 Trapezmuskel – oberer Anteil

Upright Row

Bewegungsbeschreibung:
Stehe in beidbeiniger Grundstellung mittig auf dem Physioband. Fasse das Band so, dass es bereits unter Spannung ist, wenn du deine Arme lang nach unten vor dem Körper hältst (Ausgangsposition).

Ziehe das Band nach oben, führe dabei deine Hände unter das Kinn und deine Ellbogen auf Ohrhöhe (Endposition).

Unterscheide bei der Übung *Upright Row* klar nach dem Trainingsziel. Hier wird überwiegend die Nackenmuskulatur trainiert.
Der *Upright Row* zum Schultermuskeltraining stoppt in der Bewegungsamplitude mit den Händen auf Brustbeinhöhe und den Ellbogen knapp unter Schulterhöhe.

Empfohlene Arbeitsweise der Muskulatur: Dynamisch.
Hilfsmittel: Physioband, alternativ Hanteln
Wirkung: ●● Schwierigkeitsgrad: ●

M. deltoideus (Schultermuskel)
=> Pars clavicularis

 Schultermuskel – vorderer Anteil

Bewegungsbeschreibung:
Stehe in hüftbreiter Grundposition. Baue Körperlängsspannung auf und halte deine Schultern tief. Fasse die Hanteln im Obergriff vor deinem Körper und halte deine Hände auf Beckenhöhe (Ausgangsposition). Führe deine Arme bis zur Horizontalen nach vorne (Endposition).

Empfohlene Arbeitsweise der Muskulatur: Dynamisch.
Wirkung: ●●● Schwierigkeitsgrad: ●

6.2 Beweglichkeitstraining in Theorie und Praxis

Wenn wir uns genauer mit dem Thema des Dehnens auseinander setzen wollen, müssen wir uns vier Fragen stellen:

- Was dehnen wir?
- Warum dehnen wir?
- Wie dehnen wir?
- Wann dehnen wir?

6.2.1 Was dehnen wir?

Das ist mit Sicherheit die meist diskutierte Frage der letzten Jahre. Noch vor einiger Zeit sagte man eindeutig: „Die Muskulatur!", und zwar deren kontraktilen (Aktin-Myosin) Strukturen. Eingeteilt wurde die Muskulatur in zur Verkürzung neigende Muskelgruppen und jene, die zur Abschwächung neigen. Alle zur Verkürzung neigenden Muskelgruppen wurden gedehnt zur Herstellung einer muskulären Balance.

Neuromuskuläre Dysbalance

FREIWALD (1994) hat als Erster den Begriff der muskulären Balance oder Dysbalance in den genaueren Begriff *neuromuskulären Dysbalance* abgewandelt und meint damit die neurale Ansteuerung der Muskulatur. Damit spricht man nicht mehr von *verkürzten* oder *abgeschwächten* Muskeln, sondern von *konzentrisch* (Ursprung und Ansatz eines Muskels nähern sich an) und *exzentrisch* (Ursprung und Ansatz eines Muskels entfernen sich voneinander) *angesteuerter* Muskulatur.

Die Ansteuerung der Muskulatur sagt nichts über ihre Kraftfähigkeit aus. Die Brustmuskulatur z. B., eine sehr häufig konzentrisch angesteuerte Muskelgruppe, hat oft nur eine geringe Kraftfähigkeit. Wir müssen uns von dem Gedanken lösen, dass die Ansteuerung der Muskulatur Rückschlüsse auf das Kraftpotenzial eines Muskels zulässt.

ALBRECHT (1993, 2001) und FREIWALD unterteilen die Muskulatur in Funktions-gruppen:

Muskelfunktionsgruppen

A) Die Beuger/Flexoren – die Innenrotatoren – die Adduktoren

- Ischiocrurale Muskelgruppe
- Hüftbeugemuskeln
- Adduktoren
- Brustmuskulatur
- Nackenmuskulatur
- Bauchmuskulatur
- Wadenmuskulatur

(aerobicspezifische Auswahl von Muskelgruppen)

Alle Muskeln der Funktionsgruppe A sind konzentrisch kontrakt angesteuert . Um eine neurale Balance – ein Gleichgewicht in der Ansteuerung der Skelett-muskulatur – herbeizuführen, sollen im Training überwiegend exzentrische Reize mittels Dehnung gesetzt werden.

B) Die Strecker/Extensoren – die Außenrotatoren – die Abduktoren

- Kniestabilisatoren
- Abduktoren
- Rückenstrecker
- Außenrotatoren des Schultergürtels

Alle Muskeln der Funktionsgruppe B unterliegen exzentrischer Ansteuerung Um eine neurale Balance – ein Gleichgewicht in der Ansteuerung der Skelett-muskulatur – herbeizuführen, sollen im Training überwiegend konzentrische Reize mittels Kräftigung gesetzt werden.

Ein sinnvoll geplantes Training mit gezielten Kräftigungs- und Dehnungs-übungen unterstützen die aufrechte Haltung!

Die Gegenbewegung zur Beugehaltung

Die *Gegenbewegung zur Beugehaltung* wird zur Schlüsselaufgabe im Beweglich-keitstraining. Allzu häufig zwingt uns das alltägliche Leben in gebeugte Positio-nen (*vom Leben gebeugt*). Das können Gemützustände sein, die unsere Mus-kulatur passiv werden lassen, Alltagsbelastungen, die uns viel sitzen lassen oder Sportarten, die die Beugeansteuerung der Muskulatur unterstützen.

● ● ● ● ●

 Nervale Ansteuerung

Primäre Trainingsreize im Sinne der aufrechten Haltung und das Hauptziel des Beweglichkeitstrainings sind demnach im Bereich der *Ansteuerung* zu suchen. *Ansteuerung* bedeutet Aktivität von Motoneuronen (Nervenbahnen, die die Muskelspannung kontrollieren). Die Schaltstelle der Motoneurone ist das Gehirn.

 Dehnschwelle/Dehngrenze

Die nervale Ansteuerung verbessert sich durch die Häufigkeit und die Intensität der Trainingsreize. Dehnsignale werden in dem Moment an das Gehirn gesandt, wo wir ein Spannen der Muskulatur wahrnehmen. Diesen Punkt des ersten Spürens einer Dehnspannung bezeichnen wir als **Dehnschwelle**.

Darüber hinaus kann der Bewegungsradius noch weiter, unter Zunahme der Dehnspannung, vergrößert werden. Das subjektive Empfinden entscheidet über das Ende des Bewegungsradius. Die individuell willkürlich maximale Dehnweite bezeichnen wir als **Dehngrenze**.

Über die Dehngrenze hinaus existiert eine autonom geschützte Reserve. Hohe externe Kräfte müssen auf den Muskel einwirken, bevor dieser sich auf Grund eines Dehnungsreizes verletzt, also Muskelanteile zerreißen.

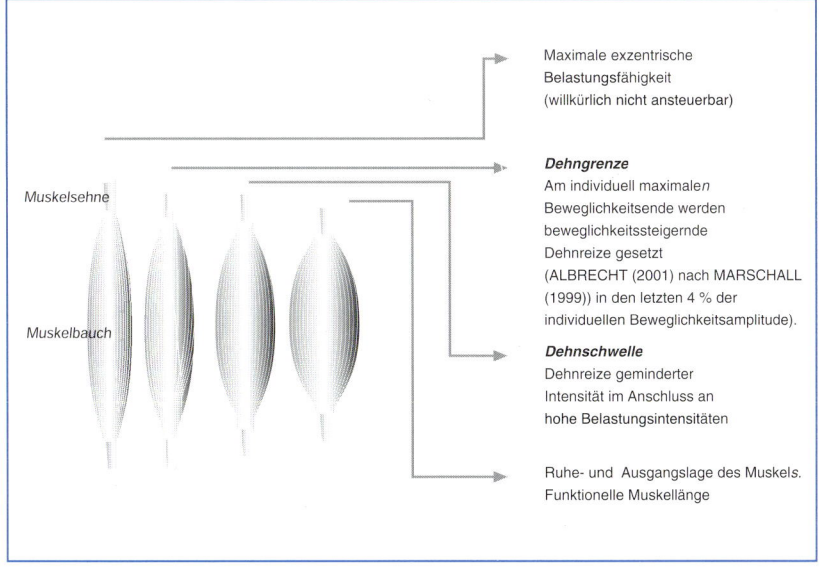

Abb. 25: Muskellänge bei exzentrischer Belastung

Neurale Toleranz

Sowohl die Dehnschwelle als auch die Dehngrenze sind veränderbar. Wiederholte Dehnreize vergrößern den Bewegungsradius im Dehnschwellen- und -grenzbereich.

Die **neurale Toleranz** gegenüber den Dehnimpulsen steigt.

Bleiben die Stimulationen der Mechanorezeptoren (reagieren auf Dehnspannung im Muskel) über einen längeren Zeitraum aus, sinkt die Toleranz gegenüber Dehnreizen wieder.

Die neurale Toleranz bestimmt in erster Linie die individuelle Beweglichkeit!

Bindegewebe

Im Zusammenhang mit der gesteigerten neuralen Toleranz gegenüber Dehnreizen steht der Einfluss von Dehnungen auf das **Bindegewebe**. Dehnungen wirken auf das Bindegewebe in Form einer strukturellen Veränderung. Die Bindegewebsfasern ordnen sich in Längsrichtung aus, das Gewebe festigt sich und bei Dehnreiz spüren wir eine unmittelbare Verbesserung der neuralen Toleranz und damit eine verbesserte Beweglichkeit. Der strukturelle Umbau des Bindegewebes vollzieht sich über einen Zeitraum von 360-500 Tagen.

=> Das bedeutet: Regelmäßig über einen sehr langen Zeitraum dehnen!

Muskelfaser – funktionelle Länge

Die **Muskelfaser** selbst besitzt eine funktionelle Länge. Eine Veränderung im Überlappungsgrad der Aktin- und Myosinfilamente würde in jedem Fall mit einer Funktionseinschränkung in Form von Krafteinbußen einhergehen. Unter Laborbedingungen hat man im Tierversuch (Frosch) durch eine Dauerdehnung in einer Streckvorrichtung die Auswirkung von Dehnung auf die Muskelfaser untersucht. Man erhoffte sich eine Veränderung im Überlappungsgrad der kontraktilen Elemente (Aktin und Myosin) und vor allem eine Vermehrung der Anzahl der Sarkomere. Beides konnte nachgewiesen werden. Nach Verlassen der Apparatur und Wiederaufnahme der Alltagsbewegungen kehrte die Muskelzelle allerdings sehr schnell in den Ursprungszustand zurück. Im menschlichen Organismus konnte man nach mehreren Wochen Ruhigstellung umgekehrt eine Sarkomerverminderung feststellen. Auch hier war das Sarkomerdefizit nach Funktionsaufnahme in kürzester Zeit (1-2 Tage) wieder behoben und die Muskelzelle in den Ursprungszustand zurückgekehrt. Wir gehen davon aus, dass wir durch willkürliche Dehnreize keinen Einfluss auf die Struktur der Muskelzelle nehmen können. Die funktionelle Muskellänge bleibt erhalten und damit auch die optimale Kontraktionsbereitschaft der Muskulatur.

Passive Strukturen unseres Bewegungsapparats, wie **Gelenkkapseln** und **Bänder**, sollen durch Dehnungen nicht beeinflusst werden. Sie dienen der Stabilität des Gelenks. Eine Veränderung dieser Strukturen durch Dehnung würde eine Instabilität des Gelenks zur Folge haben. Bei der Auswahl der Übungen und Positionierung der Gelenke in den unterschiedlichsten Dehnungen muss sorgsam darauf geachtet werden, dass wir nur die muskulären Strukturen dehnen und Gelenkkapseln und Bandstrukturen nahezu unberührt lassen. Eine hohe Qualität der Dehnungsübung verspricht einen hohen Dehnungserfolg!

Zusammenfassung

- Das bewegungsbegrenzende Dehnsignal geht in erster Linie von den Nerven aus. Immer wiederkehrende Signale erhöhen die neurale Toleranz und veranlassen das Bindegewebe zum strukturellen Umbau, was wiederum eine Beweglichkeitssteigerung zur Folge hat.
- Das Ziel innerhalb der Muskelzelle ist der Erhalt der funktionellen Länge und damit der optimalen Kontraktionsbereitschaft.
- Die Wirkung von Dehnungen auf den Kapsel-Band-Apparat des Gelenks ist im Gesundheitssport unerwünscht.

Dehnungswirkung auf:

1. Nerven
2. Bindegewebe
3. Muskelzelle
(4. Gelenkstruktur).

6.2.2   Warum dehnen wir?

Betrachten wir den Wandel des Dehnungstrainings in den letzten 15-20 Jahren. Zunächst dehnten wir mit Hingabe dynamisch, die so genannte *Schwunggymnastik*, und zwar meistens zur Vorbereitung auf den Sport. Dann wurde die Schwunggymnastik aus dem Unterrichtsrepertoire gestrichen, da man ihr zu hohe Verletzungsgefahren nachsagte. Es kam die *Funktionsgymnastik* und mit ihr das statisch-haltende Dehnen. Es wurde vor dem Training statisch gedehnt und in jedem Fall direkt im Anschluss an jede Kräftigungsübung gedehnt. Schließlich begann die Zeit der Verunsicherung, die zum Teil noch immer vorherrscht. Ist das Dehnen überhaupt sinnvoll? Braucht unsere Muskulatur Dehnungsreize oder stören diese sogar unser muskuläres Gleichgewicht?

Viele nationale und internationale Stretching-Experten gehen heute sehr differenziert mit dem Thema „DEHNEN" um.

Wir unterteilen in drei Anwendungsbereiche des Dehnens:

- Das Vordehnen
- Das Nachdehnen
- Das Stretch-Training.

Alle Fragen, die wir uns bezüglich der Wirksamkeit des Dehnens stellen, können wir nur beantworten, wenn wir wissen, welcher Dehnbereich, welches Dehnungstraining angesprochen ist.

 Leistungssteigerung durch Dehnung

Erreichen wir durch Dehnungen eine Leistungssteigerung?

Durch Vordehnen: NEIN
Durch Vordehnen ist keine Leistungssteigerung möglich. Einzig und allein das Aufwärmprogramm (durchblutungsfördernde Programme, die ein Siebtel bis ein Sechstel der Skelettmuskulatur beanspruchen und den Körper auf vielfältige Art und Weise/zielgerichtet bewegen) bewirkt eine Leistungssteigerung.

Durch Nachdehnen: JA
Das Nachdehnen wirkt in jedem Fall leistungssteigernd, da das Nachdehnen den Beweglichkeitserhalt sichert.

Durch Stretch-Training: JA/NEIN
MARSCHALL 1999 hat in einer Untersuchung mit Sportstudenten festgestellt, dass kontinuierliches Dehnungstraining eine Verbesserung der Maximalkraft um 4 % bewirken kann. Er führt dies auf die qualitative Verbesserung der Muskulatur zurück (Bildung von mehr Titin; Qualitätssteigerung des Titins; bessere Bindungseigenschaften der Myosinköpfchen).

Hier werden allerdings individuelle Voraussetzungen das Ergebnis beeinflussen. Verfügt ein Sportler (Abb. 26, Sportler A.) über eine gute Beweglichkeit, ist eine Leistungssteigerung eher durch ein entsprechendes Kraft- und/oder Herz-Kreislauf-Training zu erwarten.

Bei einem anderen Sportler (Abb. 26, Sportler B) ist hingegen bei mangelnder Beweglichkeit eine Leistungsteigerung durch Stretch-Training zu erwarten.

In jedem Fall ist kein Kraftverlust durch ein Stretch-Training zu erwarten!

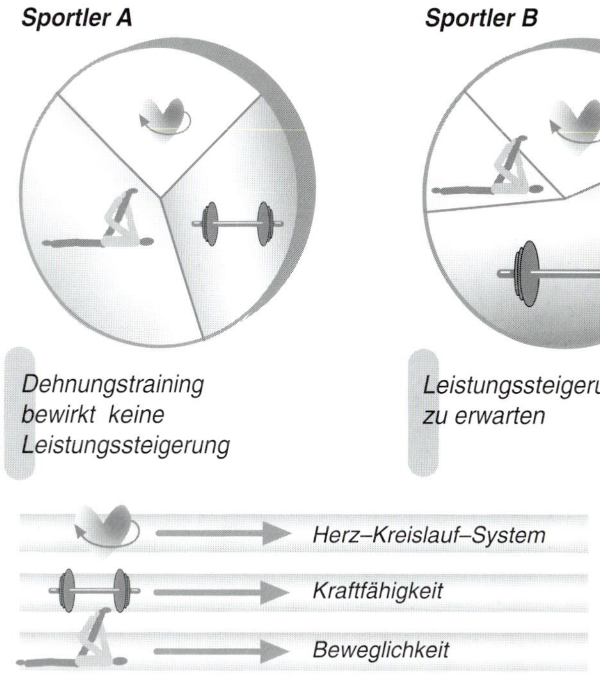

•••••

Sportler A   **Sportler B**

Dehnungstraining
bewirkt keine
Leistungssteigerung

Leistungssteigerung ist
zu erwarten

→ Herz–Kreislauf–System

→ Kraftfähigkeit

→ Beweglichkeit

Abb. 26: Leistungssteigerung in Abhängigkeit vom Ausgangsniveau und vom Trainingsziel.

Muskelkater

Sollten wir bei Muskelkater dehnen?
Verhindert das Dehnen Muskelkater?

NEIN

Muskelkater ist normalerweise eine Verletzung des Muskels auf kleinster struktureller Ebene (kleine Risse im Aktin-Myosin-Komplex). Kleine Risse gehen mit Entzündungen einher, die bewirken, dass die Zellen Wasser einlagern und damit der Zellinnendruck steigt. Nozirezeptoren (Schmerzrezeptoren) senden an das zentrale Nervensystem einen Reiz, der bewirkt, dass der verletzte Muskel ruhig gestellt wird und sich regenerieren kann. Eine Dehnung in diese verletzte Muskelstruktur würde den Heilungsprozess stören, also kontraprodukiv wirken.

Vorbeugend wirkt eine gute Aufwärmarbeit, also die Versorgung der Muskulatur mit Nährstoffen durch eine gesteigerte Durchblutung. Durchblutungsfördernd wirken Ganzkörperbewegungen. Jede Dehnung geht mit einer Verminderung der Durchblutung einher. Während des Trainings beugt eine gute Belastungsdosierung dem Muskelkater vor. Muskelkater entsteht in überlasteten Muskelstrukturen oder bei ungewohnten Bewegungsbelastungen.

 ## Regeneration

Haben Dehnungen Einfluss auf die Regeneration?

JA – negativ
Ist ein intensives Training vorausgegangen, gehen wir davon aus, dass Mikroverletzungen (s. o.) vorliegen. Diese sind letztendlich für unseren Körper wichtig, da von ihnen Signale ausgesandt werden, die den Körper zu einer Trainingsanpassung (Adaptation) veranlassen.

An dieser Stelle müssen wir unterscheiden in einen Muskelkater, der zur Bewegungseinschränkung führt und mehrere Tage Regeneration verlangt (beschriebene Muskelverletzung s. o.) und einer muskulären Mikroverletzung („Muskelkäterchen"), die durchaus einen sinnvollen Trainingsreiz darstellen kann.

Ein Stretch-Training zur Beweglichkeitssteigerung im Anschluss an ein intensives, vorausgegangenes Trainingsprogramm ist nicht sinnvoll! Wie bereits zur Frage des Dehnens bei Muskelkater beschrieben, würden wir auch hier eher kontraproduktiv arbeiten. Wir beschränken uns in diesem Fall auf das Nachdehnen zum Beweglichkeitserhalt. Einige Dinge müssen dabei beachtet werden:

• Die Dehnintensität muss moderat gewählt werden (Dehnschwelle), da Kleinstverletzungen im Muskel vorliegen können.
• Statische Dehnungsübungen drosseln durch Kapillarverschluss die Blutzirkulation im Muskel. Wir wählen für das Nachdehnen/Post-Stretch das *bewegt-statische* oder *sanft-dynamische* Dehnen (s. Dehnmethoden). Die Durchblutungssituation im Muskel ist weiterhin gesichert und angefallene Stoffwechselendprodukte können bedingt abtransportiert werden.

Der wichtigste Transporteur angefallener Stoffwechselendprodukte nach Belastung ist das Blut und dessen Zirkulation. Leichte Bewegungen mit geminderter Intensität und Muskelspannung zeigen hier die höchste Wirksamkeit.

Haben Dehnungen Einfluss auf körpereigene Dehnreflexe?

NEIN
In vielen Untersuchungsreihen wurde bewiesen, dass Reflexbögen, die durch Dehnungsreize den Muskel zur Kontraktion führen, für das Dehnungstraining uninteressant sind. Dehnungsreflexe schützen den Muskel vor dem Zerreißen, wenn durch Fremdeinwirkung Gelenkstellungen provoziert werden, die über das normale Maß der Beweglichkeit hinausgehen. Durch eine willkürlich gesteuerte Bewegung, wie im Dehnungstraining, kann dieser Reflex nicht ausgelöst werden.

Haben Dehnungen Einfluss auf das Bindegewebe?

JA – positiv
Das Bindegewebe reagiert auf Dehnungen mit einem strukturellen Umbau (Anordnung der Bindegewebsfasern in Längsrichtung). Die somit erhöhte Festigkeit des Gewebes verbessert die neurale Toleranz gegenüber Dehnungsreizen (s. Kap. 6.2.1).

Können Dehnungen zur Verletzungsprophylaxe dienen?

NEIN
Eine Verhinderung oder Reduzierung von Verletzungen im Muskel-Sehnen-Bereich durch Dehnungsübungen konnte nicht nachgewiesen werden (vgl. ALBRECHT, 2001). Diese Aussage bezieht sich sowohl auf das Vordehnen als auch das Nachdehnen (s. Kap. 6.2.3).

6.2.3 Wie dehnen wir?

Grundsätzlich sind die Dehnverfahren nach vier Gesichtspunkten zu kategorisieren:

- **Aktive Dehnung:** Die gewünschte Dehnposition wird ausschließlich durch die Kontraktion des jeweiligen muskulären Gegenspielers (Antagonisten) eingenommen.
- **Passive Dehnung:** Die gedehnte Position wird durch Unterstützung von außen erreicht. Dies bedeutet durch einen Partner, die Schwerkraft, Hilfsmittel (Wand, Stab, Handtuch usw.) oder durch Kontraktion anderer Muskelgruppen (ausgenommen der Gegenspieler).

- **Statische Dehnung:** Eine einmal eingenommene Dehnposition wird über längere Zeit aufrechterhalten. Für die Dauer des statischen Dehnens gibt es recht unterschiedliche Angaben. Sinnvolle Empfehlungen in der Aerobic reichen von 10-90 Sekunden.
- **Dynamische Dehnung:** Die entsprechende Dehnposition wird intermittierend eingenommen. In maximaler Dehnposition erfolgt ein kleiner, geführter, rhythmischer Dehnreiz. In der Bewegung bleibt die Dehnspannung immer erhalten.

Da sowohl statische als auch dynamische Dehnungen aktiv als auch passiv durchgeführt werden können, ergeben sich daraus folgende Klassifizierungen:

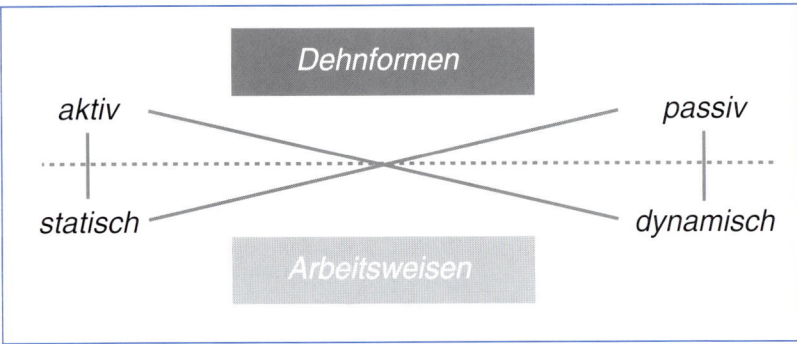

Abb. 27: Dehnformen und Arbeitsweisen der Muskulatur

Daraus ergeben sich folgende Dehnmethoden:

- Aktiv-dynamisches Dehnen
- Passiv-dynamisches Dehnen
- Aktiv-statisches Dehnen
- Passiv-statisches Dehnen.

Als eine Sonderform kann das
- AED (Anspannungs-Entspannungs-Dehnen) gelten.
  Der Übende nimmt bei der AED-Methode eine leichte Dehnstellung ein. Dem zu dehnenden Muskel wird an der Grenze seiner Dehnfähigkeit ein starker, allmählich ansteigender Haltewiderstand entgegengesetzt, der 4-10 Sekunden gehalten werden soll. Nach der Vorkontraktion wird fließend in die Dehnstellung gewechselt. Der gesamte Vorgang wird aus der nun erreichten Dehnstellung 2-4 x wiederholt.

● ● ● ● ●

*Häufig wird irrtümlicherweise die **PNF-Technik** (propriozeptive-neuromuskuläre Faszilation) für eine Variante der postisometrischen Dehnung gehalten. Diese Methode ist eine in der Physiotherapie eingesetzte Maßnahme, die in erster Linie zur Verbesserung der neuromuskulären Steuerung, zur Kräftigung, Entspannungsförderung oder Schmerzlinderung eingesetzt wird. Sie strebt meist nur indirekt eine Verbesserung der Beweglichkeit an. Ursprünglich wurde sie für Patienten mit Lähmungserscheinungen entwickelt.*

Dynamisches Dehnen

Anwendungsgebiete und Diskussion

Dynamisches Dehnen

Das dynamische Dehnen beschreibt kleine, sich steigernde, rhythmische Bewegungen unter Kontrolle des subjektiven Dehnungsgefühls zur Erweiterung der Dehnungsamplitude. Diese als traditionell zu bezeichnende Form des Dehnens wurde lange Zeit als verletzungsträchtig und wirkungslos dargestellt. Als Hauptargument gegen diese Form des Dehnens wurde der myostatische Reflexmechanismus genannt. Statt zu der erwünschten Dehnung käme es zu einer reflektorischen Verkürzung des Muskels, in dessen Phase des Zusammenziehens der nächste Dehnreiz den Muskel erreicht. Durch das widersinnige Arbeiten wäre die Verletzungsgefahr bei dieser Methode sehr hoch. Diese Erklärung ist schon vor einigen Jahren als rein hypothetische Annahme bewertet worden und gilt heute als eindeutig widerlegt.

Der myostatische Streckreflex kann ausschließlich durch eine unwillkürliche Bewegung (durch Fremdeinwirkung) mit hoher Geschwindigkeit zum Schutz des Gelenks ausgelöst werden. Eine willkürliche Ansteuerung dieses Reflexmechanismus ist nicht möglich.

Reflexe werden immer dann ausgelöst, wenn die ausgeführte Bewegung nicht der angesteuerten Bewegung entspricht.

Positive und negative Gesichtspunkte bedürfen eines genauen Abwägens, um eine Beurteilung dieser Technik vorzunehmen und die Anwendungsgebiete zu ermitteln.

Negativ:
* Bereits verletzte Muskelstrukturen (Mikroverletzungen) können mit dieser Form des Dehnens überlastet werden.

Positiv:
* Schulung der inter- und intramuskulären Koordination.

- Weitere Versorgung des Muskels durch Nährstofftransport über die Blutbahn gesichert, da die Kapillare geöffnet bleiben können.
- Vom Verhältnis Zeitaufwand und Effektivität, die schnellste Methode.
- Erhält die Schnellkraftfähigkeit.
- Verbesserung der neuralen Toleranz.

=> **Anwendungsbereiche:**
- Sportartspezifische Vorbereitung - in der Aerobic: Dehnen im Warm-up – Pre-Stretch.
- Stretch-Training.

 Passiv-statisches Dehnen

Passiv-statisches Dehnen

Das passiv-statische Dehnen hat unter dem Begriff *Stretching* einen Bekanntheitsgrad erreicht, der sowohl im Freizeitsport, Leistungssport als auch in der Krankengymnastik zu einem neuen Dehnbewusstsein geführt hat.

Das Stretching enthält keine grundlegend neuen Elemente. Einige Übungen des passiv-statischen Dehnens sind seit langem Bestandteil der allgemeinen Gymnastik und der Heilgymnastik und finden ihren Ursprung im Yoga. Die Identität einiger Übungen des statischen Dehnens und des Yoga gibt Aufschluss über das gemeinsame Ziel der Entspannung. Die Erkenntnis, dass die körperliche Leistungsfähigkeit stärker als allgemein angenommen psychischen Prozessen unterliegt, hat zur Publizität des statischen Dehnens auch im Bereich des Trainings beigetragen. Die Methode lehrt den Sportler, Dehnungen im Muskel wahrzunehmen und bewusst zu entspannen. Es entsteht ein neues persönliches Körperschema.

Bob ANDERSON, Begründer der Methode, beschreibt diese Dehnmethode mit folgenden Worten: „Es ist das wichtigste Glied zwischen dem inaktiven und dem aktiven Leben" (1992, 9). Aus einer derart positiven Entwicklung darf man nicht schlussfolgern, dass diese Dehnmethode in allen Bereichen des Sports und der Krankengymnastik/Physiotherapie uneingeschränkt einsetzbar ist. So ist es nicht zu rechtfertigen, wenn in der Aufwärmpraxis im Sport das Einlaufen oder andere aktive Bewegungsformen durch statische Dehnübungen ersetzt werden. „Derartige Entwicklungen überraschen nicht, wenn in Stretching-Veröffentlichungen zu lesen ist, daß: Durchblutung, Erwärmung und Schweißbildung durch Stretching gesteigert werden" (HOSTER, 1987, 1525; vgl. BLUM & WÖLLZENMÜLLER, 1992, 33). Leider wird dabei vom Leser gern übersehen, dass der Aufwärmeffekt bei aktiven Bewegungen wesentlich höher ist. Auch diese Methode verlangt also differenzierte Überlegungen zur Einsetz-

• • • • •

barkeit in allen Bereichen des Sports. Es bleibt festzuhalten: Ganzkörperbewegungen und infolgedessen die vermehrte Durchblutung der Muskulatur sind in erster Linie für das Aufwärmen einzusetzen.

Negativ:
- Nach ca. 10 Sekunden Haltedauer – Kapillarverschluss und damit Durchblutungsminderung.
- Zeitintensiv.

Positiv:
- Hoher Entspannungscharakter.
- Verbesserung des Körpergefühls (frühes Erkennen von Verkürzungszuständen).
- Geringes Verletzungsrisiko.
- Verbesserung der neuralen Toleranz.

=> Anwendungsbereiche:
- Sportartspezifische Vorbereitung (in der Aerobic wirkungslos, sogar kontraproduktiv).
- Krankengymnastik – z. B. Dehnlagerungen.
- Dehnen zur Entspannung.
- Stretch-Training.
- Post-Stretch (bewegt-statisch, s. Kap. 6.2.4.2 „Nachdehnen – Post-Stretch").

Aktiv-statisches Dehnen

Aktiv-statisches Dehnen
Auch bei dieser Methode sprach man lange Zeit über eine reflektorische Hemmung des Gegenspielers, die man zur Beweglichkeitssteigerung nutzen könnte. Ebenfalls stößt man wieder auf das Problem der medizinischen Thesenaufstellung und der dazu fehlenden praktischen Beweisführung. Von Vorteil ist in jedem Fall die gleichzeitige Kräftigung der Antagonisten während des Dehnungsvorgangs. Die Kontraktionsfähigkeit des Antagonisten bestimmt den Umfang der Dehnung des Agonisten, was sich negativ auf den Dehnungsvorgang auswirken kann. Eingeschränkte Kontraktionsfähigkeit der Antagonisten, sei es als Folge mangelnder Kraft oder auf Grund morphologischer Grenzen, provozieren keine oder nur mäßige Zugkräfte auf den Agonisten, die keinen nennenswerten Dehnungsreiz herbeiführen können.

Das aktiv-statische Dehnen setzt ein hohes Maß an Konzentration und Körpergefühl voraus, damit bei der Kontraktion des Antagonisten der zu dehnende Muskel bewusst entspannt werden kann. Auch die willkürliche Kontraktion des entsprechenden Gegenspielers bedarf einiger Übung.

Negativ:
- Hohes Maß an Körpergefühl wird vorausgesetzt.
- Voraussetzung ist ein gewisses Kraftmaß des muskulären Gegenspielers.

Positiv:
- Geringes Verletzungsrisiko.
- Gleichzeitige Kräftigung des Gegenspielers.
- Verbesserung der neuralen Toleranz.

=> **Anwendungsgebiete:**
- Sportartspezifische Vorbereitung (in der Aerobic wirkungslos, sogar kontraproduktiv).
- Körperwahrnehmungsschulung.
- Haltungsaufbau.
- Stretch-Training.
- Post-Stretch (bewegt-statisch, s. Kap. 6.2.4.2 „Nachdehnen – Post-Stretch").

 Dehnen mit vorheriger Anspannungsphase

Dehnen mit vorheriger Anspannungsphase

Diese aus der Physiotherapie und Krankengymnastik stammende Technik hebt sich von den anderen Methoden durch eine der Dehnung vorgeschaltete isometrische Anspannungsphase ab. Die Befürworter des Anspannung-Entspannung-Dehnens berufen sich dabei in der Regel auf den neurophysiologischen Prozess der autogenen Inhibition (Eigenhemmung: durch die Vorspannung wird die reflektorische Gegenspannung der zu dehnenden Muskulatur für kurze Zeit außer Kraft gesetzt). Dass diese Begründung problematisch ist, wurde schon erwähnt. Eine eindeutige Wirkung der neurophysiologischen Prozesse ist beim Sportler nicht zweifelsfrei zu bestimmen. Ebenso wenig kann beurteilt werden, bei welcher Sehnenspannung die Muskelhemmung ausgelöst wird. Beim trainierten Sportler muss sogar in Frage gestellt werden, ob eine willkürliche Muskelanspannung überhaupt eine Hemmung des Muskels bewirkt. Wäre dies der Fall, dann würde bei jeder sportlichen Bewegung, die mit einer Erhöhung der Sehnenspannung einhergeht (z. B. beim Absprung) die arbeitende Muskulatur gehemmt. Die Folge wäre nicht nur ein Leistungseinbruch, sondern auch eine Störung des Bewegungsmusters. Bezweifelt wurde die Ausnutzung des Hemmprozesses schon 1973 von BURG & SZUMSKI (in HOSTER, 1987). Sie berufen sich auf neurophysiologische Untersuchungen im menschlichen Skelettmuskel und stellen fest, dass die autogene Hemmung nur mehrere Millisekunden anhält. Das bedeutet für den Sportler, die Dehnung käme in jedem Fall zu spät, um die Hemmung des Dehnungsreflexes nutzen zu können.

Negativ:
- Setzt ein hohes Maß an Körpergefühl voraus. Zeitintensive Methode.

Positiv
- Die isometrische Vorspannung geht mit einer Verkürzung der kontraktilen Elemente (Aktin-Myosin-Komplex) einher und dieses wiederum führt zu einer Dehnung der elastischen Elemente (Muskelhüllen, Bänder usw.) des Muskels. Durch die isometrische Vorspannung der elastischen Elemente wird der Dehnungswiderstand in der anschließenden Dehnung herabgesetzt. Besonders wirkungsvoll zeigt sich dieser Vorgang bei verkürzten elastischen Strukturen nach verletzungsbedingter Ruhigstellung.
- Von besonderer Bedeutung ist, dass der Sportler durch den ständigen Wechsel von Kontraktion und Dehnung ein Gefühl für seine Muskulatur entwickelt. Er lernt, Anspannung und Entspannung wahrzunehmen und damit auch willkürlich zu steuern. Die Entspannungsfähigkeit der Muskulatur wird damit abrufbar und führt zu einem verminderten Dehnungswiderstand.
- Durch den ständigen und fließenden Übergang von Spannung und Entspannung erfolgt eine Verbesserung der inter- und intramuskulären Koordination.
- Verbesserung der neuralen Toleranz.

=> **Anwendungsgebiete:**
- Krankengymnastik und Sporttherapie.
- Sportartspezifische Vorbereitung (in der Aerobic wirkungslos, sogar kontraproduktiv).
- Dehnen zur Entspannung.
- Stretch-Training.

Dehneffektivität

Abschließend bleibt zu bemerken, dass es bezüglich der Effektivität der verschiedenen Dehnmethoden keinen signifikanten Unterschied gibt. Entscheidend ist die Qualität der Ausführung.

- Die Wahl der Körperbereiche, die gedehnt werden,
- die Präzision,
- die Intensität,
- und die Häufigkeit der Dehnreize!

6.2.4 Wann dehnen wir?

Es gibt im Unterricht drei Phasen, in denen das Dehnen sinnvoll erscheint:

*   Dehnen im Warm-up – Vordehnen – Pre-Stretch
*   Dehnen im Nachdehnen – Post-Stretch
*   Stretch-Training.

 Vordehnen

6.2.4.1 Dehnen im Warm-up – Vordehnen – Pre-Stretch

Das Dehnen im Warm-up ist in der Aerobic lange Zeit fester Bestandteil gewesen. Es gab und gibt genaue Angaben darüber, welche Muskulatur in den Pre-Stretches gedehnt werden sollte. Aktuelle Untersuchungen führen zu einer kritischen Betrachtungsweise. Welches sind die Ziele des Vordehnens? – Die Vorbereitung der Muskulatur auf auftretende Dehnbelastung im Stundenverlauf. Zielorientiert soll gearbeitet werden. Sind in der Hauptphase, z. B. der Cardiophase, viele *High Leg Lifts* geplant (Heben eines gestreckten Beins über Hüfthöhe hinaus), sollte die Muskulatur auf diese dynamische Dehnbelastung vorbereitet sein. Die ischiocrurale Muskelgruppe (rückwärtige Beinmuskulatur) wird vorgedehnt. So wird für jede Muskelgruppe vorgegangen. Beinhaltet die Hauptphase der Stunde eine für die Muskulatur maximale Bewegungsamplitude, wird die Muskulatur auf diese zu erwartende Dehnungsspannung vorbereitet. Ob dieses Vorgehen eine positive Wirkung auf die nachfolgende Dehnbelastung ausübt, gilt auf Grund fehlender Untersuchungen als Annahme. Als gesichert gilt, dass es keinen negativen Einfluss ausübt, solange das eigentliche Ziel des Aufwärmens unterstützt wird bzw. diesem nicht entgegenwirkt. Es darf gedehnt werden. Im gesundheitsorientierten Aerobic-Training werden die Pflichtdehnungen sehr sorgfältig auf Grund nachfolgender Zielbewegungen ausgewählt. Eine pauschale Angabe von zu dehnenden Muskelgruppen im Warm-up ist unmöglich, ohne Bezug auf die nachfolgende Belastung und damit irreführend.

 Dynamisches Dehnen

Dynamische Bewegungen in der Hauptphase verlangen nach dynamischer Vorbereitung, womit die Wahl der Dehnmethode für diesen Bereich festgelegt ist: Es wird im Warm-up dynamisch gedehnt! Eine statisch ausgeführte Dehnung über einen Zeitraum von nur wenigen Sekunden reduziert die Kontraktionsbereitschaft der Muskulatur, was zu einer Leistungsminderung führen kann. Darüber hinaus hat die statische Arbeitsweise in der Dehnung, durch kurzfristigen Kapillarverschluss, negativen Einfluss auf die zuvor geleistete Aufwärmarbeit in Bezug auf Herzfrequenz und Körperwärme. Während dynamischer Dehnformen bleibt die Durchblutung in der gedehnten Muskulatur erhalten.

● ● ● ● ●

Gesetzmäßigkeiten des Vordehnens:

- Muskelgruppen, die im Stundenverlauf maximale Bewegungsradien zu-lassen müssen, werden vorgedehnt.
- Die Dehnübungen werden dynamisch mit hoher Intensität ausgeführt.
- Die Dehndauer eines Muskels beträgt maximal 10 Sekunden (16 Beats).
- Es werden maximal zwei Dehnungen nacheinander ausgeführt. Danach erfolgt zwingend wieder eine Ganzkörperbewegung.

6.2.4.2 Nachdehnen – Post-Stretch

Der Post-Stretch stellt einen Pflichtbereich im Stundenverlauf dar. Es dient in erster Linie dem **Beweglichkeitserhalt**. Wir unterteilen in muskuläre Pflicht-dehnbereiche und zu dehnende Muskeln, die aus der vorherigen Belastung re-sultieren.

Fünf Pflichtdehnbereiche des Post-Stretches

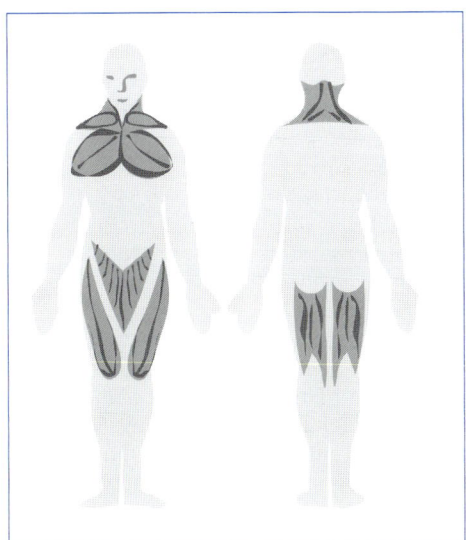

1. Oberschenkelm. hinten (ischiocrurale M.)
2. Oberschenkelm. vorne (spez. M. rectus femoris)
3. Adduktoren (Beinanzieher)
4. Brustmuskulatur (M. pectoralis major)
5. Nackenmuskulatur (M. trapezius pars desc.)

Abb. 28: Pflichtdehnbereiche des Post-Stretches (Verändert nach: ALBRECHT, 2001)

205

Zusätzlich zu den fünf Bereichen werden die Muskelgruppen gedehnt, die zuvor intensiv konzentrisch beansprucht wurden, um den Beweglichkeitserhalt zu sichern!

Im Aerobic-Training gehört z. B. nach intensivem Herz-Kreislauf-Training immer die Wadenmuskulatur dazu.

Nach einer Trainingsbelastung sind in der Arbeitsmuskulatur Stoffwechselendprodukte angefallen, die wieder abtransportiert werden müssen. Dieser Abtransport wird durch unser Gefäßsystem und damit durch das Blut übernommen. Für die regenerative Aufgabe des Blutes muss das Blut zirkulieren. An erster Stelle wird also immer das lockere Bewegen mit geringer Intensität stehen, das die Regeneration positiv beeinflusst.

Nach intensiver Belastung muss von kleinen Verletzungen innerhalb der Trainingsmuskulatur ausgegangen werden, die letztendlich den Trainingsreiz zur Trainingsanpassung an den Muskel stellen. Kleinste Verletzungen in den Mikrostrukturen unserer Muskulatur verlangen für den Heilungsprozess unter anderem nach Sauerstoff, welcher auch durch die Blutbahn transportiert wird.

Wichtig nach sportlicher Belastung bleibt in jedem Fall die Bewegung – ohne Belastung!

Das Nachdehnen (Post-Stretch) wird vom Cool down klar getrennt und mit unterschiedlichen Aufgaben belegt.

Nach dem Cool down wird die Muskulatur in ihren Pflichtanteilen gedehnt.

Entscheidend für den Post-Stretch ist die gewählte Intensität. Da Kleinstverletzungen angenommen werden müssen, würde eine sehr intensive Dehnung die Verletzung verstärken. Es wird mit geringer Intensität gedehnt – Dehnschwelle.

Auf Grund der guten Eigensteuerung und Wahrnehmungsfähigkeit dehnen wir beim Post-Stretch meist statisch. Ein Nachteil, den diese Methode mit sich bringt, ist, dass sich bei statisch gehaltenen Dehnungen nach ca. 10 s die Durchblutungssituation im Muskel durch teilweisen Kapillarverschluss verschlechtert. Damit sich die Durchblutungsminderung nicht negativ auf die gedehnte Muskulatur und deren Regeneration auswirkt, wird nach maximal 10 s jeweils die Dehnstellung minimal verändert.

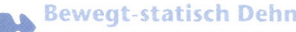
Bewegt-statisch Dehnen

Wir nennen diese Methode „bewegt-statisch" (nach: ALBRECHT).
Diese Dehnvariante bringt Vorteile mit sich:

- Durch die eingenommenen Dehnstellungen verschlossene Kapillare öffnen sich wieder.
- Die Aufmerksamkeit der Übenden bleibt erhalten.

• • • • •

- Verschiedene Muskelfasern werden durch kleine Veränderungen der Gelenkstellungen angesprochen.
- Durch sehr gute Eigenwahrnehmung ist die Gefahr der Verletzung eines ermüdeten Muskels durch Dehnung nahezu ausgeschlossen.

Gesetzmäßigkeiten des Nachdehnens

Die Gesetzmäßigkeiten des Post-Stretches (Nachdehnens):

- Dehnen der fünf Pflichtdehnbereiche plus sportspezifische Ergänzungen.
- Die Übungen werden „bewegt-statisch" ausgeführt. Daneben ist leicht dynamisches Dehnen möglich.
- Geringe Dehnreize setzen – Dehnen an der Dehnschwelle.

Neben dem bewegt-statischen Dehnen ist eine sanfte, dynamische Dehnmethode denkbar.

6.2.4.3 Stretch-Training

Stretch-Training

Das Stretch-Training verfolgt das Ziel der **Beweglichkeitssteigerung**. Optimalerweise ist es vom Kraft- und Ausdauertraining zeitlich getrennt. Abhängig von der Intensität des vorangegangenen Trainings sollte das Stretch-Training 30 Minuten bis zu 24 Stunden nach der Trainingsbelastung erfolgen. Das Stretch-Training stellt eine eigene Unterrichtseinheit dar.

Im Stretch-Training werden sehr intensive Dehnreize gesetzt, die benötigt werden, um eine Anpassung auf neuronaler Ebene hervorzurufen. Diese intensiven, beweglichkeitssteigernden Dehnreize verlangen nach einer ausgeruhten Muskulatur, da sonst Verletzungen auf kleinster struktureller Ebene begünstigt würden.

Beuger – Adduktoren – Innenrotatoren

Alle Muskeln der Funktionsgruppe **Beuger – Adduktoren – Innenrotatoren** gehören in das Dehnprogramm des Stretch-Trainings. Diese Muskeln erleichtern bei einer guten Dehnfähigkeit einen gesunden, harmonischen, AUFGERICHTETEN Körperaufbau.

Dabei nimmt die Gesäßmuskulatur als Hüftstrecker und Außenrotator eine Sonderstellung ein, die bei der Übungsbesprechung näher beschrieben werden soll.

Pflichtdehnbereiche

Acht Pflichtdehnbereiche des Stretch-Trainings

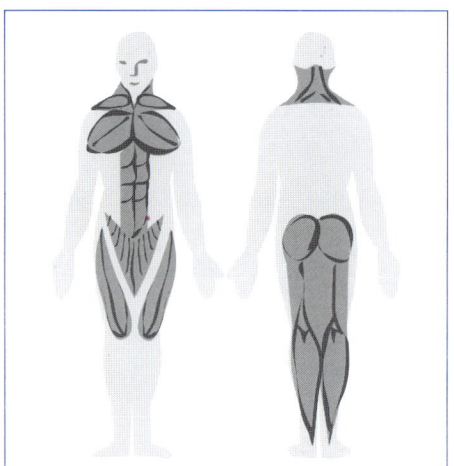

1. Oberschenkelm. hinten
   (ischiocrurale M.)
2. Oberschenkelm. vorne
   (spez. M. rectus femoris)
3. Adduktoren (Beinanzieher)
4. Brustmuskulatur
   (M. pectoralis major)
5. Nackenmuskulatur
   (M. trapezius pars desc.)
6. Bauchmuskulatur
7. Gesäßmuskulatur
8. Wadenmuskulatur

Abb. 29: Acht Pflichtdehnbereiche des Stretch-Trainings (verändert nach: ALBRECHT, 2001)

 Gesetzmäßigkeiten des Stretch-Trainings

Die Gesetzmäßigkeiten des Stretch-Trainings:

- Acht Pflichtdehnbereiche.
- Zuzüglich Wahlbereiche; haltungs- oder sportartabhängig.
- Eine intensive Atmung in den Dehnungsvorgang mit einbeziehen.
- Alle Dehnmethoden benutzen!
- Intensive, hohe Dehnreize setzen (beweglichkeitssteigernde Reize werden erst in den letzten 4 % unserer individuellen Beweglichkeitsweite erfolgen).
- Mit der passiv-statischen Dehnmethode die Stunde beenden.

 Nachgefragt

Nachgefragt

1. Was verbessert in erster Linie die individuelle Beweglichkeit?
2. Wirken Dehnungen leistungssteigernd?
3. Können Dehnungen Muskelkater verhindern?
4. Wann kommt das dynamische Dehnen zur Anwendung?
5. Welche Muskeln gehören zum Pflichtdehnprogramm des Post-Stretches?
6. Welche Dehnmethoden kommen im Stretch-Training zur Anwendung?
7. Was ist das primäre Ziel des Post-Stretches? Welches des Stretch-Trainings?

Pre-Strech ◀◀

6.2.5 Übungskatalog (Beweglichkeitstraining)

A. Vordehnen

Die Wahl der Dehnungsübungen erfolgt nach der Dehnbelastung in der Hauptphase der Übungsstunde. Die Übungsbeispiele zum Vordehnen sind im Übungskatalog des Post-Stretches und des Stretch-Trainings enthalten.

Es wird dynamisch gedehnt!

Post-Stretch ◀◀

B. Nachdehnen

Pflichtdehnbereiche 1-5

1. Rückwärtige Oberschenkelmuskulatur (ischiocrurale Muskelgruppe)

Ü 1: „Sumo"

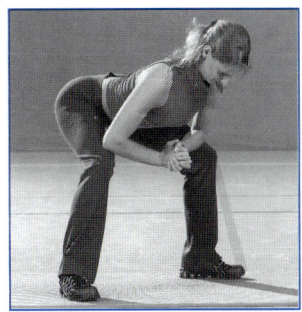 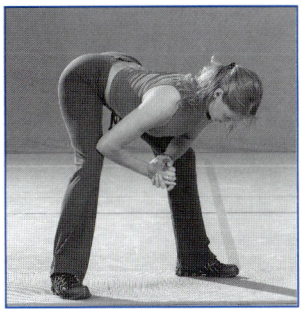

Ausgangsposition „Sumo"   *Endposition „Sumo"*

Übungsbeschreibung:
Stehe mit etwas mehr als hüftbreit geöffneten Beinen, unter Berücksichtigung der Beinlinie (Hüfte-Knie-zweite Zehenballe). Beuge deine Knie und senke den Rumpf nach vorne. Durch die Hebung des Brustbeins und die Kippung des Beckens sicherst du deinen physiologischen Wirbelsäulenverlauf. Stütze deine gebeugten Ellbogen auf die Oberschenkel und lege die Hände ineinander. Durch ein langsames Strecken der Beine unter Beibehaltung der Becken- und Wirbelsäulenposition dehnst du die rückwärtige Beinmuskulatur.

> **i**
> Über den Aufbau eines anatomischen Verständnisses und das Ertasten der Sitzbeinhöcker kannst du dir Hilfe geben: „Lasse deine Sitzbeinhöcker, wie zwei Scheinwerfer, zur Decke strahlen."

Empfohlene Dehnform: Überwiegend aktiv.
Empfohlene Arbeitsweise der Muskulatur: Statisch oder dynamisch.
Hilfsmittel: Keine

209

Ü 2: Oberschenkeldehnung in Rückenlage

Übungsbeschreibung:
Lege dich auf den Rücken und stelle deine Füße gesäßnah auf. Halte das Becken in neutraler Position (physiologische Lendenlordose). Damit ist eine optimale Dehnung unter Berücksichtigung von Ansatz und Ursprung der Muskulatur gewährleistet. Stabilisiere das natürliche Hohlkreuz aktiv durch die Muskulatur oder unterlagere es mit einem Lordosekissen (oder einem zusammengerollten Handtuch).

a) Beuge das zu dehnende Bein, fasse es an der Wade und ziehe es zum Körper heran. Nun führe das gehobene Bein durch Streckung im Knie an die Dehngrenze. Beachte dabei, dass die neutrale Beckenstellung beibehalten wird. Halte den Fuß deines Spielbeins locker.

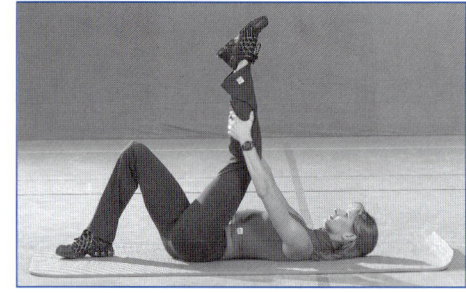

Ausgangsstellung

b) Führe das Spielbein unter kurzfristiger Auflösung der Lendenlordose weiter in die Streckung. An der Dehngrenze des Ansatzes (unterhalb des Knies) dehne nun ursprungsnah (Sitzbeinhöcker) weiter, indem du dein Becken erneut in die Kippung führst. Der Auflagedruck im Lendenwirbelsäulenbereich mindert sich wieder und der untere Rücken löst sich leicht vom Boden ab.

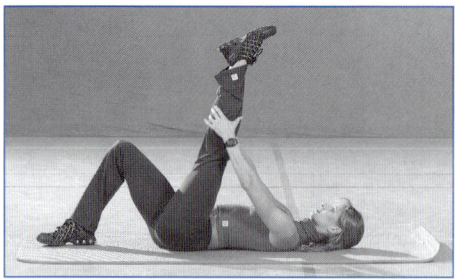

Endposition

c) Als Steigerungsform, bei sehr guter Dehnfähigkeit, lege das passive Bein lang auf den Boden, strecke das Spielbein und baue die Lendenlordose auf.

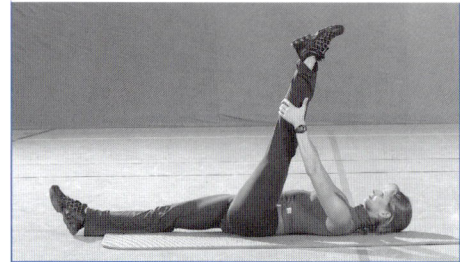

Endposition

• • • • •

> Die Übungen sind nach Schwierigkeitsgrad in der Reihenfolge von a nach c **i** angeordnet. Selbst die einfachste Variante „a" setzt schon ein hohes Maß an Beweglichkeit voraus. Häufig stören die hohen Kräfte, die der Gegenspieler (M. rectus femoris) aufbringen muss, um die Position zu halten, die Dehnungswirkung für die Beinrückseite. Erst bei sehr guter Dehnfähigkeit, wenn das Spielbein die 90°-Position Richtung Körper deutlich verlässt und die Schwerkraft höher wirken kann als der Gegenzug aus dem rückwärtigen Beinmuskel, bekommt die Dehnung den gewünschten passiven Charakter. Die Übung 1 „Sumo" stellt somit die einfachere und damit oft zu favorisierende Variante für das Beweglichkeitstraining dar.

Empfohlene Dehnform: Passiv (durch die Arme als muskuläre Hilfe).
Empfohlene Arbeitsweise der Muskulatur: Statisch oder dynamisch.
Hilfsmittel: Eventuell Lordoseunterstützung (Handtuch)

Möglicher Pre-Stretch ◀

Ü 3: Schrittstellung (mit Stufe)

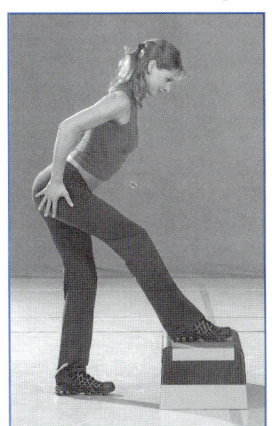 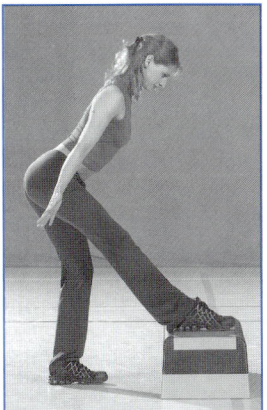 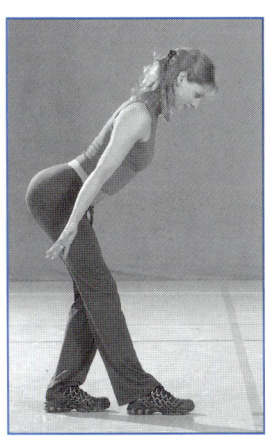

Ausgangsposition   *Endposition*   *Endposition am Boden*

Übungsbeschreibung:

Stelle dich mit geöffneten Beinen in eine offene Schrittstellung und verlagere das Körpergewicht auf das hintere Bein. Stelle den vorderen Fuß mit geringem Abstand zum anderen Fuß flach auf den Boden. Rotiere die Arme auswärts und stütze sie an der Hüfte ab oder trage sie seitlich am Körper.

a) Bewege bei gebeugten Beinen den Oberkörper aus der Hüfte nach vorne. Behalte die natürlich, geschwungene Wirbelsäulenposition bei und hebe dein Brustbein.

b) Strecke aus dieser Position das vordere Bein bis zur persönlichen Beweglichkeitsgrenze.

> **i** Eine Erhöhung, in diesem Fall das Step, erleichtert die Dehnung, da das Becken nicht so weit gekippt werden muss. Auch ohne Erhöhung ist die Übung möglich, jedoch schwieriger in der Ausführung. Wichtig ist in jedem Fall, zunächst über die Positionierung der Wirbelsäule und des Beckens (entfernen des Ursprungs der Muskulatur) an die Dehnschwelle zu gehen. Erst dann durch die Streckung des vorderen Beins die Dehngrenze erspüren. Die physiologische Stellung der Wirbelsäule begünstigt die Arbeit des Rückenstreckers, der die Wirbelsäule in allen ihren Strukturen stützt und entlastet. Ein Aufstützen der Hände auf dem Standbein ist damit überflüssig. Es stört sogar die Stabilisation und verändert die Qualität der Dehnungsübung negativ, da oft eine Beugung des Rückens mit einhergeht.

Empfohlene Dehnform: Passiv. Zur Positionsveränderung von a) nach b) wird der Antagonist kurzweilig angespannt, um das Knie in die Streckung zu führen. Ansonsten sollte er während der Dehnübung möglichst entspannt sein. Die Übung erfordert viel Spannung der Rumpfmuskulatur.
Empfohlene Arbeitsweise der Muskulatur: Statisch oder dynamisch.
Hilfsmittel: Step, Bank

2. Oberschenkelmuskulatur vorne (speziell M. rectus femoris)

Stretch-Training

Ü 1: Einbeinstand „Flamingo"

Übungsbeschreibung:
Stelle dich in den Einbeinstand. Umfasse das Spielbein am Fußrücken oder am Fußgelenk mit der gleichseitigen Hand, sodass der Fuß in die Hand hineingelegt werden kann. Über das gemeinsame Anspannen der Gesäß- und Bauchmuskulatur strecke die Hüfte und richte das Becken auf.
    Bei Vorschädigung des Knies den Winkel des Knies vergrößern. Dies ist durch ein um den Fuß gelegtes Handtuch möglich oder durch die Auflage des Spielbeins auf einen erhöhten Gegenstand. Die Fußposition muss in neutraler Stellung gewährleistet sein. Ebenso die Beinlinie beachten – Hüfte, Knie und Sprunggelenk sind in einer Ebene angeordnet. Ein Ausweichen von der Linie (z. B. Unter-

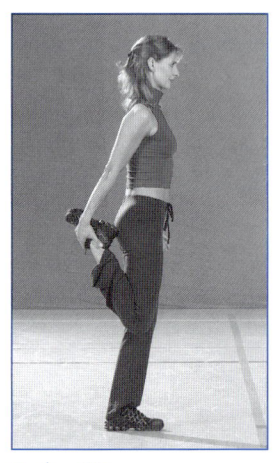

Endposition

schenkel wird zur Körpermittellinie gezogen) verursacht Scherkräfte im Knie. Bei Gleichgewichtsproblemen in einbeinigem Stand kann eine Wand oder ein Gegenstand Sicherheit geben.

Empfohlene Dehnform: Passiv mit aktiver Unterstützung.
Empfohlene Arbeitsweise der Muskulatur: Statisch oder dynamisch.
Hilfsmittel: Eventuell Handtuch oder erhöhten Gegenstand (Sprossenwand usw.), Wand.

Ü 2:

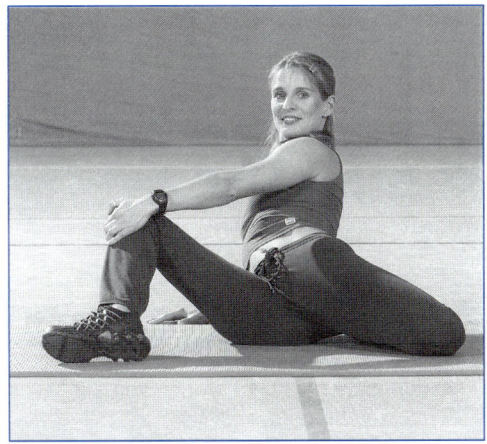

Endposition

Übungsbeschreibung:
(bei rechtsseitiger Dehnung/ Bild im Spiegelbild demonstriert) Einstieg: Setze dich mit aufgestellten Beinen auf den Boden. Lege beide Knie links auf dem Boden ab. Fasse das rechte Bein am Sprunggelenk und ziehe die Ferse zum Gesäß heran. Dort bleibt sie während des gesamten Übungsverlaufs (!). Lasse den rechten Oberschenkel diagonal nach außen zeigen. Nun lege den linken Ellbogen auf die verlängerte Körperlängsachse hinter deinen Körper. Löse das linke Knie ein wenig vom Boden und ziehe es nach vorne Richtung Brust. Dabei öffne den Kniewinkel, indem du den Unterschenkel vorführst. Umschließe das linke Knie mit der rechten Hand (Handfassung an der Patellarsehne). Aufbau der Dehnspannung: Hebe das Brustbein, ziehe den Bauch ein (M. obliquus internus und M. transversus abdominis), aktiviere die Beckenbodenmuskulatur und setze die Gesäßmuskeln beckenaufrichtend ein.

> **i**
> Sorgt der Trainierende dafür, dass die Ferse (hier des rechten Beins) am Gesäß bleibt, ist die korrekte Achsenführung des Knies gesichert.

Empfohlene Dehnform: Passiv mit aktiver Unterstützung.
Empfohlene Arbeitsweise der Muskulatur: Überwiegend statisch; dynamisch möglich.
Hilfsmittel: Keine

3. Adduktoren

Ü 1: „Sumo" mit Beckenseitneige

Es werden überwiegend die kurzen Adduktoren, M. pectineus und M. adductor brevis, angesprochen.

Übungsbeschreibung:

Schiebe aus der „Sumo"-Position das Becken zur Seite.

> **i** Halte die Rückenmuskelaktivität bei und hebe dein Brustbein.

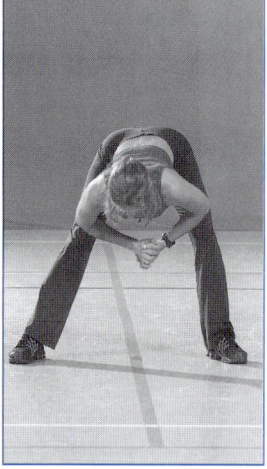

Empfohlene Dehnform:
    Aktiv (mit passiven Komponenten).
Empfohlene Arbeitsweise der Muskulatur:
    Statisch oder dynamisch.
Hilfsmittel: Keine

Endposition

Ü 1: Grätschsitz

Übungsbeschreibung:

Setze dich mit gebeugten Beinen in den Grätschsitz und führe das Becken in die natürliche gekippte Position (Lendenlordose mit gehobenem Brustbein aufbauen). Nun strecke langsam die Knie unter Berücksichtigung der Beinlinie (Hüfte – Knie – Großzehenballe) durch. Bei gesteigerter Beweglichkeit erst mit dritter Priorität kannst du dann den Rumpf in die Diagonale nach vorne führen. Auch in der Vorneige erhältst du die oben beschriebene Positionierung von Becken und Wirbelsäule.

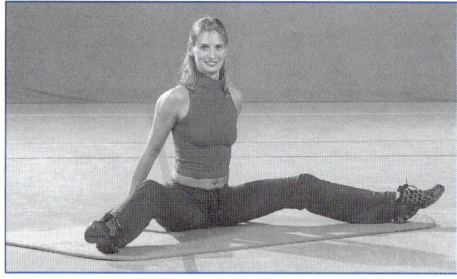

Ausgangsposition

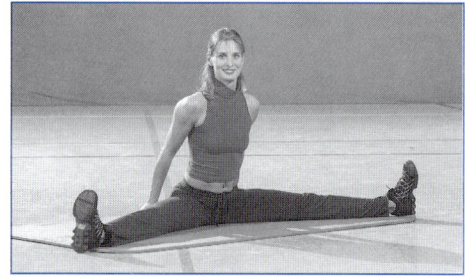

Endposition

i

Falscher Ehrgeiz treibt Trainierende häufig zu früh in die weiterführende Übungsposition, wobei ein Verlassen der physiologischen Wirbelsäulenführung und damit Dehnungsverlust die Folge ist.

Empfohlene Dehnform: Passiv (mittels anderer Hilfsmuskeln und bei gesteigerter Beweglichkeit durch Unterstützung der Schwerkraft); aktive Unterstützung möglich.
Empfohlene Arbeitsweise der Muskulatur: Statisch oder dynamisch.
Hilfsmittel: Keine

4. Brustmuskulatur (M. pectoralis major)

Eine der wichtigsten Übungen zur Unterstützung der aufrechten Haltung, zur Dehnung der Brustmuskulatur und der Innenrotatoren im Schultergürtel unter Einbeziehung körpereigener Streckreflexe ist die:

Ü 1: Gegenbewegung zur Beugehaltung

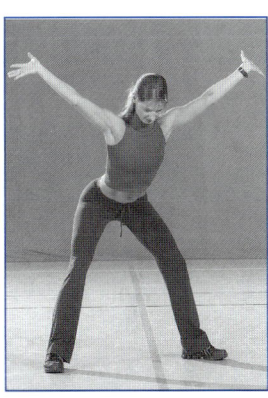

Übungsbeschreibung:
Öffne deine Beine mehr als hüftbreit und beuge die Knie leicht. Beachte deine Beinlinie (Hüfte – Knie – zweiter Zehballen). Mit neutraler Wirbelsäulenposition (physiologische Doppel-S-Form) führst du den Oberkörper aus der Hüfte in eine leichte Vorlage. Hebe die Arme bei fixierten Schulterblättern und gehobenem Brustbein über Schulterhöhe. Strecke die erhobenen Arme, rotiere sie nach außen und führe sie nach hinten. Die Handinnenflächen zeigen dabei vom Körper weg und ziehe den Handrücken heran (Dorsalflexion im Handgelenk).

Endposition

Sichere die physiologische Stellung der Wirbelsäule durch die Bauch- und Rückenspannung. Durch eine leichte Oberkörpervorlage ist die Rückenmuskulatur aktiv und stabilisiert die Wirbelsäule. Die Brustmuskulatur besitzt einen sehr breiten Ursprung von der Knorpelknochengrenze der Rippenbögen über das Brustbein bis hoch zum Schlüsselbein. Ein solch großer Ursprung fordert verschiedene Armpositionierungen bei der Übung, damit die unterschiedlichen Faserverlaufsrichtungen berücksichtigt werden.

Empfohlene Dehnform: Aktiv.
Empfohlene Arbeitsweise der Muskulatur: Statisch oder dynamisch.
Hilfsmittel: Keine

Ü 2: „Herzöffner"

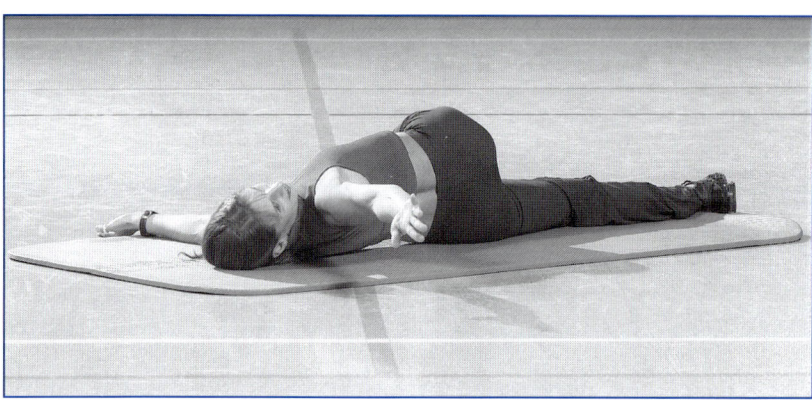

Endposition

Übungsbeschreibung:

Einstieg: Lege in der Körperseitlage das bodenferne Bein vor dem Körper ab. Führe den bodenfernen Arm senkrecht zur Decke. Aus dieser Position den Arm ein wenig diagonal Richtung Kopf platzieren. Rotiere den gehobenen Arm in der Schulter nach außen und hebe das Brustbein.

Aufbau der Dehnspannung: Lasse den gehobenen Arm hinter die Körperachse sinken und schaue dem Arm hinterher. Intensiviere durch Brustkorbatmung die Dehnung.

> **i** Eine sehr ähnliche Übung ist zur Mobilisation der Brustwirbelsäule bekannt. Dabei werden die Schulterblätter auf dem Boden abgelegt. Beim „Herzöffner" zur Brustmuskeldehnung bleiben die Schulterblätter durch die Brustbeinhebung dem Boden fern.

Empfohlene Dehnform: Passiv (mittels der Schwerkraft).
Empfohlene Arbeitsweise der Muskulatur: Statisch.
Hilfsmittel: Keine

5. Nackenmuskulatur

- M. levator scapulae (Schulterblattheber)
- M. sternocleidomastoideus (Kopfwender)
- M. erector spinae cervicalis (langer Rückenstrecker, Halswirbelsäulenbereich)
- M. trapezius pars descendens (Trapezmuskel absteigender/oberer Anteil).

• • • • •

Ü 1: Kopfseitneige

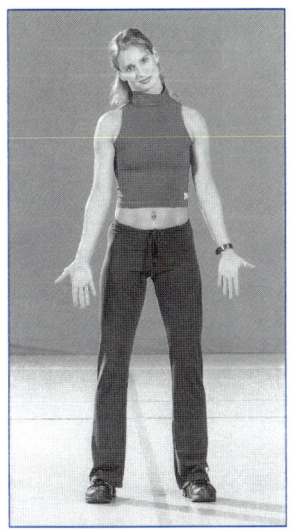

Endposition

Übungsbeschreibung:

Neige aus neutraler Kopfposition den Kopf zur Seite. Fixiere die Schulterblätter nach hinten unten an den Rumpf und halte die Arme vor der Körperebene in Außenrotation.

> **i**
> Stabile Stand- und Rumpfposition.

Empfohlene Dehnform: Aktiv.
Empfohlene Arbeitsweise der Muskulatur: Statisch.
Hilfsmittel: Keine

Ü 3: Hinterkopf heben

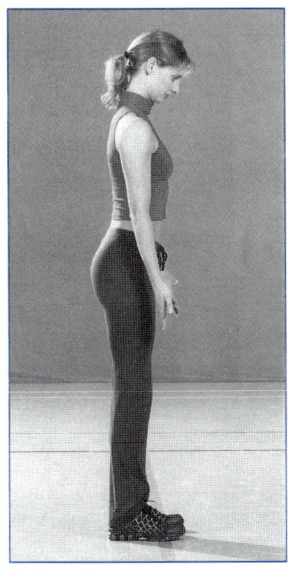

Endposition

Übungsbeschreibung:

Hebe aus neutraler Kopfposition die Schädelbasis (Occiput) nach oben. Senke den Blick dabei nach vorn-unten und strecke die Halswirbelsäule. Hebe das Brustbein! Schulter- und Armposition wie in Ü 1.

> **i**
> Bewegungsansteuerung über das Heben der Schädelbasis. Eine oft beobachtete Fehlerquelle ist das reine Nachuntenziehen des Kopfs (teilweise sogar mit Handunterstützung). Diese Übungsausführung bedeutet eine hohe Belastung für Wirbelsäule, Bänder und Bandscheiben, während die Muskulatur keinen adäquaten Dehnreiz erfährt. Erst durch das Drehen des Kopfs und das Heben der Schädelbasis werden trainingswirksame Reize gesetzt.

Empfohlene Dehnform: Aktiv.
Empfohlene Arbeitsweise der Muskulatur: Statisch.
Hilfsmittel: Keine

C. Stretch-Training

Pflichtdehnbereiche 1-5

Zu den Übungen der Pflichtdehnbereiche 1-5 siehe Übungen Post-Stretch (B.)

6. Bauchmuskulatur

- M. rectus abdominis (gerader Bauchmuskel).
- M. obliquus externus abdominis (äußerer schräger Bauchmuskel).
- M. obliquus internus abdominis (innerer schräger Bauchmuskel).
- M. transversus abdominis (querer Bauchmuskel).
- M. intercostalis externi (Zwischenrippenmuskeln).

Die Bauchmuskulatur kann nicht isoliert gedehnt werden. Wichtig nach konzentrischen Trainingsreizen (*Crunch*), ist die Entspannung, Regeneration und die Wiederherstellung der Ursprungslänge. Bei sehr vielen Übungen zur aufrechten Körperhaltung wird die Bauchmuskulatur mitgedehnt, so z. B. bei der „Gegenbewegung zur Beugehaltung".

Ü 1: Gestreckte Rückenlage

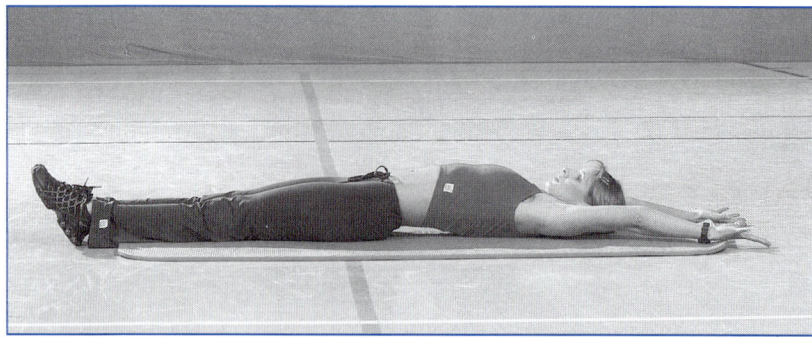

Endposition

Übungsbeschreibung:

Lege in Rückenlage die Arme und Beine am Boden ab. Die Arme befinden sich über dem Kopf. Strecke deinen Körper. Über eine intensive Bauchatmung (die Bauchdecke wölbt sich mit jeder Einatemphase zur Decke) kannst du die Dehnung intensivieren und die Bauchmuskulatur weiter entspannen. Über eine zusätzliche aktive Brustkorbhebung kannst du die Wirkung der Übung noch verstärken.

Häufig wird die Bauchmuskulatur als zu schwache Muskelgruppe eingeordnet und erfährt dadurch oft nur kräftigende Trainingsreize. Zu großen Teilen besteht das Bauchmuskeltraining aus rein konzentrischen Trainingsreizen. Wir müssen uns zunehmend von dem Gedanken lösen, dass eine Abschwächung gleichzeitig etwas über die Länge des Muskels bzw. dessen Ansteuerung aussagt. Aus unseren gewohnten Alltagshaltungen und bei der Betrachtung des bisherigen Bauchmuskeltrainings wird schnell deutlich, dass die Bauchmuskulatur zu den konzentrisch-kontrakt angesteuerten Muskeln (Beugemuskeln) gehört und damit zu den Pflichtdehnbereichen im Stretch-Training. Dieses Wissen veranlasst zu einer neuen Denkstruktur, auch für das Krafttraining.

Empfohlene Dehnform: Passiv; bei Brustkorbhebung – aktiv.
Empfohlene Arbeitsweise der Muskulatur: Statisch.
Hilfsmittel: Keine

7. Gesäßmuskulatur

- M. glutaeus maximus (großer Gesäßmuskel).
- M. glutaeus medius (mittlerer Gesäßmuskel).
- M. piriformis (birnenförmiger Muskel).

Die Gesäßmuskulatur fungiert als wesentlicher Beckenstabilisator. Bei zu starker konzentrischer Ansteuerung, resultierend aus falscher Sitz-, Stand- oder Trainingsposition (Becken in aufgerichteter Stellung) kann diese Muskulatur der Auslöser einer Fehlhaltung mit den daraus folgenden Überlastungen sein. Als Besonderheit gilt, dass der Nervus ischiadicus (Ischiasnerv) direkt durch den M. piriformis zieht. Eine ständige konzentrische Ansteuerung des Muskels kann zu einer Nervenentzündung führen.

Bei bereits vorhandenen Ischiasbeschwerden dürfen diese Übungen nicht durchgeführt werden.

Ü 1: „Palm Beach"

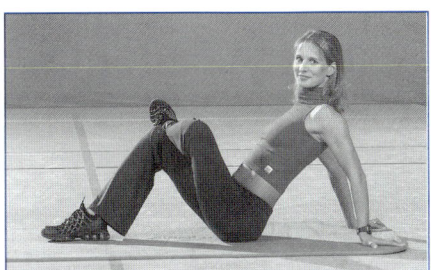

Endposition

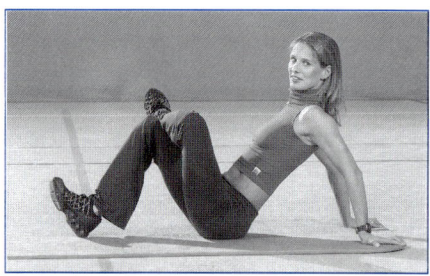

Übungsintensivierung

Übungsbeschreibung:
Stütze im Sitz mit angewinkelten Beinen die Arme weit hinter dem Körper ab (Liegestuhlposition). Lege bei zunächst entspannter Wirbelsäulenposition ein Fußgelenk auf den stehenden Oberschenkel. Führe das Knie des abgelegten Beins weit nach außen und rotiere das Bein in der Hüfte aus. Über das Aufrichten der Wirbelsäule – Brustbeinhebung („der Sonne entgegen"), Beckenkippung und dem Aufbau der physiologischen Lendenlordose provozierst du die Dehnung.

> **i** Durch das Anziehen der am Boden stehenden Fußspitze kannst du eine Dehnungsverstärkung erzielen.

Empfohlene Dehnform: Passiv (Hilfsmuskeln arbeiten mit hoher Aktivität).
Empfohlene Arbeitsweise der Muskulatur: Statisch oder dynamisch.
Hilfsmittel: Keine

Ü 2: „Knopf"

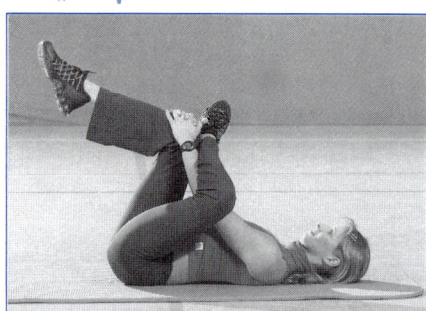

Endposition

Übungsbeschreibung:
Lege dich mit angezogenen Beinen auf den Rücken. Lege dabei einen Fuß auf dem Oberschenkel des anderen Beins ab und führe das Knie nach außen. Fasse bei abgelegtem Oberkörper und Kopf von oben auf das Knie und ziehe die Beine zum Rumpf.

> **i** Die Handfassung am Knie erfordert eine gute Beweglichkeit. Ist diese noch nicht vorhanden, darf von hinten am Oberschenkel gefasst werden. Verschlechterte Hebelverhältnisse bewirken dadurch allerdings geringere Zugkräfte.

Empfohlene Dehnform: Passiv (Hilfsmuskeln).
Empfohlene Arbeitsweise der Muskulatur: Statisch oder dynamisch.
Hilfsmittel: Keine

8. Wadenmuskulatur

- M. soleus (Schollenmuskel).
- M. gastrocnemius (Zwillingswadenmuskel).

Ü 1: Mit Step – Dehnung beider Wadenmuskeln

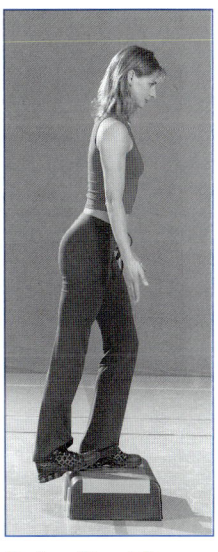

Übungsbeschreibung:
Stelle dich auf das Step. Setze einen Fuß zurück, sodass nur der Ballen das Step berührt.

a) Schiebe die Ferse nach unten Richtung Boden. Beuge das Standbeinknie leicht. Das andere Bein hältst du gestreckt.

b) Nun beugst du auch das Spielbeinknie und schiebst es Richtung Fußspitze vor.

Bei der ersten Variante „a" mit gestrecktem Spielbein wird die gesamte Wadenmuskulatur angesprochen (M. triceps surae = M. gastrocnemius + M. soleus). Bei der zweiten Übungsvariante „b" mit gebeugtem Bein dehnst du überwiegend den M. soleus, da nur in der sprunggelenksüberziehenden Muskulatur der Dehnreiz gesetzt wird. Die Unterscheidung der beiden Übungen ist sinnvoll, da häufig verkürzte Strukturen im Bereich der Achillessehne zu finden sind.

Endposition (a)

Empfohlene Dehnform: Aktiv.
Empfohlene Arbeitsweise der Muskulatur: Statisch oder dynamisch.
Hilfsmittel: Keine

Möglicher Pre-Stretch

Ü 2: Schrittstellung

Übungsbeschreibung:
Stelle dich in eine große Schrittstellung. Belaste das vordere Bein mit mindestens zwei Dritteln des eigenen Körpergewichts. Stelle deine Füße hüftbreit. Beuge das vordere Bein und platziere das Knie direkt über dem Sprunggelenk. Strecke das hintere Bein und setze die Ferse auf. Deine Ferse steht dabei direkt hinter der zweiten Großzehenballe. Dein ganzer Körper bildet vom Schultergelenk, über die Hüfte, das Knie, bis hin zum Sprunggelenk eine Linie. Verlagere zur Verstärkung der Dehnung unter Beibehalten der Körperlinie das Körpergewicht weiter nach vorne, um den Winkel im Sprunggelenk zu verkleinern. Lege die Hände seitlich in Außenrotation auf die Hüfte oder trage sie frei vor der Körperebene.

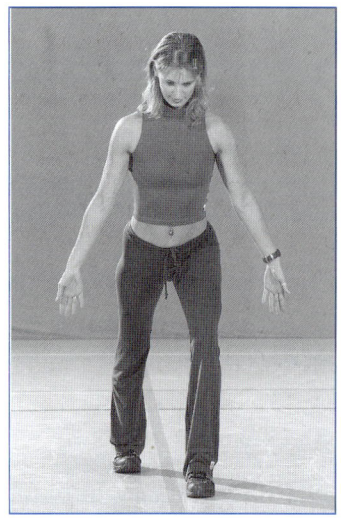

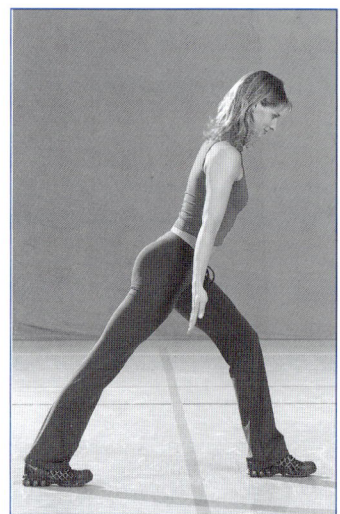

Endposition Frontalansicht   *Endposition Seitenansicht*

i

Diese Übung hat einen hohen Beliebtheitsgrad in der Fitnessszene, leider ist sie mit vielen Ausweichbewegungen behaftet. Beobachtete Fehlerquellen und deren Korrektur:

- Ferse dreht ein: Dehnverlust durch Annäherung des Ansatzes der Muskulatur => optimale Entfernung von Ansatz und Ursprung bei der Fersenstellung direkt hinter dem zweiten Zeh.
- Oberkörper beugt in der Hüfte nach vorn: Dehnverlust durch Beckenbewegung nach hinten und dadurch Vergrößerung des Winkels im Sprunggelenk => von der Schulter bis zur Ferse bleibt der Körper in einer Linie.
- Ferse löst sich vom Boden: Dehnverlust durch Annäherung des Ansatzes der Muskulatur => Entfernung des Ansatzes vom Ursprung durch Senken der Ferse zum Boden.
- Hände stützen innenrotiert auf dem vorderen Oberschenkel: Beugeansteuerung der Rumpfmuskulatur => über die Außenrotation in der Schulter und die außenrotierte Handstellung wird die aufrichtende Muskulatur des Rumpfs aktiviert, Wirbelsäulenschutz und bessere Ausgangsstellung zum Aufbau der Körperlinie. Ebenso wie in Ü 1 kann die Wadendehnung auch mit gebeugtem Bein geübt werden.

Empfohlene Dehnform: Passiv.
Empfohlene Arbeitsweise der Muskulatur: Statisch oder dynamisch.
Hilfsmittel: Keine

„Du darfst"

Der „Du-darfst-Bereich" beinhaltet Übungsbeispiele zu Muskelgruppen, die, abhängig von der Übungsgruppe, der Sportart und der vorangegangenen Muskelarbeitsleistung, integriert werden können. In das Nachdehnprogramm werden die Muskelgruppen mit in das Dehnprogramm aufgenommen, die zuvor stark konzentrisch beansprucht wurden. Im Stretch-Training wird die Auswahl in Abhängigkeit von den Übenden gewählt. Die Mobilisation der Wirbelsäule und eine Dehnung der wirbelsäulenstabilisierenden Muskulatur stellt immer eine sinnvolle Ergänzung im Dehnungsprogramm dar.

1. Dehnung der Rückenmuskulatur/Wirbelsäulenmobilisation

Ü 1: Schulterblattfixatoren – Rautenmuskel (M. rhomboideus)

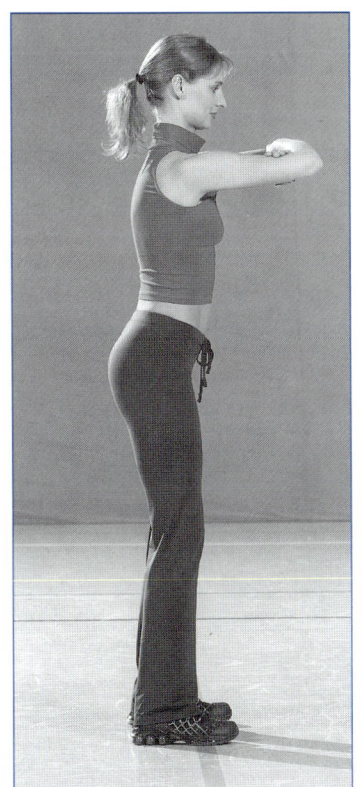

Übungsbeschreibung:
Bringe deine Arme in *Kosakenstellung*. Ziehe deine Ellbogen nach vorne. Und fixiere dabei die Schulterblätter nach unten an den Brustkorb. Durch eine intensive Brustkorbatmung kannst du die Dehnung verstärken.

> **i**
> Diese Dehnung nimmt eine Sonderstellung ein. Alle Muskeln der Brustwirbelsäule und der Schulterblattfixatoren werden ausschließlich dann gedehnt, wenn zuvor starke konzentrische Reize gesetzt wurden. Eine Dehnung also zur Erweiterung des Nachdehnprogramms. Im Stretch-Training ist diese Übung unerwünscht, da sie die Beugehaltung unterstützt und das primäre Ziel die Unterstützung der Aufrichtung ist.

Empfohlene Dehnform: Aktiv.
Empfohlene Arbeitsweise der Muskulatur:
    Statisch (oder dynamisch).
Hilfsmittel: Keine

Endposition

223

Ü 2: „Herzöffner" mit abgelegten Schulterblättern
Mobilisation der Brustwirbelsäule

Übungsbeschreibung:
a) Vgl. „Herzöffner" zur Brustmuskeldehnung. Im Ver-
gleich zum „Herzöffner"
zur Brustmuskeldehnung
legst du die Schulterblätter auf dem Boden ab.
b) Ziehe beide Knie bis auf
Hüfthöhe vor den Körper.
Sonstige Übungsausführ-
ung ist wie bei „a".

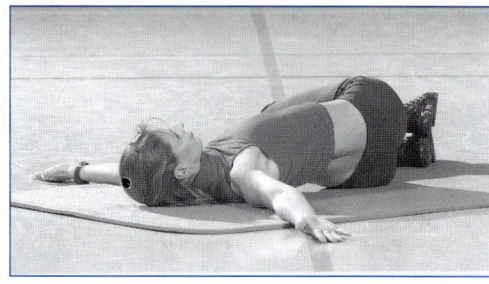

Endposition (b)

> **i** Bei Übung „a" werden die Wirbelsäulenabschnitte im Übergang von der Brustwirbelsäule zur Lendenwirbelsäule beübt. Übung „b" wirkt vermehrt in der Brustwirbelsäule, da durch das Heranziehen der Beine bis auf Hüfthöhe der LWS-Bereich überwiegend fixiert ist.

Empfohlene Dehnform: Passiv.
Empfohlene Arbeitsweise der Muskulatur: Statisch.
Hilfsmittel: Keine

Ü 3: „Beckenschaukel"
Mobilisation der Lendenwirbelsäule und Dehnung der lumbalen (tiefen) Rückenmuskeln (M. erector spinae lumbalis)

Übungsbeschreibung:
Ziehe in Rückenlage die Knie
zur Brust und umfasse sie.
Lege den Kopf und den
Oberkörper am Boden ab.
Löse in der Endposition die
Knie wieder ein wenig vom
Körper und ziehe sie erneut
heran. Dein Becken rollt sich
auf und wieder ab.

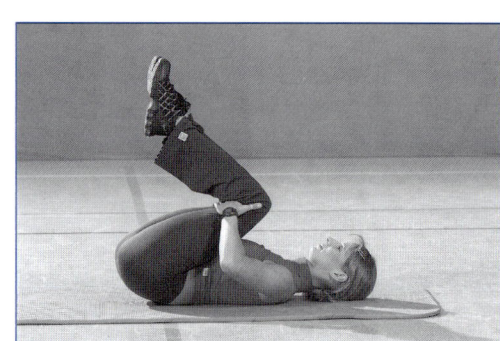

Endposition

Empfohlene Dehnform: Passiv.
Empfohlene Arbeitsweise der Muskulatur: Dynamisch.
Hilfsmittel: Keine

Ü 4: „Vierfüßlerstand"

Übungsbeschreibung:
Begebe dich in den Vierfüßlerstand – rotiere deine Hände
nach außen und platziere sie
unter deinen Schultergelenken.
Deine Knie stellst du direkt unter die Hüftgelenke.

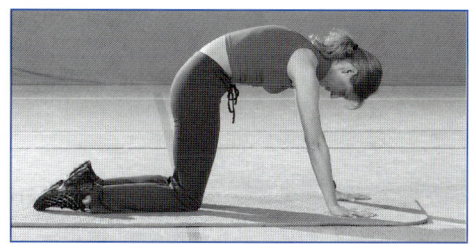

*Endposition – Mobilisation des gesamten
Wirbelsäulenverlaufs (a)*

a) Aus der physiologischen
Grundhaltung der Wirbel-
säule wölbst du diese nach
oben und führst sie wieder
in die Grundhaltung (auch
gefahrlos darüber hinaus)
zurück.

b) Beübe nur die Mobilität der
Lendenwirbelsäule. Fixiere
deine Brustwirbelsäule und
die Schulterblätter am
Rumpf, ziehe den Bauchna-
bel ein und stelle dein
Becken aufrecht.

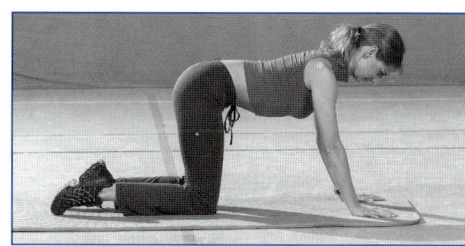

Endposition – Mobilisation LWS (b)

Empfohlene Dehnform: Aktiv.
Empfohlene Arbeitsweise der Muskulatur: Dynamisch.
Hilfsmittel: Keine

Ü 5: Lateralflexion (Seitneige)
**Mobilisation der Wirbelsäule und Dehnung der
schrägen Bauchmuskulatur (M. obliquus internus und externus) und des breiten Rückenmus-
kels (M. latissimus dorsi).**

Übungsbeschreibung:
Stelle dich in die offene Grundstellung. Hebe ei-
nen Arm und neige den Rumpf zur Gegenseite.
Die andere Hand stützt außenrotiert auf dem
Oberschenkel deinen Rumpf ab. Der nach oben
gehobene Arm zieht dich diagonal nach vorn-
oben. Strecke den Arm dabei und fixiere dein
Becken in neutraler Position.

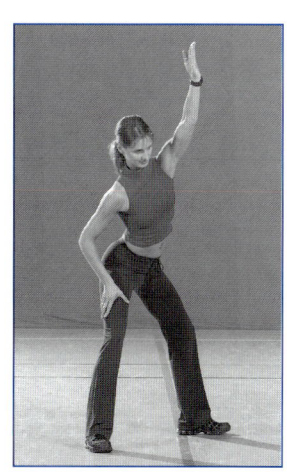

Endposition

225

> **i** Halte in jedem Fall das Becken in Mittelposition, um ein stabiles *punctum fixum* (stabiler Körperpunkt) zur Dehnung der Bauchmuskulatur zu bilden. Die Schultern bleiben trotz gehobenem Arm gesenkt.

Empfohlene Dehnform: Passiv mit aktiver Unterstützung.
Empfohlene Arbeitsweise der Muskulatur: Statisch oder dynamisch.
Hilfsmittel: Keine

2. Oberarmbeuger – M. biceps brachii

Ü 1: Umkehrung der Funktionen

Übungsbeschreibung:
Stelle dich in die offene Grundstellung mit fixiertem Becken und Rumpf. Lege eine Hand zur Beckenstabilisationskontrolle auf die gegenüberliegende Beckenseite. Führe den gestreckten anderen Arm knapp unter Schulterhöhe hinter den Körper. Rotiere im Bewegungsendpunkt den Arm nach innen.

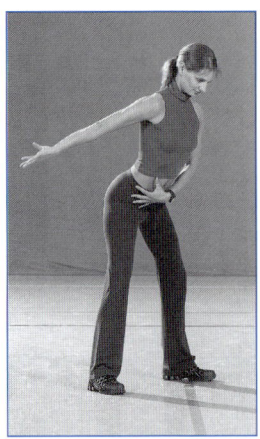

Empfohlene Dehnform: Aktiv.
Empfohlene Arbeitsweise der Muskulatur:
    Statisch oder dynamisch.
Hilfsmittel: Keine

Endposition

3. Abduktoren – Beckenaußenseite

- M. glutaeus medius – mittlerer Gesäßmuskel.
- M. glutaeus minimus – kleiner Gesäßmuskel.
- M. glutaeus maximus – großer Gesäßmuskel (anteilig).

Ü 1: „Ägyptische Vase"

Übungsbeschreibung:
Setzte dich im Langsitz auf den Boden. Beim Beispiel für die Dehnung der rechten Beckenseite stellst du das rechte Bein über das linke. Deinen linken Arm legst du von außen gegen Oberschenkel und Knie des rechten Beins und drückst damit das Bein nach innen. Dein Oberkörper rotiert in die Gegenrichtung.

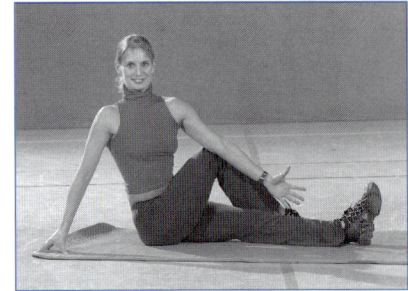

Endposition

> **i** Die Mobilisationswirkung auf die Wirbelsäule spielt nur eine untergeordnete Rolle.

Empfohlene Dehnform: Passiv.
Empfohlene Arbeitsweise der Muskulatur: Statisch.
Hilfsmittel: Keine

4. M. triceps brachii – rückwärtige Armstrecker

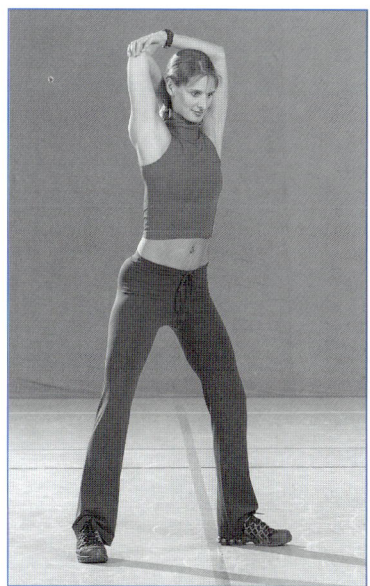

Übungsbeschreibung:
Stelle dich in eine stabile Grundstellung. Zur Dehnung des M. triceps brachii des rechten Arms führst du diesen hoch über deinen Kopf. Lege die rechte Hand mittig hinter deinem Kopf zwischen den Schulterblättern ab. Fasse mit der linken Hand das rechte Ellbogengelenk und ziehe es ein wenig nach unten-hinten.

> **i** Halte in jedem Fall deine Bauchmuskelspannung, damit eine Hyperlordosierung der Lendenwirbelsäule vermieden wird.

Empfohlene Dehnform:
    Passiv (durch den anderen Arm).
Empfohlene Arbeitsweise:
    Statisch (oder dynamisch).
Hilfsmittel: Keine

Endposition

Alle Übungen sind angelehnt an: Karin ALBRECHT „Stretching – Das Expertenhandbuch" 2001.

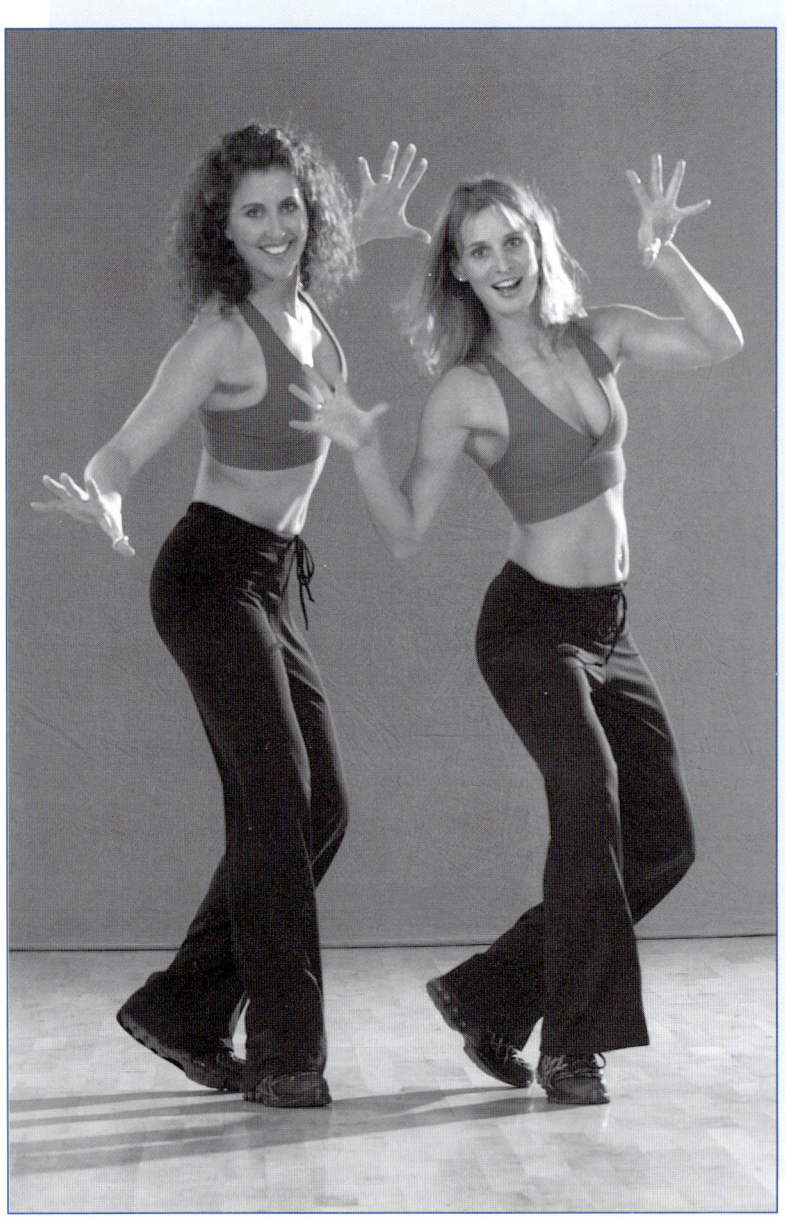

7 Ausblick

Mit dem Ende dieses Buches beginnt nun für dich als Trainer die wichtigste Etappe – die kontinuierliche Arbeit an dir selbst und an deinem Unterricht. Auch wenn sich unsere Wege zwangsweise an dieser Stelle in gewissem Maße trennen, möchten wir dir gerne auf diesem weiteren Wege zur Seite stehen. Dies tun wir einerseits in Form des Buches, das mit mehrmaligem Lesen immer mehr Details ans Tageslicht bringt und andererseits mit einem Rat:

Bei der Umsetzung der vielen, vielen Inhalte, die scheinbar allesamt das Prädikat „unerlässlich" verdienen, hat sich Folgendes bewährt:

Nimm dir in nächster Zeit pro Stunde nur einen neuen Schwerpunkt vor und konzentriere dich einige Zeit darauf. Beispielsweise: „Heute achte ich verstärkt auf mein visuelles Cueing!" oder: „In der heutigen Stunde unterrichte ich mit der Aufbaumethode Layer!"

Überprüfe deine Fortschritte in regelmäßigen Abständen. Die ehrliche Meinung eines anderen, qualifizierten Trainers oder eine Videoaufnahme des eigenen Unterrichts ist eine gute Standortbestimmung.

Halte dich und dein Wissen stets aktuell. Besuche Fortbildungen, qualifiziere dich weiter und sei ständig offen für Neuigkeiten, die sich aus aktuellen Untersuchungen ergeben und unsere Trainingspraxis weiter verändern.

Wir wünschen dir sehr viel Freude in deinen Stunden!

Das Autorenteam

Anke Haberlandt (fitness2day@gmx.de)
Chris Harvey (chrisharvey@gmx.de)
Corinna Michels (c.michels@debitel.net)
Gunda Slomka (gundaslomka@gmx.de)

Projektleiterin
Gudrun Paul

8   Glossar

Abb. 1 und 2 entnommen mit der freundlichen Freigabe vom Urban Fischer Verlag aus:
Differenziertes Krafttraining mit Schwerpunkt Wirbelsäule. GOTTLOB, 2001.

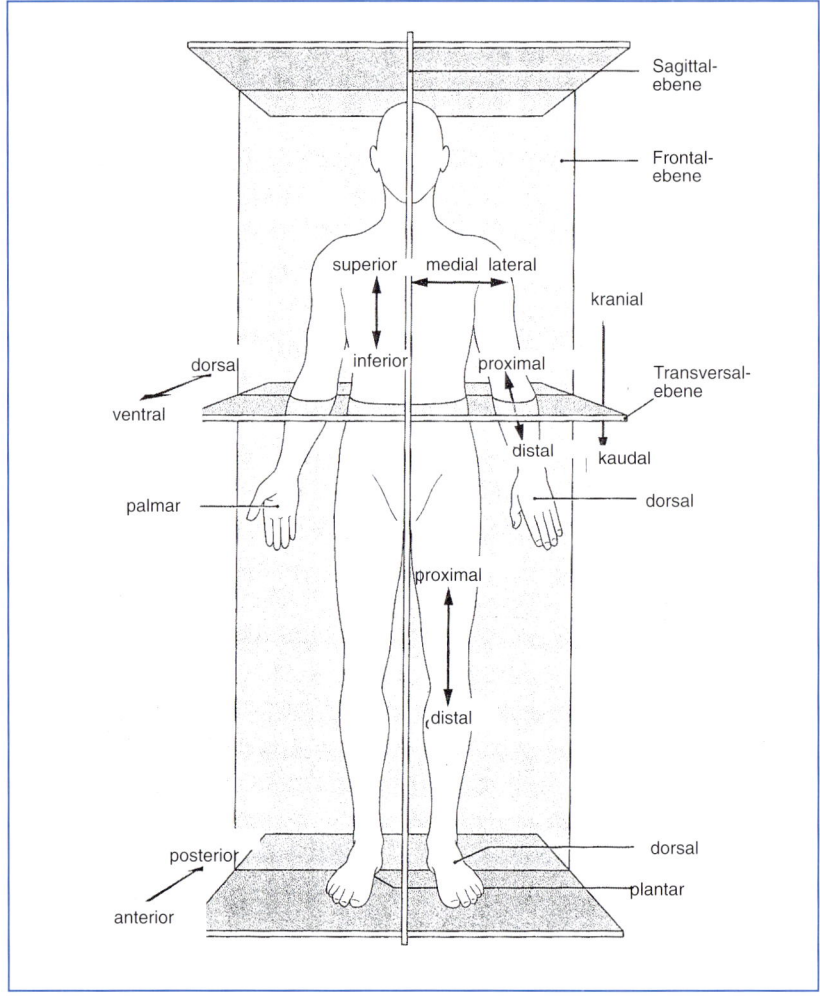

Abb. 1: Körperebenen, Lage- und Richtungsbezeichnungen

Zu Abb. 1: Lage- und Richtungsbezeichnungen am Körper

Frontalebene – eine zur Stirn parallel liegende, den Körper in einen vorderen und hinteren Teil trennende Ebene (Längsschnitt)

Sagittalebene – teilt den Körper in eine linke und rechte Körperhälfte (Längsschnitt)

Transversalebene – teilt den Körper in einen oberen und unteren Abschnitt (Querschnitt)

Ventral – eine Richtungsangabe im Bereich des Rumpfs: bauchwärts
Dorsal – eine Richtungsangabe im Bereich des Rumpfs: rückwärts

Medial – zur Mitte hin
Lateral – zur Seite nach außen

Kranial – kopfwärts
Caudal – steißwärts

Proximal – zur Körpermitte hin
Distal – von der Körpermitte weg

Anterior – vorne gelegen
Posterior – hinten gelegen

Superior – oberhalb
Inferior – unterhalb

Plantar – Fußsohle
Palmar – Handfläche

Ipsilateral – zur gleichen Körperseite
Kontralateral – zur gegenüberliegenden Körperseite

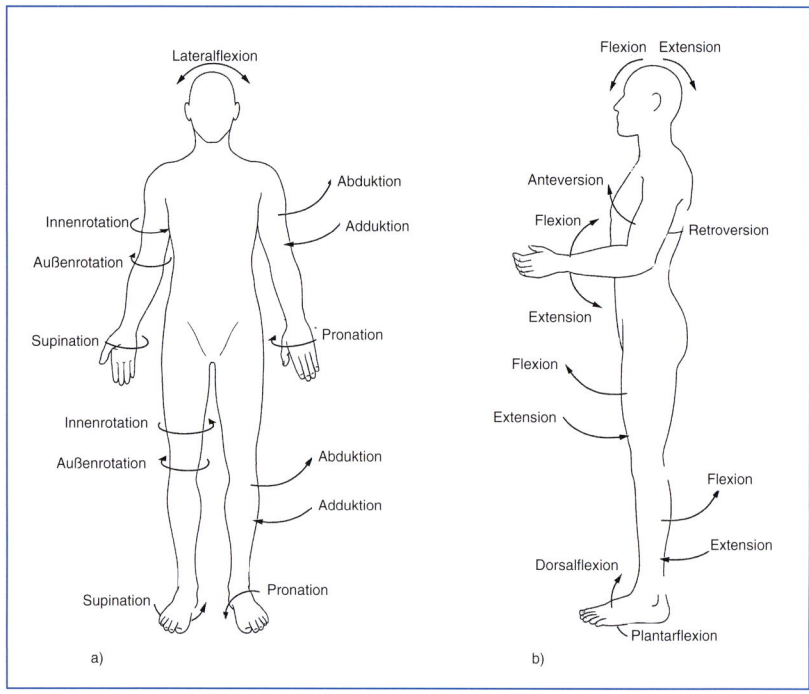

Abb. 2: (a) Add-/ Abduktion; Innen-/Außenrotation; Supination/Pronation
(b) Flexion /Extension; Anteversion/Retroversion

Zu Abb. 2: Bewegungsbeschreibungen

Flexion – Beugebewegung
Extension – Streckbewegung

Anteversion – Anheben des Arms nach vorne
Retroversion – Zurückführen des Arms

Adduktion – heranziehen
Abduktion – abspreizen

Innenrotation – Einwärtsdrehung
Außenrotation – Auswärtsdrehung
Rechts-links-Rotation – Drehungen der Wirbelsäule

Supination – nach oben drehen (z. B. Hand)
Pronation – nach unten drehen

Plantarflexion – die Streckung des Fußes
Dorsalflexion – das Anziehen des Fußes

Elevation – Schulterblattbewegung – Anheben/Drehen des Schulterblatts nach oben
Depression – Schulterblattbewegung – Absenken des Schulterblatts

Protraktion – Schulterblattbewegung – das Nachvorneschieben des Schulterblatts (auch Abduktion genannt)
Retraktion – Schulterblattbewegung – das Zurückziehen des Schulterblatts (auch Adduktion genannt)

Aktiver Bewegungsapparat

Agonist: Hauptbewegungsmuskel

Antagonist: Muskeln, die im Verhältnis zum Agonisten die entgegengesetzte Bewegung ausführen. Vom funktionellen Gesichtspunkt wirkt der Antagonist nicht der Hauptbewegung entgegen, sondern sorgt für die Bewegungsdosierung durch langsames Nachgeben und bremst die Bewegung in der Endphase ab.

Synergist: Muskeln, die die Bewegung des Agonisten unterstützen, d. h., die bei der Ausführung einer Bewegung zusammenarbeiten. Beim Einsatz von zweigelenkigen Hauptbewegungsmuskeln unterstützen sie die Arbeit und verhindern Mitbewegungen in anderen Gelenken (HOHMANN 2000).

Statisch: Haltende Arbeitsweise der Muskulatur
Dynamisch: Bewegende Arbeitsweise der Muskulatur

Konzentrisch: Bewegende Arbeitsweise der Muskulatur, wobei Ursprung und Ansatz sich nähern.
Exzentrisch: Bewegende Arbeitsweise der Muskulatur, wobei Ursprung und Ansatz sich voneinander entfernen.

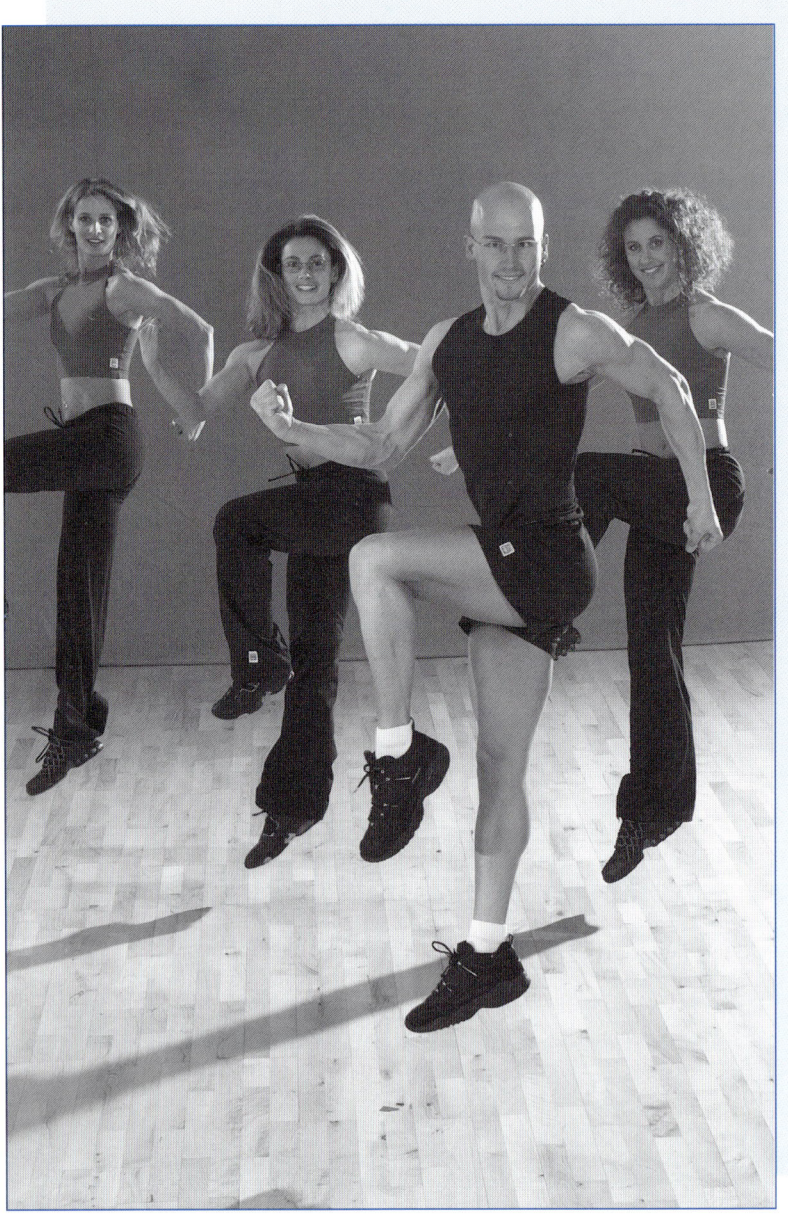

9 Literaturverzeichnis

ALBRECHT, K.: Stretch. Das Bewegungsritual. Zürich 1993.

ALBRECHT, K.: Ausbildungsmanual – Stretching Instructor. Zürich 2001.

ALBRECHT, K., MEYER, S. & ZAHNER, L.: Stretching. Das Expertenhandbuch. Grundlagen für Trainer und Sportler. Heidelberg 2001.

AMERICAN COUNCIL ON EXERCISE: Aerobic Instructor Manual. San Diego 1996.

ANDERSON, B.: Stretching. Zürich 1992.

BARTELS & BARTELS: Physiologie. Lehrbuch und Atlas. München 1995.

BAUR, CH. & THURNER, B.: Trainingsprogramm Bauch, Beine, Po – Das Übungsbuch mit dem Dynaband. Midena 2000.

BERGMARK, A.: Diagnosis Treatment of Movement Impairneal Syndromes. Mosby, USA 2000.

BOECK-BEHRENS,W.-U. & BUSKIES,W.: Fitnesskrafttraining. Die besten Übungen und Methoden für den Sport. Hamburg 2000.

BÖNING, D.: Muskelkater - Ursachen, Vorbeugung, Behandlung. *Deutsche Zeitschrift für Sportmedizin 39*, 4-7 (1988).

BÜHRLE, M.: Maximalkraft, Schnellkraft, Reaktivkraft. *Sportwissenschaft 19*, S. 311-325 (1989).

BUSKIES, W.: Sanftes Krafttraining. Köln 1999.

COMERFORD, M. & NOTTRAM, S.: Movement Dysfunction: Focus on Dynamic Stability and Muscle Balance. Kinetic Control Movement Dysfunction Course Publication. Kinetic Control. Southhampton 2000.

EHLENZ, H. (Autorenkollektiv): Krafttraining – Grundlagen, Methoden, Übungen, Leistungssteuerung, Trainingsprogramme. München 1998.

ENGEL-KORUS, D. & HABERLANDT, O.: Fitnesstraining durch Bewegung. Aachen 1997.

FLECK, St.J. & KRAEMER, W.J.: Designing Resistance Training Programs. Leeds, England 1987.

FREIWALD, J., ZICHNER, M. &, ENGELHARDT, M.: Die Muskulatur. Sensibles, integratives und messbares Organ. Wehr, Baden 1994.

GEHRKE, T.: Sportanatomie. Reinbek 2000.

GIBBONS, S. GT & COMERFORD, M.J.: Strength versus Stability: Part 1: Concept and Terms. *Orthopaedic Division Review 2001.*

GOTTLOB, A.: Differenziertes Krafttraining mit Schwerpunkt Wirbelsäule. München 2001

GROSSER, M.: Gelenksbeweglichkeit und Aufwärmeffekt. *Leistungssport 8,* S. 38-43,1977.

GROSSER, M., STARISCHKA, S. & ZIMMERMANN, E.: Das neue Konditionstraining. München 2001.

HEANER, MARTIKA K.: Secrets of an Aerobics Instructor. London 1993.

HOHMANN, E.: Muskelkatalog. DTB-Akademie. In: Netzwerk. Frankfurt 2000.

HOSTER, M.: Stretching versus konventionelles Dehnen. 2.Teil. *Sporttherapie in Theorie und Praxis 5,* S. 7-9 (1989).

HOSTER, M.: Zur Bedeutung verschiedener Dehnungsarten bzw. Dehntechniken in der Sportpraxis. *Die Lehre der L.A. 44,* S. 1523-1526 (1987).

JANDA, V.: Pain in the Locometer System – A Broad Approach. In: GLASGOW et al. (eds.): Aspects Manipulative Therapy. Churchill Livingstone, p. 148-141 (1985).

KENDALL, F. P.: Muskeln: Funktionen und Tests. Stuttgart 1998.

LEHNHART, P. & SEIBERT, W.: Funktionelles Bewegungstraining. Muskuläre Dysbalancen erkennen, beseitigen und vermeiden. Oberhaching 1993.

LETZELTER, M.: Trainingsgrundlagen. Training, Technik, Taktik. Reinbek 1985.

LOCKMANN, M. & POPPE, G.: Aufwärmen-Dehnen-Kräftigen-Entspannen (2). *Sportpädagogik 2,* S. 4-8 (1994).

MARKWORTH, P.: Sportmedizin. Band 1 Physiologische Grundlagen. Reinbek 1984.

MAREES, de, H.: Sportphysiologie. Medizin von heute. Köln 1981.

MARHENKE, S. (Hrsg.): Fitness Professionals. *Lehrzeitschrift für Health & Fitness.*

MARSHALL; F.: Wie beeinflussen unterschiedliche Dehnintensitäten kurzfristig die Veränderungen der Bewegungsreichweite? *Deutsche Zeitschrift für Sportmedizin,* S. 50-1 (1999).

NEUHOFF, G.: Dehnen und Meditation. *Sportpädagogik 10,* S. 50-52 (1986).

NEUMANN, G., PFÜTZNER, A. & BERBALK, A.: Optimiertes Ausdauertraining. Aachen 1999.

PAPE, D., SCHWARZ, R. & GILLESSEN, H.: gesund vital schlank. Ihr Praxisleitfaden. Köln 2001.

PAUL, G., HAUSBEI, B., HOHMANN, E.-M., KAHL, M. & VÖGELE, C.: Aerobic-Training. Aachen 1998.

PAUL, G. & SCHUBA, V.: Aktiv kontra Osteoporose. Aachen 1998.

REGELIN, P.: Fatburning – Zauberwort der Fitness-Szene. *„Ü" Magazin für Übungsleiter* (DTB) 4, S. 6-7 (1999).

SAHRMANN, SA: Diagnosis and Treatment of Movement Impairment Sydromes. Mosby, USA 2000.

SAHRMANN, SA: Posture and Muscle Imbalance. Foalty Lumbar Pelvic Alignment and Associated Muscoskeletal Pain Syndromes. *Orthopedic Division Review.* Nov/Dez 13-20 (1992).

SCHNACK, G.: Intensivstretching und Ausgleichsgymnastik. Aktivtherapie bei Fehlbelastungen in Beruf und Sport. Köln 1992a.

SCHNEIDER, W., SPRING, H. & TRITSCHLER, Th.: Beweglichkeit. Theorie und Praxis. Stuttgart, New York 1989.

SEIWERT, C.-J.: Wenn Du es eilig hast, gehe langsam. Das neue Zeitmanagement in einer beschleunigten Welt., Frankfurt/New York. 7. Auflage 2001.

SILBERNAGL, S. & DESPOPOULOS, A.: Taschenatlas der Physiologie. Stuttgart. 4. Auflage 1991.

SÖLVEBORN, S.-A.: Das Buch vom Stretching. München 1983.

SLEAMAKER, R.: Systematisches Leistungstraining. Schritte zum Erfolg. Aachen 1996.

TRUNZ, E.: Modernes Krafttraining. Gesundheitsfaktor und Bonus für die Figur. *„Ü" Magazin für Übungsleiter* (DTB) 3. Auflage 2001.

TRUNZ, E.: Vortrag zum Fettstoffwechseltraining in der Aerobic. Karlsruhe 2000.

TRUNZ, E. & HAMM, M.: Style Your Body! Fatburning, Muskelaufbau, Ernährung. Midena 2001.

VENT, H. & DREFKE, H.: Gymnastik/ Tanz, Sport-Gymnasiale Oberstufe, (Hrsg.): GEßMANN, R. & ZIMMERMANN, H. Düsseldorf 1988.

VOGEL, I.: So reden sie sich an die Spitze – Sprache als Erfolgsinstrument, 3. Auflage. München 2001.

WECKERLE,K.: Stretching für Fortgeschrittene. das Anspannungs-Entspannungs-Dehnen, die PNF-Methode. *Magglingen* 1, S. 5-8 (1989).

WEINECK, J.: Optimales Training. 11. Auflage. Balingen 2000.

WYDRA, G., BÖS, K. & KARISCH, G.: Zur Effektivität verschiedener Dehntechniken. *Deutsche Zeitschrift für Sportmedizin 42*, 9, S. 386-400 (1991).

ZATZIORSKY, V.M.: Krafttraining. Praxis und Wissenschaft. Aachen 2000.

Bildnachweis

Umschlaggestaltung: Birgit Engelen, Stolberg
Titelfotos/Fotos (Innenteil): Volker Minkus, Isernhagen
Grafiken/Abbildungen: Autorenteam in Zusammenarbeit mit Sabine Werner, Grimma

Zeitschriften des DTB

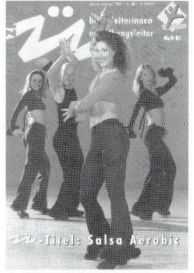

ist die anspruchsvolle, attraktive Fachzeitschrift des Deutschen Turner-Bundes für engagierte Übungsleiterinnen, Turnerinnen, Freizeit- und Breitensportlerinnen.

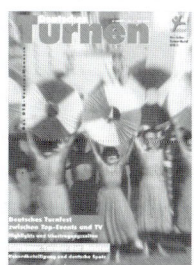

Deutsches Turnen ist die Verbandszeitschrift des Deutschen Turner-Bundes (DTB). Sie befasst sich mit den Inhalten der Verbandsarbeit des Deutschen Turner-Bundes und seiner Mitglieder und ist das „amtliche Organ" des DTB.

Was bietet ?

- Praxisorientierte Beiträge zum Freizeit- und Gesundheitssport
- Anregungen für die Übungsstunden mit Kindern, Älteren usw.
- Neuigkeiten über die fachliche Arbeit des Deutschen Turner-Bundes
- Berichte über Aktivitäten im Verein
- Preiswerte Fortbildungsmöglichkeiten für alle Übungsleiterinnen

Im Jahresabonnement beziehen Sie sechs Ausgaben zum Preis von € 21,- inkl. Versand, Einzelhefte kosten € 4,- .

Was bietet **Deutsches Turnen**?

- Darstellung der Verbandsaktivitäten aus den Bereichen Verbandsführung, Sport, Allgemeines Turnen, Jugend
- Programmatische Themen zur Verbandspolitik des DTB und der Deutschen Turner-Jugend
- Forum für sport- und gesellschaftspolitische Themen
- Forum für Aktivitäten aus den Landesturnverbänden und Turnkreisen
- Präsentation von Projekten mit Partnern des DTB
- Vereinsservice

Im Jahresabonnement beziehen Sie zwölf Ausgaben zum Preis von € 34,- inkl. Versand, Einzelhefte kosten € 3,50.

Wo Sport Spaß macht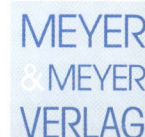

Wo Sport Spaß macht DTB

Zur DTB-Schriftenreihe „**Wo Sport Spaß macht**":

Seit Anfang 1996 gibt der Deutsche Turner-Bund im **Meyer & Meyer Verlag** die Schriftenreihe „Wo Sport Spaß macht" heraus. Das Motto ist gleichzeitig Programm, denn allen Büchern dieser Reihe ist gemeinsam, dass sie aktuelle Trends und bewährte Angebote unter neusten wissenschaftlichen Erkenntnissen „rüberbringen" sollen.
Etwa sechs neue Titel erscheinen jährlich in der Schriftenreihe. Kompetent und praxisnah werden die aktuellen Trends und Entwicklungen im Sport für die Vereinspraxis aufbereitet. Die Themenpalette reicht vom Kinderturnen und Gerätturnen über alle Formen von Gymnastik und Aerobic sowie Fitness- und Gesundheitssport für jede Altersstufe bis hin zum Sport mit Älteren „50 plus".
Mit der Schriftenreihe „Wo Sport Spaß macht" bietet der DTB als Verband für Turnen und Gymnastik einen weiteren Baustein seiner Dienstleistung für Übungsleiterinnen und Übungsleiter in Vereinen.
Die Schriftenreihe stellt eine sinnvolle Ergänzung des bundesweit flächendeckenden Aus- und Fort-

bildungssystems im DTB und seinen Landesturnverbänden dar.

Weitere Informationen zum aktuellen Programm der Aus- und Fortbildung sind zu erfragen beim zuständigen Landesturnverband sowie zentral in der DTB-Geschäftsstelle, Otto-Fleck-Schneise 8 in 60528 Frankfurt/Main (Tel. 0 69 - 6 78 01 - 0, Fax 0 69 - 6 78 01 - 179).

Der DTB bietet darüber hinaus weitere Materialien zum Turnen, zur Gymnastik und zum Aerobic an: Musikkassetten und -CDs, Handbücher, Kleingeräte, Sportbekleidung u.v.m.

Fordern Sie unverbindlich den aktuellen Katalog an beim:

DTB Shop
Otto-Fleck-Schneise 10a
D-60528 Frankfurt/Main
Tel. 0 69 - 67 80 10 38, Fax 0 69 - 6 78 01 - 108

MEYER & MEYER VERLAG

MEYER & MEYER Verlag | Von-Coels-Straße 390 | D-52080 Aachen | Fax +49 (0)2 41 - 9 58 10 -10

Wo Sport Spaß macht

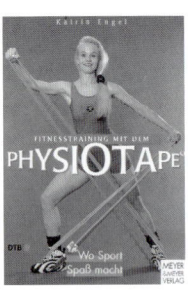
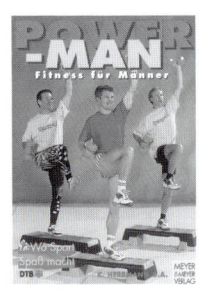
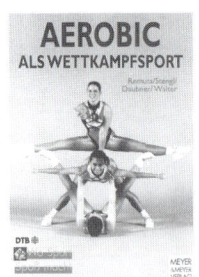
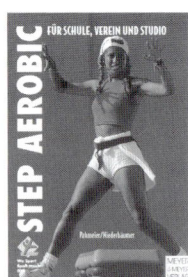
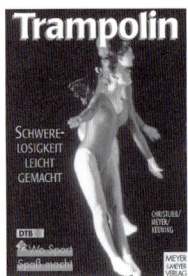
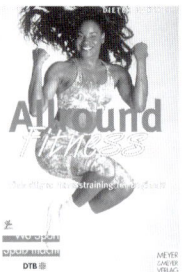
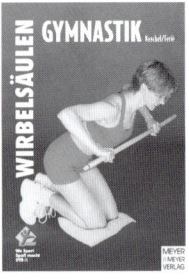
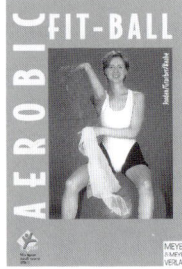
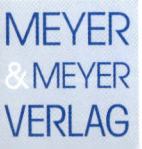